脊柱病例精粹
Spine Pearls

注 意

医学领域的知识和最佳临床实践在不断发展。由于新的研究与临床经验不断扩展着我们的知识,我们在遵守标准的安全预防措施的同时,也有必要在治疗和用药方面做出适当的变动。建议读者核对每一用药其生产厂家所提供的最新产品信息,以确定药物的推荐剂量、服用方法、持续时间及相关禁忌证。根据自己的经验和患者的病情,决定每一位病人的服药剂量和最佳治疗方法,是经治医师的责任。不论是出版商还是著者,对于由于本出版物引起的任何个人或财产的损伤或损失,均不承担任何责任。

出版者

脊柱病例精粹

原　著　Jason C. Eck
　　　　Scott D. Hodges
　　　　S. Craig Humphreys
主　译　张凤山　杨　辰

北京大学医学出版社
Peking University Medical Press

图书在版编目（CIP）数据

脊柱病例精粹/（美）埃克（Eck，J.C.），（美）哈吉思（Hodges，S.D.），（美）汉弗莱（Humphreys，S.C.）著；张凤山，杨辰译.—北京：北京大学医学出版社，2010
　书名原文：Spine Pearls
　ISBN 978-7-81116-982-9

Ⅰ.①脊… Ⅱ.①埃… ②哈… ③汉… ④张… ⑤杨…
Ⅲ.①脊柱病－诊疗－病案－汇编 Ⅳ.①R681.5
中国版本图书馆 CIP 数据核字（2010）第 157031 号

北京市版权局著作权合同登记号：图字：01-2006-1821

Spine Pearls
Jason C. Eck, Scott D. Hodges, S. Craig Humphreys
ISBN-10：1-56053-571-7
Copyright © 2003 by Hanley & Belfus, Inc.

Authorized Simplified Chinese translation from English language edition published by the Proprietor.

981-259-387-X

Elsevier (Singapore) Pte Ltd.
3 Killiney Road, #08-01 Winsland House I, Singapore 239519
Tel: (65) 6349-0200, Fax: (65) 6733-1817
First Published 2010
2010 年初版

Simplified Chinese translation Copyright © 2010 by Elsevier (Singapore) Pte Ltd and Peking University Medical Press. All rights reserved.

Published in China by Peking University Medical Press under special agreement with Elsevier (Singapore) Pte Ltd. This edition is authorized for sale in China only, excluding Hong Kong SAR and Taiwan. Unauthorized export of this edition is a violation of the Copyright Act. Violation of this Law is subject to Civil and Criminal Penalties.

本书简体中文版由北京大学医学出版社与 Elsevier (Singapore) Pte Ltd. 在中国境内（不包括香港特别行政区及台湾）协议出版。本版仅限在中国境内（不包括香港特别行政区及台湾）出版及标价销售。未经许可之出口，是为违反著作权法，将受法律之制裁。

脊柱病例精粹

主　　译：张凤山　杨　辰
出版发行：北京大学医学出版社（电话：010-82802230）
地　　址：(100191) 北京市海淀区学院路 38 号　北京大学医学部院内
网　　址：http://www.pumpress.com.cn
E-mail：booksale@bjmu.edu.cn
印　　刷：北京画中画印刷有限公司
经　　销：新华书店
责任编辑：李海燕　　**责任校对**：金彤文　　**责任印制**：张京生
开　　本：889mm×1194mm　1/32　　**印张**：12.5　　**字数**：328 千字
版　　次：2010 年 10 月第 1 版　2010 年 10 月第 1 次印刷
书　　号：ISBN 978-7-81116-982-9
定　　价：59.00 元

版权所有，违者必究
（凡属质量问题请与本社发行部联系退换）

序

脊柱外科学，作为临床分支学科，有其完整的理论、知识、方法与技术范畴。在过去二、三十年中，先后有多种相关专著出版，从不同的角度、侧重点，针对不同的读者群体介绍了脊柱外科学。以往这些著作比较注重知识的全面与系统性，多以大小不同的概念为命题，层次分明地阐述相关概念的内涵，介绍相关知识、方法与技术。《脊柱病例精粹》一书从具体的病例讨论入手，以每一个案为一节，扼要地介绍患者的病史、临床症状、查体和实验室检查中相关的阳性与阴性发现，然后提出诊断、鉴别诊断、治疗方法与技术选择方面的重点问题，展开讨论，并在分析讨论中联系相关理论、知识。给读者的知识、理论是具体的、生动的，内容更丰富。阅读过程中，可以激发读者各种思考，并与自己原来的认识和经验发生联想、对比，印象更深刻，兴趣更浓。

作者特意选择了70个个案病例。就其中疾病的种类而言，几乎涵盖了脊柱外科中所有常见的和诊治疑难的疾病。就其讨论的重点问题而论，都有一定深度，比较贴近当前的临床实际情况，几乎涉及到脊柱外科的主要理论，及当代的诊疗方法与技术。可以认为，本书作者试图以具体、生动的临床实践为依据，诠释脊柱外科学的内涵。

北京大学第三医院骨科张凤山主任医师从事脊柱外科临床与研究多年，具有丰富的临床经验与很高的理论水平。他对本书的写作方法和内容颇感兴趣，并乐此不疲地向他的同事推荐此书。在此基础上，他组织几位同事将之译为中文，由北京大学医学出版社出版。此举可赞，可视为一种奉献。

中国医师协会骨科分会主任委员　党耕町教授
2010.9.2

译者前言

基于问题的学习（problem-based learning，PBL）已被实践证明是行之有效的学习方法之一。临床医学是实践科学，医生的成长大量地依靠这种学习方法，但以病例讨论的形式出版的专著不多。本书的出版弥补了这一不足。

本书病例内容丰富，涵盖脊柱退变性疾病、创伤、肿瘤、炎症、畸形、手术并发症；内容既包括脊柱外科，也包括脊柱内科；既包括常见疾病，也介绍了少见病、复杂病例。在病例讨论的方式上，完全按照临床思维的过程，先介绍病史，然后简要提供重要的体格检查，主要的辅助检查结果，在此基础上提出问题。接着给出诊断，然后详细介绍与此疾病相关的理论知识，这部分内容是每个病例的精华，涵盖了脊柱疾病的基础理论和临床实践的最新进展。最后，再结合这些知识对本病例的诊断、治疗方法和治疗结果做一介绍。在每个病例的结尾，还对该疾病的要点进行了总结。可以说，这种独辟蹊径的方法对临床医生增长经验、培养临床思维能力是非常有用的。相信本书能够为从事脊柱疾病临床实践的医生提供有益的帮助。

由于时间和能力有限，翻译中的不足在所难免，敬请读者指正。

张凤山
2010 年 8 月 16 日

著者前言

本书收集了一系列病例，囊括了从常规病例到高难度、具有挑战性病例共 70 个。在遴选病例时，尽可能体现脊柱相关问题的多样性。

与病例精粹系列的其他图书一样，每个病例均先做患者描述，然后是病史、体格检查、实验室检查和影像学检查的重要发现。之后，鼓励读者列出鉴别诊断和相应的治疗选择，继而讨论病例、相关病理生理和可能的治疗选择。由于许多脊柱疾病最好由跨学科的治疗小组共同会诊，所以在病例讨论中，为了最有益于患者，除了建议何时转诊到其他专科医师处外，还包括对该病例应采取的保守治疗和手术治疗。

我们希望本书能成为外科医师、医学生、住院医师以及其他参与脊柱疾病诊疗的医师们有用的教育工具。

目 录

病例 1 男性，79岁，进行性吞咽困难多年……………(1)
病例 2 女性，37岁，腰部疼痛伴右小腿痛进行性加重3年
………………………………………………………(6)
病例 3 男性，64岁，摔伤腰部，疼痛2年……………(12)
病例 4 男性，47岁，腰部疼痛、发僵多年……………(18)
病例 5 男性，42岁，腰部疼痛2年 ……………………(24)
病例 6 女性，90岁，2周前起床后感觉背部疼痛，持续
至今………………………………………………(28)
病例 7 男性，37岁，摔伤后腰部和臀部疼痛1个月 …(34)
病例 8 男性，47岁，腰部和大腿疼痛5周………………(38)
病例 9 男性，44岁，提举重物后下腰背部疼痛1周 …(42)
病例 10 女性，43岁，新发大腿前面疼痛和感觉异常
………………………………………………………(47)
病例 11 女性，73岁，多年背部和双侧髋关节疼痛且在
寒冷、潮湿天气加重…………………………(51)
病例 12 男性，39岁，腰痛严重，大腿后面麻木和尿失禁
………………………………………………………(57)
病例 13 女性，22岁，车祸伤后颈部疼痛………………(63)
病例 14 女性，60岁，车祸伤后颈部疼痛………………(69)
病例 15 男性，55岁，腰痛伴僵硬多年…………………(75)
病例 16 男性，42岁，腰部及大腿前面疼痛……………(80)
病例 17 男性，70岁，腰部和右侧小腿疼痛4周………(85)
病例 18 10岁男孩，共济失调步态和无力1周…………(91)
病例 19 女性，43岁，颈部及右臂疼痛6个月…………(97)
病例 20 男孩，8岁，短颈、颈蹼和颈椎活动度减小……(104)
病例 21 男孩，15岁，摔跤后右侧颈部疼痛 ……………(111)
病例 22 男性，22岁，橄榄球比赛中受伤后出现一侧颈部
和上臂疼痛……………………………………(115)

病例 23	女性,67 岁,因腰背部顽固性疼痛入院	(119)
病例 24	男性,60 岁,腰部锐痛 2 周	(125)
病例 25	男孩,15 岁,无痛性脊柱畸形,逐渐起病	(129)
病例 26	女性,58 岁,颈痛伴脊髓病,缓慢起病	(137)
病例 27	男性,31 岁,腰部疼痛进行性加重伴新发脊柱畸形	(144)
病例 28	女性,34 岁,车祸伤后颈部和右肩疼痛 5 个月	(149)
病例 29	男孩,14 岁,腰部和左腿腓肠肌疼痛	(154)
病例 30	男性,42 岁,腰部慢性疼痛 3 年	(160)
病例 31	男性,65 岁,车祸伤后颈部疼痛	(164)
病例 32	女性,40 岁,腰腿痛多年,逐渐加重	(170)
病例 33	3 岁女孩,出生后脊柱明显畸形至今	(175)
病例 34	男孩,16 岁,腰痛	(182)
病例 35	男性,42 岁,足球比赛后出现头痛和颈部疼痛	(186)
病例 36	女性,71 岁,顽固性腰腿痛伴大便失禁	(190)
病例 37	男性,43 岁,严重腰痛伴根性疼痛	(196)
病例 38	男性,51 岁,车祸伤	(201)
病例 39	女性,69 岁,冠状动脉旁路移植术后感染,突发截瘫	(206)
病例 40	男性,68 岁,腰部和右腿疼痛 3 个月	(212)
病例 41	女性,68 岁,因败血症入院	(217)
病例 42	男性,84 岁,背部和右前侧肋骨疼痛	(224)
病例 43	男性,56 岁,亚洲人,颈部活动度减少伴进展性疼痛	(229)
病例 44	女性,35 岁,腰部疼痛伴双下肢神经根痛	(235)
病例 45	男性,66 岁,颈部和右上肢疼痛,伴颈部姿势控制困难	(240)
病例 46	女孩,16 岁,脊柱侧凸融合术后,腰背部疼痛进行性加重 1 年	(246)
病例 47	男性,21 岁,车外伤后双下肢弥漫性麻木	(254)

病例 48	男性，35 岁，腰部进行性疼痛伴双下肢近端无力	(259)
病例 49	女性，45 岁，颈部疼痛、无力和感觉减退	(263)
病例 50	男孩，3 岁，诉发育迟缓、膝外翻及背部疼痛	(267)
病例 51	男性，23 岁，车祸伤后四肢弥漫性麻木感	(272)
病例 52	女性，38 岁，颈部疼痛伴晨间四肢僵硬	(279)
病例 53	女性，42 岁，颈部疼痛伴上肢无力	(283)
病例 54	女性，45 岁，颈部进展性疼痛伴颈部活动受限	(291)
病例 55	男孩，4 岁，多次骨折伴脊柱畸形	(295)
病例 56	女性，34 岁，脊柱融合术后剧烈头痛 1 天	(301)
病例 57	女性，37 岁，摩托车外伤后颈部疼痛逐渐加重 4 个月	(305)
病例 58	女性，25 岁，主诉头痛、共济失调和步态不稳	(310)
病例 59	男性，52 岁，腰椎体肿物	(315)
病例 60	男性，44 岁，颈部疼痛伴左上肢麻木	(319)
病例 61	女性，70 岁，腰椎板切除术后双下肢灼痛	(325)
病例 62	男孩，12 岁，跳水受伤后四肢广泛性无力	(331)
病例 63	女性，42 岁，右腿无力伴共济失调步态	(335)
病例 64	女性，52 岁，腰腿痛逐渐加重	(341)
病例 65	男性，62 岁，从拖拉机上摔下后颈部疼痛	(348)
病例 66	女性，32 岁，脊柱畸形合并背痛，长期未予治疗	(354)
病例 67	女性，42 岁，左上肢疼痛、水肿和无力	(363)
病例 68	女性，66 岁，腰部疼痛伴右足麻木	(368)
病例 69	男性，48 岁，手术部位渗出、低热	(374)
病例 70	女性，46 岁，颈部疼痛，上肢麻木，伴大便失禁	(378)

病例 1　男性，79 岁，进行性吞咽困难多年

患者因间断性吞咽困难多年就诊于脊柱外科。病程初始症状轻微，未予诊疗。随着病程进展，患者自觉进食固体食物日益困难，遂就诊于耳鼻喉科，由耳鼻喉科医生转入脊柱外科。平素无疼痛，但于吞咽时开始出现疼痛。患者发音困难，咯血，但无呼吸短促。进行进一步检查并予保守治疗。

体格检查

头颈部：C_3-C_4 和 C_4-C_5 水平落空感，气管轻度偏离中线。四肢：毛细血管充盈良好，未见杵状指、发绀及水肿。神经肌肉：上肢肌力 5/5，双侧对称；上肢反射 2+，双侧对称；压顶试验（Spurling 检查）双侧阴性，双侧 Hoffmann 检查阴性，Lhermitte 征阴性，针刺感及轻触觉正常；颈椎主动、被动活动范围正常，四肢肌肉无萎缩。皮肤：未见异常。

实验室检查

吞钡试验：食管完全阻断（图 1）。颈椎影像学检查（矢状位）：颈椎退行性变严重，包括椎间隙变窄和椎体前缘骨赘（图 2）。

问题

导致患者吞咽困难的原因是什么？

2. 男性，79岁，进行性吞咽困难多年

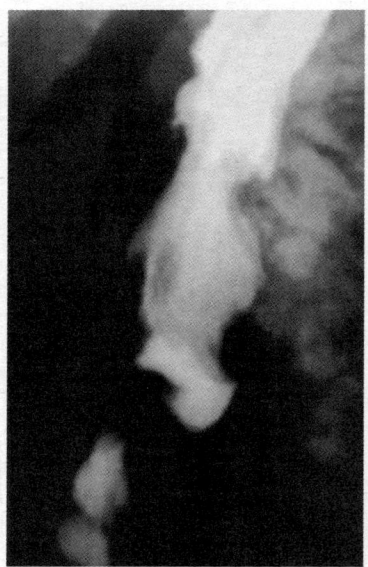

图 1

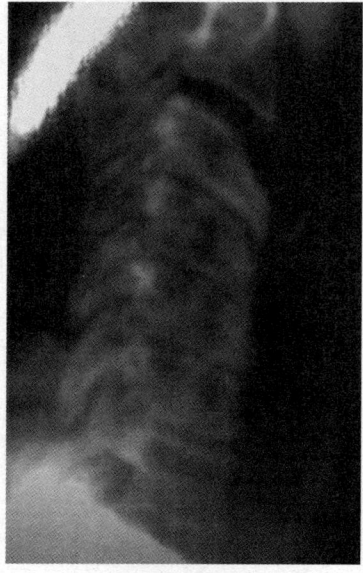

图 2

诊断

继发于颈椎前骨赘的进行性吞咽困难。

讨论

颈椎骨赘引起吞咽困难在临床上很少见。吞咽困难常有如下症状：口或咽反流、喉部食物黏滞感、吞咽疼痛、流口水、不明原因的体重减轻、饮食习惯改变以及复发性肺炎等。首发症状常为进食固体食物困难，继而发展为进食流体食物也困难。

吞咽困难通常采用保守疗法。治疗方法有饮食调整、吞咽疗法和手术三种。饮食调整是最常用的治疗方法，它要求调整食物的类型以减少那些难以嚼碎的大块食物。吞咽疗法主要由姿势调整、咽肌增强训练和吞咽训练三部分组成。手术方法是最少用的，只有当患者对其他治疗方法无效时才考虑。

颈椎退行性变、椎间不稳定造成的脊椎移位、弥漫性特发性骨肥厚症（diffuse idiopathic skeletal hyperostosis, DISH）、创伤、强直性脊柱炎及类风湿性关节炎都能导致骨赘的产生。骨赘的产生是为了更好地分配骨所受到的应力而增加骨表面积的一种代偿机制。而吞咽困难有可能就是因为颈椎前缘的骨赘将食管顶在环状软骨上，或者是因为局部炎症反应引起环咽肌痉挛所致。

考虑到两者关系不甚密切，所以有必要仔细检查，以获得正确的诊断。在对吞咽困难的鉴别诊断中应注意食管闭锁、食管狭窄、食管憩室、食管环状蹼（esophageal rings and webs，即缺铁性吞咽困难或 Plummer-Vinson 综合征）、食管失弛缓症以及食管炎。食管闭锁是食管先天性发育畸形，食管细小且不相通。绝大多数食管闭锁患者在食管下部盲袋经一瘘道与气管或主支气管相通，这类患者自出生后即有吞咽困难并伴有因吸入食物而引起的呼吸困难。食管狭窄是因为食管的发育性缺陷或后天因素引起的食管腔狭小。食管狭窄的病因有食管壁的炎性纤维化、赘生物形成、硬皮病所致的食管胶原性变，或者是外源性肿物压迫所致，如肿瘤、动脉瘤及该患者所见的骨赘。食管憩室是指食管壁平滑肌发育性或后天性薄弱或缺损而引起的食管壁外突。很多食管憩室患者并无明显临床症状，但有可能出现吞咽困难、食管反流及咽部胀满感。食管环状蹼是指食管环状中心性缩窄，它可阻碍食物通过而引起间歇性吞咽困难。食管失弛缓症是食管下端蠕动不良和括约肌舒张不充分而引起的食管壁运动紊乱，主要见于 20～40 岁患者。常见症状是发作性吞咽困难，与精神紧张关系密切。食管炎可引起食管壁的纤维性狭窄，临床症状可能不明显，但可能有胃灼热感、吞咽困难、出血、食管穿孔及营养不良。

该患者经颈椎咽后入路行 C3～C6 颈椎前骨赘切除术。气管导管和食管导管提供了进一步确认。去除多余的骨质，直到骨面平滑。术中透视及影像学检查（图 3）证实骨赘切除完全。该患者骨赘限于颈椎椎体前方，故未引起任何神经症状。

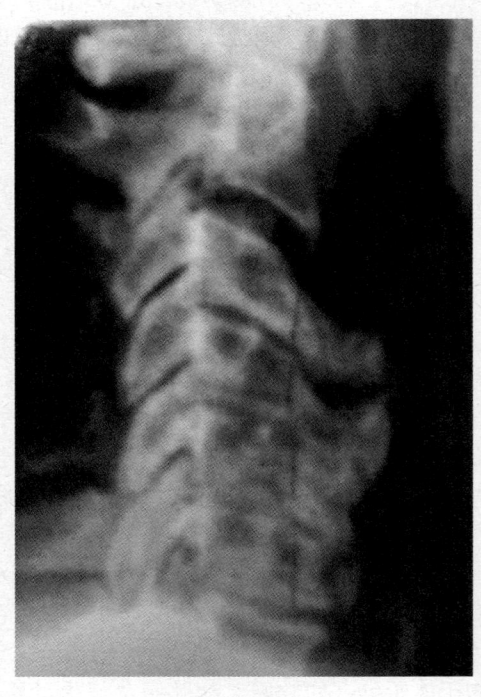

图 3

如果退变发生于颈椎后部,引起椎管狭窄或侵犯脊神经孔,该患者就很可能会出现神经根性痛、感觉减退或运动障碍。术后患者食管后壁水肿伴咽下部中度分泌物淤滞,予以类固醇治疗消除水肿,3~4周后,患者痊愈。

临 床 要 点

1. 颈椎骨赘引起吞咽困难在临床上很少见,因此在鉴别诊断时应首先除外常见且发病率高的病因。
2. 骨关节炎相关骨退行性变的影像学表现有:软骨侵蚀、关节间隙狭窄、软骨下囊肿、骨赘、骨质压缩、骨变形、颈椎序列不良。
3. 非侵害性治疗包括饮食调整和吞咽练习,这对绝大多数吞咽困难的患者有效。

参 考 文 献

1. Davies RP, Sage MR. Cervical osteophyte-induced dysphagia. Australas Radiol 1989; 33: 223-225.
2. Papadopoulos SM, Chen JC, Feldenzer JA, et al. Anterior cervical osteophytes as a cause of progressive dysphagia. Acta Neurochir 1989; 101: 63-65.
3. Kissel P, Youmans JR. Posttraumatic anterior cervical osteophyte and dysphagia: Surgical report and literature review. J Spinal Disord 1992; 5: 104-107.
4. McGarrah P, Teller D. Posttraumatic cervical osteophytosis causing progressive dysphagia. Southern Med J 1997; 90: 858-860.
5. Sudhakar CB, al Hakeem M, Quader MA, et al. Anterior cervical osteophytes: A rare cause of dysphagia. Conn Med J 1997; 61: 323-325.
6. Tung MY, Tan KK. An unusual cause of dysphagia. Singapore Med J 1999; 37: 315-317.
7. Palmer J, Drennan J. Evaluation and treatment of swallowing impairments. Am Fam Physician 2000; 61: 2453-2462.

病例 2　女性，37 岁，腰部疼痛伴右小腿痛进行性加重 3 年

患者因腰部疼痛及右小腿痛进行性加重 3 年就诊于脊柱外科。患者 12 年前因车祸损伤背部，8 年前因摔倒再次伤及背部。自述右侧小腿感觉异常及右足麻木和麻刺感，咳嗽和打喷嚏时疼痛加重，但无大小便功能异常。活动，特别是伸展运动后疼痛加重。无颈背部手术史。既往予以功能锻炼、抗炎、肌肉松弛剂及止痛剂保守治疗。疼痛程度 7/10。否认夜间疼痛及体重减轻。

体格检查

四肢：毛细血管充盈良好，未见杵状指、发绀及水肿。神经肌肉：下肢肌力 5/5，左右对称；跟腱、膝腱反射 2+，左右对称；髋关节屈曲外展外旋（flexion, abduction and external rotation of hip，FABER）试验双侧阴性；股神经牵拉试验阴性；无踝阵挛，除第一趾蹼两点辨别觉减退外，轻触觉及针刺感正常；颈部主动、被动活动正常；髋关节旋转无疼痛。肌肉无萎缩。皮肤：未见异常。

实验室检查

腰椎 X 线检查（图 1）。

问题

导致该患者腰腿痛最可能的原因是什么？适宜的治疗措施是什么？

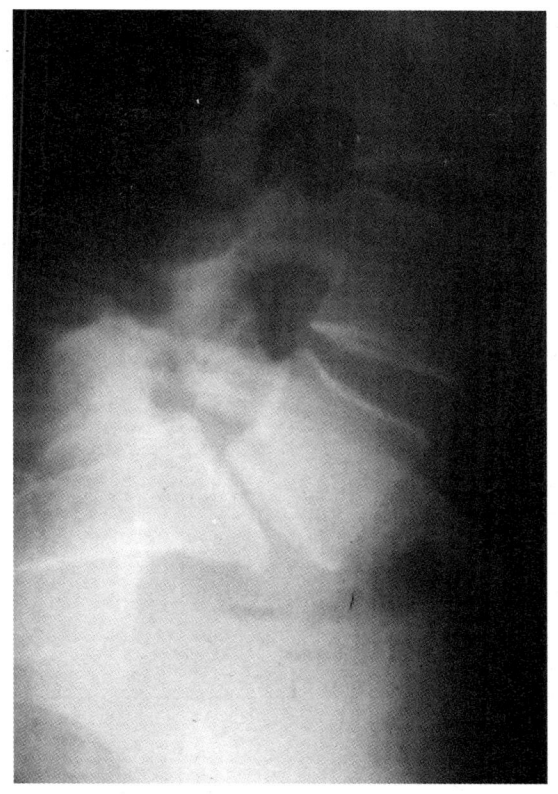

图1

诊断

患者患有Ⅱ度腰椎滑脱。如腰椎稳定，宜先采用保守疗法。

讨论

脊椎滑脱症是上一椎体前移，超出于下一椎体的一种脊柱疾病。Spondylolisthesis（脊椎滑脱症）来自希腊词语 spondylos（椎体）和 olisthesis（滑动）。它分为五种类型：Ⅰ型，继发于小关节方向的先天缺陷，导致 L5 相对于 S1 的前移。Ⅱ型，与椎弓峡部受损引起的脊椎滑脱有关，主要发生于 L5，且多见于年轻白种人患者。Ⅲ型，见于小关节退行性变所引起的节段间不稳定，40 岁以上患者多见此型，主要发生于 L4，椎体前移很少超过 25%。Ⅳ型，少见，多发生于急性创伤所引起的峡部和关节突损伤，导致不稳定。Ⅴ型，也少见，见于骨病。

脊椎滑脱症分型

分型	类别	病因
Ⅰ型	发育性或先天性	小关节发育不良，引起相邻椎骨向前移动
Ⅱ型	峡性	椎弓峡部应力性骨折
Ⅲ型	退变性	小关节骨关节病引起的节段性不稳定
Ⅳ型	创伤性	暴力直接作用于小关节或椎弓峡部
Ⅴ型	病理性	全身或局部骨病引起的椎间小关节不稳定

脊椎滑脱症的最常见类型是Ⅱ型（峡性）和Ⅲ型（退变性）。其严重程度依上一椎体相对于下一椎体终板后缘的前移百分比分为 4°（1°~4°）。

脊椎滑脱症患者最常见的主诉是腰痛，活动后疼痛加剧，特别是伸展运动后。目前尚无证据表明椎体前移程度与疼痛程度有相关性。发生初次疼痛的年龄取决于脊椎滑脱症的类型。峡性脊椎滑脱症在青少年时期就可发病。既可能在活动后急性起病，也可能隐袭起病。放射到臀部及大腿的神经根痛很常见，且与椎体前移程度相关。椎间孔狭窄和伴随的椎间盘突出都可能是引起神经根痛的原因，而这两者皆能由脊椎滑脱症引起。也有些患者虽有脊椎滑脱，但却无相关临床表现。Ⅲ型脊椎滑脱症通常发病隐袭，慢性起病，逐渐加重。

体格检查的结果有腘绳肌紧张、腰肌痉挛，滑脱 2°或 2°以上者可在背部触及台阶感。腘绳肌紧张部分是由骨盆牵拉所致。患者脊柱腰骶椎后凸显著,伴胸腰椎代偿性过度前凸。

脊椎滑脱者实验室检查通常呈阴性,因此不适宜行该检查。X线检查应包括前后位及侧位。大多数患者能从侧位片中看到脊椎前移及严重程度。如果静态X线平片正常,而临床上高度怀疑脊椎滑脱,就应拍摄屈曲位和后伸位平片。如果脊椎动态滑移大于3mm,就应该认为异常,提示脊柱不稳定。X线平片也可用于评价峡部有无缺损(Ⅱ型)或病变(Ⅴ型)。对于急性疼痛起病的患者,行骨扫描也很有帮助。骨扫描阳性表示骨的新陈代谢活跃,提示骨的修复过程。脊髓造影CT扫描对于神经根痛患者中央管或椎间孔狭窄的诊断很有帮助。磁共振(MRI)检查能显示因椎管狭窄或椎间盘突出引起的神经根受压情况。

绝大多数该病患者经保守治疗效果良好。若表现为急性症状,则应休息一段时间。屈曲锻炼能增强腹肌强度和屈曲程度。后伸练习应该避免。支具疗法还存在着争议,然而研究表明,它能减缓脊椎滑脱的进展,支具疗法对骨扫描阳性提示骨代谢活跃的患者最有效。大多数峡部缺损的情况因受损骨骼皮质部分血运差而愈合不良。诉及神经根痛的患者予以抗炎治疗有效。

手术治疗一般只用于有神经功能缺失、对保守治疗无效的持久性疼痛、椎体重度滑脱和创伤性脊椎滑脱患者。无论是保守疗法还是手术疗法,对减轻疼痛都有很好的疗效。然而,对于脊椎滑脱症患者来说,不论采取哪种方法治疗,都应该避免提举重物和使腰部屈曲和扭转的活动。何时恢复体力活动也因每个患者的症状而异。

本病例患者患有Ⅱ度峡性脊椎滑脱症。在术前侧位X线平片中可以清楚地看到椎弓峡部缺损(图1)。对该患者予以药物治疗和锻炼等保守治疗效果不明显,仍有神经根痛和自觉无力。该患者行L4-S1椎间内固定、融合术,L4-5和L5-S1行小关节切除术和椎板切除术。手术的目的是减少椎骨的滑移,并通过脊柱融合术(椎弓根螺钉内固定)重建其稳定性,以避免进一步的前移(见术后X线平片,图2)。小关节切除术和椎板切除术改善了椎间孔狭窄,而正是椎骨前移引起椎间孔狭窄,从而导致出口处神经根受压,随后继发神经根痛。

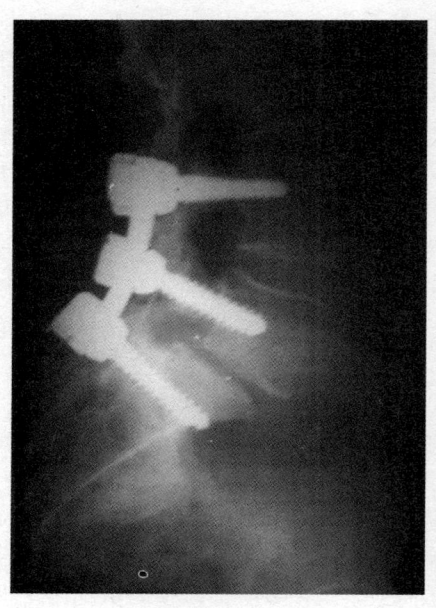

图 2

临 床 要 点

1. 脊椎滑脱症共分为五型,其中以Ⅱ型、Ⅲ型最为常见。
2. 峡性脊椎滑脱症主要发生于 L5,男性多见,起病年龄多在 20 岁前;退变性脊柱滑脱症主要发生于 L4,女性多见,起病年龄多在 40 岁后。
3. 绝大多数该病患者予以保守治疗效果良好,但对于有神经功能缺失、对保守治疗无效的持久性疼痛、椎体重度滑脱和创伤性脊椎滑脱患者,则应采取手术治疗。
4. 不论采取何种治疗方法,脊椎滑脱症患者都应避免从事需要提举重物和使腰部屈曲和扭转的活动或工作。何时恢复体力活动也因每个患者的症状而异。

参 考 文 献

1. Wiltse LL, Newman PH, Macnab I. Classification of spondylolysis spondylolisthesis. Clin Orthop 1976; 117: 23-29.
2. Steiner ME, Micheli LJ. Treatment of symptomatic spondylolysis and spondylolisthesis with the modified Boston brace. Spine 1985; 10: 937-943.
3. Danielson BI, Frennered AK, Irstam LK. Radiologic progression of isthmic spondylolisthesis in young patients. Spine 1991; 16: 422-425.
4. Comstock CP, Carragee EJ, O'Sullivan GS. Spondylolisthesis in the young athlete. Physician Sportsmed 1994; 22: 39-46.
5. Smith JA, Hu SS. Management of spondylolysis and spondylolisthesis in the pediatric and adolescent population. Orthop Clin N Am 1999; 30: 487-499.
6. Vaccaro AR, Martyak GG, Madigan L. Adult isthmic spondylolisthesis. Orthopedics 2001; 24: 1172-1177.
7. Louisia S, Anract P, Babinet A, et al. Long-term disability assessment after surgical treatment of low grade spondylolisthesis. J Spinal Disord 2001; 14: 411-416.

病例 3 男性，64 岁，摔伤腰部，疼痛 2 年

患者因从卡车上摔下出现腰部疼痛 2 年，向左腿后部放射性疼痛 3 周，并诉及左腿刺麻和发木。咳嗽和打喷嚏时可诱发疼痛，无大小便功能异常。疼痛在夜间、上举及活动后加重。无颈部或背部手术史。曾予以活动调整、抗炎、类固醇类药物和按摩推拿治疗。

体格检查
四肢：毛细血管充盈良好；未见杵状指、发绀和水肿。神经肌肉：下肢肌力 5/5，左右对称；跟腱、膝腱反射消失，FABER 试验双侧阴性；股神经牵拉试验阴性；双足踝震挛阴性；针刺感及轻触觉减退；髋关节旋转无疼痛；肌肉无萎缩；皮肤：未见异常。

实验室检查
腰椎 MRI，如后图所示（左：轴位；右：矢状位）

问题
该患者的诊断是什么？首先应采取什么治疗措施？

男性，64岁，摔伤腰部，疼痛2年

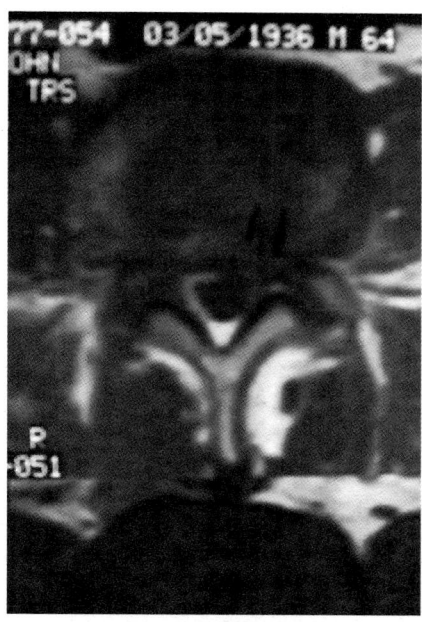

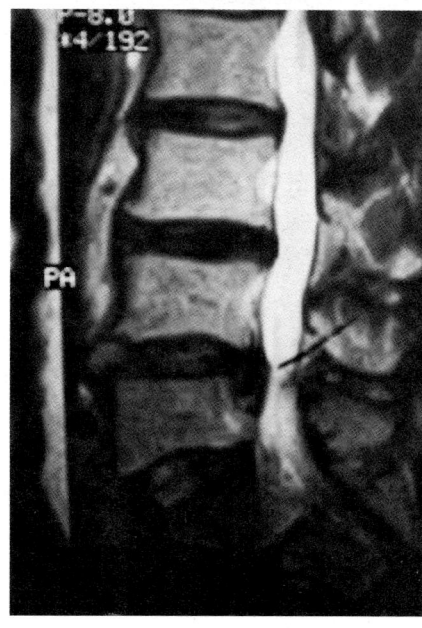

诊断

该患者 L4-5 椎间盘突出。症状通常在 6 周内好转,所以应首先采取保守治疗以缓解症状。

讨论

椎间盘可固定上下相邻的两个椎体,使其活动更具灵活性,并具有吸收震荡和使应力分散的作用。椎间盘从外向内由以下四层组成:(1)外层纤维环:由致密胶原纤维层组成,纤维呈 45°角斜向走行;(2)纤维软骨性的内层纤维环;(3)过渡层;(4)中央的髓核。纤维环中的胶原纤维具有抗张力作用,而髓核中的蛋白多糖则有抗压作用。

随着年龄的增长,椎间盘的体积、形状、生物化学组成和生物力学性质会发生显著变化。年龄的增长使得 I 型胶原纤维增多,蛋白多糖、硫酸软骨素和 II 型胶原纤维减少。此外,由于外周动脉较少和软骨终板的钙化,椎间盘的血管供应减少。由于不能及时地把椎间盘产生的废物清除掉,就增加了乳酸盐的水平,进而导致 pH 值降低,从而损害细胞的新陈代谢,引起细胞死亡。

患者通常有较长时间的腰部疼痛,伴或不伴轻度神经根痛。一段时间后,神经根痛的程度会超过腰痛,这是因为初始阶段椎间盘的纤维环被推挤牵拉而激发了其上的痛觉感受器。随着椎间盘内的组织突破外层纤维环,压迫神经根而引起更加严重的神经根痛。

对于存在腰痛的患者,首先排除其他严重疾病的可能性是很重要的。多个危险信号可提示存在其他更为严重的疾病(表1)。完整的体格检查和神经学检查能提示不同的受损平面。仔细寻找疼痛引起的外在表现,如异常姿态、防痛步态和坐位时臀部偏向一侧等。检查棘突和棘间韧带有无触痛、压痛,评估脊柱的活动度。一般来说,弯腰时引起疼痛说明是椎间盘性疾病,伸腰时疼痛说明是关节突的疾病。腰椎各神经平面的检查对患者症状的定位诊断很有帮助(表2)。

表1　病史中提示可能存在严重疾病的危险信号

可能的疾病	既往表现
骨折	大创伤
	老年患者或骨质疏松患者的小创伤或曾提举重物
肿瘤或感染	>50或<20岁
	肿瘤史
	全身症状
	近期细菌感染
	静脉吸毒
	免疫抑制
	夜间或仰卧位时疼痛加重
马尾综合征	鞍区感觉减退或缺失
	近期大小便功能障碍
	下肢严重或进展性的神经功能障碍

表2　神经根受累与疼痛部位和运动功能缺失的对应关系

神经根	疼痛部位	运动障碍
T12-L1	腹股沟区及大腿内侧	无
L1-2	大腿近段前内侧	股四头肌肌力轻度减弱，髌上反射轻度减弱
L2-3	大腿前外侧	股四头肌肌力减弱，髌反射或髌上反射减弱
L3-4	大腿后外侧和小腿前侧	股四头肌肌力减弱，髌反射减弱
L4-5	足背部	足背伸肌及踇趾伸肌肌力减弱
L5-S1	足外侧	跟腱反射减弱或消失

同时，也要注意那些非器质性体征（Waddell征），它们能确定患者的疼痛是否缘于社会心理因素，或者具有社会经济基础。这些体征包括表浅触痛、模拟试验和牵拉试验阳性（牵拉时看患者能否重现阳性结果）、与神经解剖和皮神经分布无关的局部症状，以及在检查过程中反应过于敏感。

X线平片检查对椎间盘突出的诊断价值有限,这是因为椎骨的退行性变是与年龄相关的。MRI检查是诊断椎间盘突出的金标准。MRI显示在20~39岁的受试者中有35%存在着椎间盘退变,而在60~80岁的受试者中几乎100%都存在椎间盘退变。由于MRI能显示无临床症状患者的椎间盘膨出或退变,所有临床决策都应根据可靠的诊断性检查结果。

无论采用何种治疗方法,大多数患者的临床症状一般在6周内即可好转。对疑似椎间盘突出的患者,在症状出现的前6周内可予以对症治疗。大多数患者对保守治疗效果满意,保守治疗包括适当的休息、活动调整、锻炼、抗炎药物治疗和腰椎硬膜外类固醇药物注射治疗。首先进行伸腰和等长练习,腰背肌肌力恢复和疼痛减轻后方可开始屈腰练习,这是因为腰部屈曲时对腰椎间盘的压力最大。

虽然大多数椎间盘突出患者对保守治疗效果较好,但是仍有一部分患者无效,或仍有症状,还需找专科医生做进一步诊治。手术治疗的适应证有马尾综合征、严重或进展性神经功能障碍、对保守治疗无效的严重疼痛或疼痛影响工作、生活。只要患者持续显示症状有改善,手术一般应推迟。结果表明手术治疗对神经根痛的疗效优于单纯腰痛。

对本病例患者予以休息、活动调整、药物治疗、腰椎硬膜外封闭和推拿按摩的保守治疗后无效,患者要求手术治疗,行L4-5椎板切除术和椎间盘切除术。术后患者神经根痛明显减轻,但仍有下腰痛。注意该患者有诸多如上所述的"危险信号":老年患者,年龄>50岁,轻微外伤史。但先前的检查排除了引起患者疼痛的其他原因。

临 床 要 点

1. 对于所有主述腰部疼痛的患者,首先都要对照表 1 的"危险信号"以除外可能的严重疾病。如果存在任何一项,就要对患者进行适当的筛选检查,以排除鉴别诊断中可能的严重疾病。
2. 对下腰痛患者解释影像学结果应谨慎,因为在老年人中,有症状和无症状的受试者,退行性变比例相当。
3. 因为不论采用何种治疗方法,大多数椎间盘突出患者的症状在 6 周就有好转,所以对症治疗是有帮助的:如疼痛治疗、封闭疗法和物理治疗——物理治疗能减少患者的疼痛。
4. 手术治疗的适应证有马尾综合征、严重和进展性神经功能障碍、对保守治疗 4~6 周无效的严重疼痛或影响工作、生活的疼痛。
5. 结果表明手术治疗对神经根痛的疗效优于单纯腰部疼痛。对单纯腰部疼痛的患者行手术治疗需慎重考虑。

参 考 文 献

1. Jensen MC, Brant-Zawadzki MN, Obuchowski N. Magnetic resonance imaging of the lumbar spine in people without back pain. N Engl J Med 1994;331:69-73.
2. Buckwalter JA. Aging and degeneration of the human intervertebral disc. Spine 1995;20:1307-1314.
3. Kummel BM. Nonorganic signs of significance in low back pain. Spine 1996;21:1077-1081.
4. Hutton WC, Toribatake Y, Elmer WA, et al. The effect of compressive force applied to the intervertebral disc in vivo. Spine 1998;23:2524-2537.
5. Humphreys SC, Eck JC. Clinical evaluation and treatment options for herniated lumbar disc. Am Fam Phys 1999;59:575-582.
6. Fritzell P, Hagg O, Wessberg P. Lumbar fusion versus nonsurgical treatment for chronic low back pain. Spine 2001;26:2521-2534.

病例 4　男性，47 岁，腰部疼痛、发僵多年

患者因腰部疼痛发僵 20 余年，渐进性加重，就诊于脊柱矫形外科。疼痛起初位于腰部右侧，但现已发展为双侧。患者自述腰部僵硬，在早上和一段时间不活动后最重，活动后有所改善。患者否认发热、寒战和体重减轻，无大小便功能异常。既往史：高血压和溃疡性结肠炎。

体格检查
四肢：毛细血管充盈良好，无杵状指、发绀和水肿。神经肌肉：腰椎前凸减小，平背，上胸椎后凸畸形（见图 1）。四肢肌力 5/5，左右对称。深肌腱反射 2+，左右对称。双侧髋关节和腰部主动、被动活动范围减小。FABER 试验双侧阳性。踝阵挛阴性。针刺觉和轻触觉正常。肌肉无萎缩。双肺：听诊清音，吸气时胸廓扩展受限。皮肤：未见异常。

实验室检查
腰椎前后位 X 线平片：椎体方形，可见骨赘桥接（图 2）。

问题
引起患者背部疼痛的原因是什么？应采取何种治疗？

男性，47岁，腰部疼痛、发僵多年

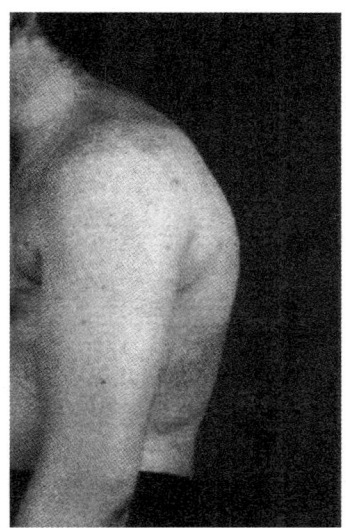

图 1

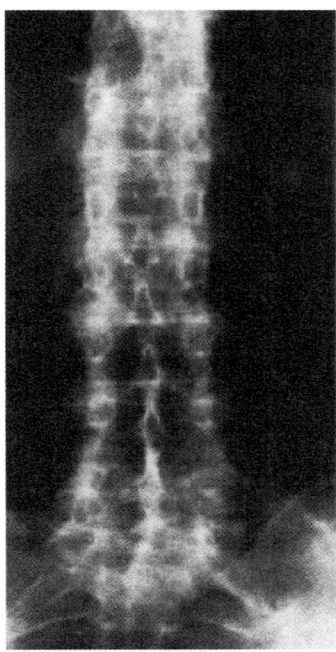

图 2

诊断

该患者患有强直性脊柱炎。目前还没有比较确切的药物或手术方法来治疗这种疾病。主要是通过抗炎药物治疗来减轻疼痛,增加锻炼来保持脊柱的活动度和灵活性。

讨论

强直性脊柱炎(ankylosing spondylitis,AS)是骶髂关节和中轴骨骼的一种慢性、多系统性、炎症性疾病。AS 是一种血清反应阴性的脊椎关节病。这种疾病也常与其他一些血清反应阴性的脊椎关节病相关,如反应性关节炎、银屑病、幼年型慢性关节炎、溃疡性结肠炎以及 Crohn 病。该病的病因目前还不清楚。然而,这种疾病却存在着较强的遗传倾向性。人们已经证实强直性脊柱炎与主要组织相容性因子——人白细胞抗原-B27(human leukocyte antigen-B27,HLA-B27)存在着直接联系。HLA-B27 在 AS 形成过程中所起的具体作用还不为人所知。据传 HLA-B27 可能起着某种抗原(如细菌)的受体的作用。一般人群中强直性脊柱炎的患病率为 $0.1\%\sim0.2\%$,而在携带 HLA-B27 抗原的人群中患病率则升至 $1\%\sim2\%$。

强直性脊椎炎通常于骶髂关节处起病,然后波及椎间盘、骨赘、肋椎关节、肋横突关节、椎旁韧带。在脊柱,疾病首先发生于椎体和椎间盘纤维环的结合部。椎间盘的外层纤维最终骨化形成骨赘,这将导致形成强直性脊柱炎的特征性表现——竹节征。关节外组织的受累包括急性虹膜炎、主动脉炎、主动脉纤维化、肺纤维化和神经功能障碍。

患者通常述有腰部隐袭性疼痛,疼痛时重时轻。有晨僵现象,活动后可缓解。病程活动期间可有发热和体重减轻。疼痛呈钝性,且在臀部和骶髂关节处难以定位。疼痛通常首先在一侧间断性发生,再进展为双侧持续性疼痛。常于腰骶部起病,随着时间进展,疼痛逐渐向近端发展。

体格检查能发现因脊柱融合引起的活动受限。颈椎和上部胸椎受累时,可使颈椎固定于某一姿势上,这个姿势严重影响患者行走和直视前方。体格检查应着重检查中轴和外周关节的主动和被动活动范围。在该类患者中，骶髂关节触痛是很常见的。外周起止点炎可通过肌腱和韧带附着点的疼痛和肿胀来确定。

强直性脊柱炎的诊断主要通过病史和体格检查，而不是依靠实验室检查数据。实验室检查结果包括血沉（ESR）、C反应蛋白（CRP）、碱性磷酸酶和肌酸激酶的升高，然而这些并非诊断所必需。虽然大多数患者具有HLA-B27，但它也不是诊断所必需的。

骶髂关节和脊柱炎症性改变的影像学表现对于强直性脊柱炎的诊断和评估很有帮助。骶髂关节受累是诊断强直性脊柱炎的一个必要条件。骶髂关节炎是双侧骶髂关节的炎症性病变，并导致骨质侵蚀和骶髂关节硬化。脊柱受累引起椎体成方形和椎间盘纤维环骨化，导致韧带骨化和桥接（图2）。

对于强直性脊柱炎患者，目前还没有预防方法和明确的治疗手段。早期诊断和患者教育是很重要的。所有患者都应进行物理治疗和康复训练。因为强直性脊柱炎的症状在休息时加重，活动后缓解，所以适宜的锻炼至关重要。抗炎药治疗通常用于减轻疼痛和炎症。曾有报道说柳氮磺吡啶对外周关节受累患者以及伴肠炎的患者也有疗效。有关节外表现的患者应转诊到专科医生。

手术只用于强直性脊柱炎相关并发症的治疗，目前还没有能将其治愈的手术方法出现。髋关节严重受累的患者可行全髋关节成形术。颈椎或上部胸椎融合将给患者的视线、饮食和社会心理健康带来很大的损害。这些患者可行颈椎伸展截骨术。这是一个有困难且具有一定风险的手术，但是一旦手术成功将很好地改善患者的生活能力。对继发于强直性脊柱炎的脊柱融合患者，治疗应当小心谨慎。如果这些患者主诉脊柱位置改变，意味着脊柱骨折——脊柱骨折几乎是这些患者脊柱位置改变的唯一原因。如果他们发生创伤，就更要小心。脊柱曲度固定的患者应避免平躺在平板床上。大小便功能障碍且还在发展的患者应马上行MRI检查，以判断是否存在继发于椎管狭窄的马尾综合征。如果存在马尾综合征就要在 48 小时内紧急手术，以解除狭窄，避免引起功能的永久性丧失。

本病例患者有着多年腰部疼痛和腰部活动范围减小。该患者因为疼痛通常不严重并且活动后缓解而没有寻求诊治。他具有强直性脊柱炎的典型表现——腰部疼痛缓慢起病并随着时间而逐渐加重。对该患者予以抗炎药物治疗和功能锻炼。

临 床 要 点

1. 强直性脊柱炎的病史要点包括：腰部隐袭性起病的疼痛，起病年龄＜40 岁，症状出现时间＞3 个月，晨起或休息后症状加重，活动后症状改善。
2. 强直性脊柱炎的症状是晨起或休息后症状加重、活动后症状改善。所以，一项合适的训练程序对于减轻疼痛和缓解腰部僵硬以及减缓病程进展至关重要。
3. 对于患有严重强直性脊柱炎的患者，如果突然出现脊柱移位，都应该考虑到脊柱骨折的可能，除非有证据显示并非如此，因为脊柱骨折一般是这些患者脊柱移位的唯一原因。
4. 目前还没有确切的药物和手术方法来治愈强直性脊柱炎。应该把治疗重点放在通过药物治疗和功能锻炼来治疗并发症、减轻疼痛和炎症上。

参 考 文 献

1. Hunter T, Dubo HI. Spinal fractures complicating ankylosing spondylitis. A long-term follow-up study. Arthritis Rheum 1983; 26: 751-759.
2. Halm H, Metz-Stavenhagen P, Zielke K. Results of surgical correction of kyphotic deformities of the spine in ankylosing spondylitis on the basis of the modified arthritis impact measurement scales. Spine 1995; 20: 1612-1619.
3. Gran JT, Skomsvoll JF. The outcome of ankylosing spondylitis: A

study of 100 patients. Br J Rheumatol 1997; 36: 766-771.
4. Eck JC, Humphreys SC. Diagnosis and treatment of common metabolic spinal disorders in the geriatric population. South Med J 1998; 91: 1090-1097.
5. van der Linden S, van der Heijde D. Ankylosing spondylitis. Clinical features. Rheum Dis Clin North Am 1998; 24: 663-676.
6. Ward MM. Quality of life in patients with ankylosing spondylitis. Rheum Dis Clim North Am 1998; 24: 815-827.
7. Alvarez I, Lopez de Castro JA. HLA-B27 and immunogenetics of spondyloarthropathies. Curr Opin Rheumatol 2000; 12: 248-253.
8. Taggard DA, Traynelis VC. Management of cervical spine fractures in ankylosing spondylitis with posterior fixation. Spine 2000; 26: 2035-2039.

病例 5　男性，42 岁，腰部疼痛 2 年

患者 42 岁，是一个机械师，2 年前提举一个变速器后突然出现腰痛。疼痛持续加重，难以下坐。患者否认下肢麻木和大小便功能障碍，否认发热、寒战、夜间出汗和体重减轻。疼痛于坐下和仰卧时加重，站立、行走和侧卧时减轻。否认既往颈背部手术史。疼痛提示患者所有症状都定位于尾骨区。疼痛程度 8/10。既往予以抗炎药物和肌肉松弛剂治疗，但疼痛并未缓解。

体格检查

高度：5.8 英尺，体重：230 磅，体重指数：35。四肢：无杵状指、发绀和水肿。神经肌肉：无防痛步态、脊柱畸形和椎旁肌触痛；尾骨深压痛；无肌肉痉挛和萎缩；直腿抬高试验阴性，腰部活动度正常，下肢肌力 5/5，左右对称；股神经牵拉试验阴性，FABER 试验阴性，下肢深肌腱反射 2+，左右对称，无踝阵挛，轻触觉和针刺觉正常，髋关节活动无疼痛。皮肤：未见异常。

实验室检查

骶尾骨 X 线平片：骶尾骨正常，未见骨折。

问题

该患者疼痛的原因是什么？这种情况适宜手术治疗吗？

诊断

该患者存在尾骨痛。通常采用保守疗法，首先予以抗炎药物和止痛药治疗，然后行类固醇药物注射治疗。如果保守治疗无效，通常行手术治疗来减轻疼痛。

讨论

尾骨痛是由于直接损伤、分娩和其他未知原因引起的脊柱末端的疼痛。这是一种认识相对较少的疾病，目前还没有一种被普遍接受的治疗方法，也是对脊柱外科医生的一个挑战。

患者诉及尾骨区疼痛。既往史可能提示近期分娩或直接损伤曾伤及这一部位，其他病因还有重复性应力的活动，如骑自行车或因工作需要而久坐。女性患该种疾病的可能性比男性高得多。有报道说体重指数（BMI）大的人患此种病的可能性也大。有人认为肥胖的人取坐位时骨盆矢状面旋转较小，其结果是尾骨仍然保持在比较靠后的位置，这样在坐着时尾骨就受到了更大的压力；而体重小的人坐着时能够旋转骨盆，尾骨内移到更具保护性的位置。然而，多达 1/3 的患者是特发性尾骨痛。

为患者画出完整的疼痛图很有帮助，能有助于鉴别患者疼痛的性质和部位。体格检查应该包括尾骨区的触诊以检查有无触压痛。真正患有尾骨痛的患者存在局部压痛。如果尾骨区没有触痛，则应考虑其他诊断。

影像学检查应该包括尾骨的侧位 X 线平片。研究报告显示，尾骨痛患者存在骶尾骨和第二尾骨间关节的融合，而第一尾骨间关节常可活动。据传尾骨痛的某些症状是由第一尾骨间关节的韧带组织被牵拉所致。CT 和 MRI 检查均不能提供其他信息。

尾骨痛的最佳治疗方法还存在争议。一般认为，应首先予以保守治疗，如抗炎药物治疗、局部类固醇注射治疗和手法治疗。坐位时在臀部下放一块多纳圈形坐垫可以减少尾骨所受到的直接压力，并能减轻大多数患者的症状。很多研究报告说单纯保守治疗可以使 60%~70% 的患者症状得到控制。然而，需要告知患者保守治疗需要好几个月的时间，并要多次注射类固醇药物。

保守治疗无效的患者可以考虑手术治疗。必须告诉患者，虽然手术治疗对于减轻疼痛有着很好的效果（达 90%），但是手术创口有着很高的感染率。手术包括尾骨切除术或尾骨部分切除术。手术过程是：首先在尾骨中线做一切口，然后切开骨膜，再将尾骨从其周围的软组织和骶骨上分离并切除。术中应避免伤及邻近的直肠。虽然这是一个相对简单的手术，但是术后伤口感染高达 30%。

该患者在提举重物后曾突然出现疼痛。患者的体重指数很大，这增加了患尾骨痛的可能性。虽然该患者影像学检查阴性，但尾骨区的压痛阳性和疼痛图支持尾骨痛诊断。最初予以抗炎药物和肌肉松弛剂治疗，之后进行过 3 次局部类固醇注射，但症状未有好转，所以患者选择尾骨切除术治疗。术后患者自诉疼痛约减少了 75%。

临床要点

1. 尾骨痛的常见原因是直接损伤、分娩、重复性应力、长时间坐位和特发性尾骨痛。
2. 早期保守治疗包括抗炎药物治疗、手法治疗、局部类固醇注射和坐位时在臀部放多纳圈形坐垫。
3. 告知患者症状缓解可能需要好几个月的时间，通常需要多次注射类固醇药物。
4. 术中须注意避免伤及邻近的直肠。术后伤口感染率较高。

参考文献

1. Bayne O, Bateman JE, Cameron HU. The influence of etiology on the results of coccygectomy. Clin Orthop Rel Res 1984; 190: 266-272.

2. Wray CC, Easom S, Hoskinson J. Coccydynia: Aetiology and treatment. J Bone Joint Surg Br 1991; 73: 335-338.
3. Grosso NP, Van Dam BE. Total coccygectomy for the relief of coccygodynia: A retrospective review. J Spinal Disord 1995; 8: 328-330.
4. Maigne JY, Tamalet B. Standardized radiologic protocol for the study of common coccygodynia and characteristics of the lesions observed in the sitting position. Clinical elements differentiating luxation, hypermobility, and normal mobility. Spine 1996; 21: 2588-2593.
5. Maigne JY, Doursounian L, Chatellier G. Causes and mechanisms of common coccydynia: Role of body mass index and coccygeal trauma. Spine 2000; 25: 3072-3079.

病例6　女性，90岁，2周前起床后感觉背部疼痛，持续至今

患者3个月前骨盆骨折，入院康复治疗3周。目前借助步行器行走。2周前患者起床后突然感觉腰痛。自述双下肢和左臂麻木。持续性疼痛，程度8/10。既往史：骨质疏松、骨关节炎、类风湿性关节炎、脊柱侧凸、高血压、慢性泌尿道感染、胃食管反流病。既往无颈背部手术史。

体格检查

四肢：四肢脉搏减弱，无杵状指、发绀和水肿。神经肌肉：无疼痛步态，胸椎后凸明显，无椎旁肌触痛和脊柱台阶感；上肢肌力5/5，左右对称，上肢深肌腱反射2+，左右对称，轻触觉和针刺觉正常，L4-5压痛；下肢肌力5/5，左右对称，股神经牵拉试验阴性，FABER试验阴性；跟腱、膝腱反射双侧未引出，无踝阵挛；无肌肉萎缩。腹部：柔软无压痛，未见胃肠型，肠鸣音正常。皮肤：未见异常。

实验室检查

全血细胞计数（CBC）：正常。血沉（ESR）：正常。基础代谢：正常。胸椎MRI T1加权像（图1）。胸腰椎前后位MRI T2加权像：高信号影（图2）。胸椎轴位MRI T2加权像（图3）。

问题

该患者的疼痛原因是什么？如何确定是急性疼痛，还是慢性疼痛？对该患者应采取怎样的合理措施？

女性，90岁，2周前起床后感觉背部疼痛，持续至今

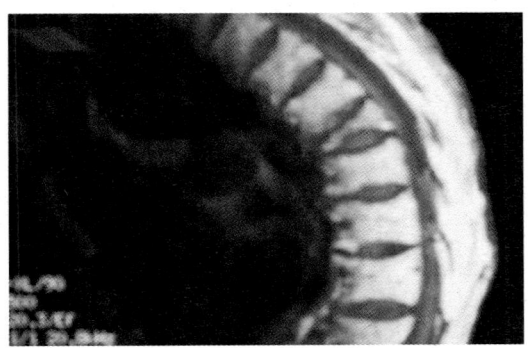

图 1

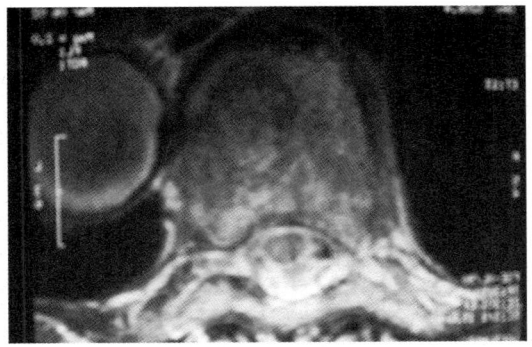

图 2

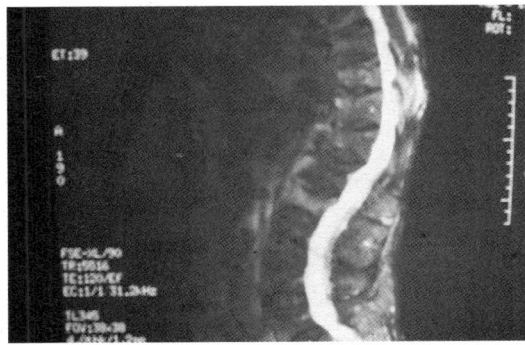

图 3

诊断

患者患有多发性、慢性骨质疏松性椎体压缩骨折（T8-T12）和急性椎体压缩性骨折（L2）。早期予以药物治疗。椎体急性骨折可行椎体成形术或椎体后凸成形术治疗。

讨论

骨质疏松症是最常见的代谢性骨病。其特点是骨质丢失，导致骨骼在受到微小创伤时或自身体重的压力下发生骨折的危险性增加。骨质疏松症是老年人最常见和最有损害性的肌肉骨骼疾病。65岁以上的女性中1/3以上存在椎体压缩性骨折。每年与骨质疏松有关的骨折约有150万例以上，与之相关的治疗费用超过100亿美元。

椎体压缩性骨折是骨质疏松症最常见的临床表现。骨质疏松症的症状包括全身性疼痛、无力和脊柱后凸引起的肩背部弧度增加。骨质疏松引起的骨折常发生于髋关节、腕关节、手臂和脊柱。轻微损伤，甚至是没有损伤，也可能引起患者的多发性骨折。例如本例患者在起床时因为弯腰突然产生疼痛。此外，她还因近期骨盆骨折予以手术固定并住院治疗。疼痛和长时间卧床休息能继发很多临床问题，如进一步加重骨质丢失。恢复的重点应该放在保持体格锻炼上，特别是承重训练，以最大限度地减少今后再次骨折。

虽然有一部分患者述有急性疼痛，但许多因骨质疏松引起椎体压缩性骨折的患者并没有感到疼痛。对于多发性压缩骨折，通常是通过常规影像学检查发现进行性脊柱侧凸或胸椎后凸后才做出诊断的。应该对这些患者进行彻底的体格检查和适当的实验室检查。其他能引起椎体压缩性骨折的原因（如转移癌、肾衰竭、肝衰竭和营养不良）应当在鉴别诊断中予以排除。转移癌和感染可以通过体重减轻、夜间疼痛、发热、寒战以及既往癌症史来鉴别。血沉和PET扫描等实验室检查对诊断也有帮助。转移癌的影像学检查结果可有骨皮质向外膨胀和椎弓根受累。肝肾疾病可以检查肝功能和基础代谢。营养状况可通过白蛋白和前白蛋白水平来评估。

通常先拍摄标准位 X 线平片来检查脊柱骨折，因为多发性骨折很常见，所以 X 线平片要包括脊柱全长。CT 扫描有助于估计椎管受累的程度，并且能看清脊柱的后方结构。椎体高度减少 50% 以上的患者需要做 CT 检查以排除粉碎性骨折。有感觉减退或运动障碍或怀疑有椎管受累的患者应该做 MRI 检查。MRI 能更好地观察神经组织并有助于对肿瘤和感染的诊断。

骨质疏松及其继发性椎体压缩性骨折的危险因素有绝经、雌激素水平降低、吸烟、活动量小、使用类固醇药物和营养不良。传统治疗方法有止痛、热敷、按摩、锻炼和戴围腰。每日补充 1500mg 钙和 400～800IU 维生素 D 有助于降低骨质丢失。对于绝经后妇女，予以雌激素替代疗法（HRT）或选择性雌激素受体调节剂（SERM）对于预防骨质疏松有帮助，除非因其他原因禁忌使用上述药物。降钙素能阻止骨吸收。对于绝经 5 年以上的妇女，不能采用雌激素替代疗法，可以通过鼻腔每天吸入 200IU 的降钙素来预防骨质疏松。近来也选择二碳磷酸盐化合物类药物来预防骨质疏松。这些药物能刺激骨的生长。尽管这些治疗方法能有效减轻很多患者因骨质疏松性压缩性椎体骨折带来的疼痛，但还是有很多患者采取这些治疗方法后要么效果不显著，要么不能耐受药物治疗。

椎体成形术是治疗椎体压缩性骨折的另一种方法。这种手术方法曾被用于治疗代谢性脊柱损伤，但最近被用来治疗骨质疏松引起的椎体压缩性骨折。在给予镇静剂和充分的局部麻醉后，经后外侧入路或经椎弓根入路，到达椎体前部，注入骨水泥。手术全过程要在 X 线透视下进行，以监视骨水泥的填充。术后患者应躺在术后观察室内观察 1～3 小时，因为此期间骨水泥仍在硬化过程中。椎体成形术被认为是通过稳定脊柱的微小骨折，降低对椎体的力学需求而减轻疼痛。椎体成形术可用于治疗那些对保守疗法无效的患者。4 个月以内的骨折患者经该手术治疗能最大限度地减轻疼痛。

MRI 有助于鉴别急性椎体压缩性骨折。脊髓区域在 T1 加权像呈现低信号，在 T2 加权像呈现高信号，能被用来确定急性骨折，而椎体成形术对急性骨折疗效最好。骨扫描也可以用来鉴别椎体压缩性骨折，但在骨折后很长时间内（只要骨骼处于活跃的重建期），骨扫描都呈现阳性。超过 4 个月的骨折患者通过该手术治疗的效果还不肯定。椎体成形术的改进术式是脊柱后凸成形术，其与椎体成形术类似，但要先在 X 线透视引导下经皮穿刺置管，在需进行手术的椎体内插入一个气囊，接着给气囊加压充气，使之对其周围的骨松质产生压力，最终使椎体恢复原有高度。然后，把气囊取出，再往椎体内注入骨水泥。

该患者有着典型的骨质疏松表现——髋关节骨折史、胸椎后凸、全身性疼痛和无力。MRI 检查发现继发于压缩性骨折的多处椎体塌陷，导致了胸椎后凸（图 1）和 L2 椎体塌陷（图 2 和图 3）。对该患者行 L2 椎体成形术，手术很成功。目前该患者开始口服钙剂、维生素 D 和二碳磷酸盐化合物类药物，以预防骨质的进一步丢失。

临床要点

1. 椎体压缩性骨折患者应该进行彻底的体格检查和适当的实验室检查，以在鉴别诊断中排除其他严重疾病，如转移癌、肝衰竭、肾衰竭、营养不良等。
2. 4 个月以内的压缩性骨折患者行椎体成形术最为有效。
3. MRI 检查能鉴别诊断急、慢性椎体压缩性骨折。急性骨折在 T1 加权像呈现低信号，在 T2 加权像呈现高信号。

参考文献

1. Wood AJ. The prevention and treatment of osteoporosis. N Engl J Med 1992；327：620-627.
2. Chrischilles E, Shireman T, Wallace R. Cost and health effects of osteoporotic fractures. Bone 1994；15：377-386.

3. LeBoff MS. Metabolic bone disease. In Kelley WN, Harris ED, Ruddy S, et al (eds): Textbook of Rheumatology, 5th ed. Philadelphia, WB Saunders, 1997, pp 1563-1580.
4. Cortet B, Cotton A, Boutry N, et al. Percutaneous vertebroplasty in the treatment of osteoporotic vertebral compression fractures: An open prospective study. J Rheumatol 1999; 26: 2222-2228.
5. Eck JC, SD Hodges, SC Humphreys. Vertebroplasty: A new treatment strategy for osteoporotic compression fractures. Am J Orthop 2002; 31 (3): 123-128.
6. Belkoff SM, Mathis JM, Fenton DC, et al. An *ex vivo* biomechanical evaluation of an inflatable bone tamp used in the treatment of compression fracture. Spine 2001; 26: 151-156.

病例 7　男性，37 岁，摔伤后腰部和臀部疼痛 1 个月

患者 1 个月前摔伤时臀部着地，致腰部和臀部持续性疼痛至今，行走、举物和长时间坐位时疼痛加重。自述大便时伴有疼痛，但否认大小便功能改变。疼痛向右腿放射，不伴麻木和无力。曾予以抗炎治疗，但疗效不佳。否认既往颈背部手术史。

体格检查

四肢：毛细血管充盈良好，未见杵状指、发绀和水肿。神经肌肉：下肢肌力 5/5，左右对称；跟腱、膝腱反射 2＋，左右对称，股神经牵拉试验双侧阴性，双侧踝阵挛阴性；针刺觉和轻触觉双侧正常；Laségue 征阳性（屈髋 90°时伸膝，坐骨大切迹疼痛）。皮肤：未见异常。

实验室检查

腰骶椎 X 线平片：正常，未见骨折和退变征象；腰骶椎 MRI：正常，未见椎间盘突出。

问题

患者疼痛的原因是什么？早期应采取何种治疗方法？

诊断

该患者患有梨状肌综合征。早期治疗包括通过髋关节的屈曲、内收和内旋来拉伸梨状肌，锻炼和局部麻醉药物注射。

讨论

梨状肌综合征有着较长的历史，但是因为缺乏严格的诊断标准，仍有争议。梨状肌综合征的特点是腰部、臀部和腿的疼痛。因为其他疾病也可能有相似的症状特点，因此通常难以诊断或诊断延误。梨状肌起自骶骨和骶结节韧带的前方，穿过坐骨大孔出盆腔，止于股骨大转子的上缘。其作用是外旋、外展大腿。大多数人的坐骨神经是从梨状肌下缘出骨盆的，但是也有两种例外：(1) 坐骨神经在进入臀区前分成两股，腓总神经穿过梨状肌，胫神经从梨状肌的前面通过；(2) 腓总神经从梨状肌的上缘通过，胫神经从梨状肌的前面通过。

梨状肌综合征大多因臀部直接损伤引起。梨状肌周围炎症反应累及相邻的坐骨神经。其他较少见的病因有：某些体育运动，如滑雪和网球运动；某些需要长时间坐着的职业，如卡车司机。椎管狭窄可引起两侧的梨状肌综合征。

梨状肌综合征的诊断通常是一个排除的过程。在作出诊断之前，必须进行所有可能的脊柱、血管、腹部和腓骨的病理学检查。不过，病史和体格检查中的特异性结果也有助于提示诊断：患者臀部慢性疼痛伴或不伴下肢放射痛、大便时疼痛、髋关节内收和内旋时疼痛加重以及长时间坐位时疼痛；体格检查发现臀区触痛。神经功能缺损的存在提示可能有椎间盘突出；Lasègue 征阳性也有助于梨状肌综合征的诊断。该试验使髋关节屈曲 90°，然后伸直膝关节，膝关节伸直过程中坐骨大切迹出现疼痛为阳性结果。慢性患者可出现臀肌萎缩。

影像学检查非常有助于排除鉴别诊断中其他可能的疾病。X 线平片能评价退行性变或椎管狭窄，MRI 能除外椎间盘突出。有时梨状肌综合征能在影像学检查中出现阳性结果。例如，MRI 能显示增大的梨状肌和向前移位的坐骨神经。EMG

检查显示臀小肌、臀中肌、阔筋膜张肌正常，但臀大肌、梨状肌异常。近来，当髋关节屈曲、内收和内旋（FAIR）试验时EMG的H反射延长，被用于梨状肌综合征的检查。

梨状肌综合征早期可予以保守治疗，包括梨状肌拉伸练习和锻炼。梨状肌的拉伸练习是指髋关节做屈曲、内收和内旋等动作。指导患者平躺在床上，双腿进行蹬自行车的动作。此外，屈膝运动能减轻症状、防止复发。对于需要长时间坐着工作的患者，可嘱其每20~30分钟站起来走走。对于长时间开车的患者，也要嘱其经常停车进行拉伸活动。大部分患者治疗6周内症状改善。

局部痛点麻醉药物注射对诊断和治疗都有帮助。痛点通常位于骶骨侧缘中点外下方1英寸处。有时可能需要重复进行多次注射。

对于保守治疗后症状未能缓解的患者，可能需要手术治疗。手术松解梨状肌腱和坐骨神经松解对症状顽固的患者可能会有效。大多数患者在术后2~3周可以恢复正常活动。

该患者具有梨状肌综合征的典型病史和体格检查结果。X线平片和MRI检查除外了其他可能引起相同症状的疾病。该患者进行梨状肌拉伸练习和锻炼，同时在梨状肌痛点部位进行局部麻醉药物注射，其症状在5周后显著改善。

临 床 要 点

1. 梨状肌综合征并不引起神经功能缺失。如果体格检查发现神经功能缺损，则应当怀疑其他疾病。
2. 嘱咐患者经常进行髋关节拉伸练习，如髋关节的屈曲、内收和内旋。告知患者应该避免长时间坐位或驾驶。
3. 局部麻醉药物注射有助于梨状肌综合征的诊断和治疗。

参 考 文 献

1. Jankiewicz JJ, Hennrikus WL, Houkom JA. The appearance of the

piriformis muscle syndrome in computed tomography and magnetic resonance imaging. Clin Orthop Rel Res 1991; 262: 206-209.
2. Parzlale JR, Hudgins TH, Fisherman LM. The piriformis syndrome. Am J Orthop 1996; 25: 819-823.
3. Silver JK, Leadbetter WB. Piriformis syndrome: Assessment of current practice and literature review. Orthopedics 1998; 21: 1133-1135.
4. Fanucci E, Masala S, Sodani G, et al. CT-guided injection of botulinic toxin for percutaneous therapy of piriformis muscle syndrome with preliminary MRI results about denervative process. Eur Radiol 2001; 11: 2543-2548.
5. Rossi P, Cardinali P, Serrao M, et al. Magnetic resonance imaging findings in piriformis syndrome: A case report. Arch Phys Med Rehabil 2001; 82: 519-521.
6. Fishman LM, Dombi GW, Michaelsen C, et al. Piriformis syndrome: Diagnosis, treatment, and outcome—A 10-year study. Arch Phys Med Rehabil 2002; 83: 295-301.

病例 8　男性，47岁，腰部和大腿疼痛 5 周

患者 5 周来腰部疼痛，伴右侧大腿前面和腹股沟疼痛。患者自述在工作时提举箱子而突然引发疼痛。弯腰时疼痛加重，平卧时疼痛减轻。曾予以抗炎治疗，但疼痛缓解轻微。患者否认大小便功能异常，否认既往颈背部手术史。

体格检查

四肢：毛细血管充盈良好，未见杵状指、发绀和水肿。神经肌肉：左下肢肌力 5/5；右侧股四头肌肌力 4/5，右侧膝反射减弱，右侧大腿远端轻触觉和针刺觉减退，右侧股神经牵拉试验阳性；FABER 试验双侧阴性；髋关节旋转无疼痛；肌肉无萎缩，双踝阵挛阴性。皮肤：未见异常。

实验室检查

腰椎轴位 MRI：如图所示。

问题

引起患者疼痛的原因是什么？该种情况与典型情况有何不同？

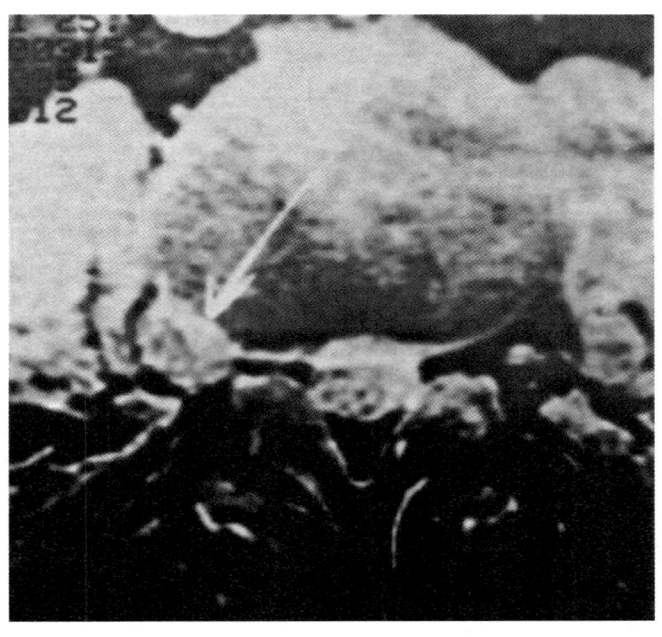

诊断

该患者患有极外型腰椎间盘突出症,因为椎间盘突出的位置在关节突关节的外侧。

讨论

大多数椎间盘突出症是旁中央型,突出的椎间盘发生于狭窄的后纵韧带外侧。但是极外型腰椎间盘突出症发生于关节突关节下方或外侧,此种类型只占所有腰椎间盘突出症的1%～12%。旁中央型椎间盘突出症突出的椎间盘压迫相邻的下一神经根(如L4-L5旁中央型椎间盘突出症只影响L5神经根),然而极外型腰椎间盘突出症的突出物却压迫同一水平的神经根(如L4-L5极外型椎间盘突出症影响L4神经根)。

极外型腰椎间盘突出症多见于老年患者,好发于L4-L5水平。临床表现的细微差别有助于区分极外型和旁中央型椎间盘突出症。这两种类型的患者都经常主述腰部疼痛和神经根痛等症状,髋关节和腿部疼痛也很常见。但是,极外型患者的腹股沟区和大腿前面疼痛程度常常很严重,而大腿后面和小腿疼痛则多见于旁中央型患者。极外型患者最常见的体征是股四头肌肌无力、膝反射减弱和受累神经分布的皮区感觉减退。因为L3和L4神经根都能引起膝部牵涉痛,所以疼痛类型起初常被误诊为膝关节病变。合并痉挛的膝关节固定性挛缩也很常见。如果L3-L4受损,那么股神经牵拉试验经常呈现显著阳性。极外型腰椎间盘突出症患者的背根神经节被压迫会引起神经显著敏感症状。因此,该型患者通常有顽固性疼痛伴或不伴客观体征。

影像学检查的金标准是MRI。然而由于极外型腰椎间盘突出症并不常见,所以有可能在MRI上被漏诊。如果外科医生在临床上怀疑极外型腰椎间盘突出症,则应重新阅片以寻找任何可能的证据。在MRI出现之前,很多该病在脊髓造影检查中被漏诊了。这是因为脊髓造影需要在硬膜囊或者神经根袖变形时才能作出诊断,而极外型腰椎间盘突出症刚好发生在上述范围以外。

极外型腰椎间盘突出症的保守治疗与旁中央型一样。大多数述有腰部疼痛的患者不管采用哪种治疗方法,其症状在6周内均会得到缓解或好转。目前的保守治疗是支持性的,包括抗炎药、物理治疗、拉伸练习、镇痛药、肌松药和硬膜外或关节突药物注射治疗。因为极外型腰椎间盘突出症常伴有顽固性疼痛,所以如果患者对传统止痛疗法效果不佳时,就诊于疼痛专家将会有所帮助。

经MRI确诊的患者如果对保守治疗无效,可以考虑外科手术治疗。手术方法有关节突关节内侧切除术、经椎弓峡部的椎间孔外入路、关节突关节完全切除术、经横突间入路、椎间孔外入路和腹膜后前外侧入路。据报道,改良术式可采用极外侧入路,而不行关节突关节内侧切除术或峡部切断。

该患者予以物理治疗、非甾体抗炎药和镇痛药治疗,效果不佳。经极外侧入路行椎间盘切除术。随访检查患者,腰部疼痛和神经根痛有了很大缓解。

临 床 要 点

1. 极外型椎间盘突出症的突出物影响同一水平的神经根;旁中央型椎间盘突出症的突出物累及相邻的下一神经根。
2. 极外型椎间盘突出症主要见于老年患者,多发生于 L3-L4 或 L4-L5。
3. 极外型椎间盘突出症的保守治疗与旁中央型一样,但其外科手术方法已经有了改进。

参 考 文 献

1. Epstein NE, Epstein JA, Carras R, Hyman RA. Far lateral lumbar disc herniations and associated structural abnormalities. An evaluation in 60 patients of the comparative value of CT, MRI, and myelo-CT in diagnosis and management. Spine 1990; 15: 534-539.
2. Maroon JC, Koptinik TA, Schulhof LA, et al. Diagnosis and microsurgical approach to far-lateral disc herniation in the lumbar spine. J Neurosurg 1990; 72: 378-382.
3. Siebner HR, Faulhauer K. Frequency and specific surgical management of far lateral disc herniations. Acta Neurochir (Wien) 1990; 105: 124-131.
4. Epstein NE. Different surgical approaches to far lateral lumbar disc herniations. J Spinal Disord 1995; 8: 383-394.
5. Epstein NE. Evaluation of varied surgical approaches used in the management of 170 far lateral lumbar disc herniations: Indications and results. J Neurosurg 1995; 83: 648-656.
6. Hodges SD, Humphreys SC, Eck JC, Covington LA. The surgical treatment of far lateral L3-L4 and L4-L5 disc herniations. Spine 1999; 24: 1243-1246.

病例 9 男性，44 岁，提举重物后下腰背部疼痛 1 周

患者 1 周来下腰背部和臀部疼痛，疼痛突发于举沉重的箱子之后，并于第二天加重。活动时疼痛程度 6/10。疼痛在活动时加重，卧床休息后减轻。患者否认腿部疼痛和感觉异常，否认大小便功能改变、发热和寒战。既往患有胃食管反流和轻度高血压，无肿瘤史。否认既往颈背部手术史。曾予以非甾体抗炎药治疗，但疗效持续时间短。

体格检查
四肢：毛细血管充盈良好，未见杵状指、发绀和水肿。神经肌肉：下肢肌力 5/5，左右对称；跟腱、膝腱反射 2+，左右对称；FABER 试验阴性；股神经牵拉试验双侧阴性；直腿抬高试验双侧阴性；双踝无阵挛；下肢针刺觉和轻触觉正常；髋关节旋转无疼痛；腰背部主动、被动活动疼痛加重；无肌肉萎缩。皮肤：未见异常。

实验室检查
无。

问题
导致该患者腰背部疼痛最可能的原因是什么？什么样的临床表现提示需要进行早期影像学检查？

诊断

该患者患有单纯腰扭伤。早期不宜行影像学检查，如果检查发现骨折、肿瘤、感染、马尾综合征或椎间盘突出等危险信号，则应行早期影像学检查。

讨论

每个人一生中发生腰背部疼痛的几率为60%～90%，其中大多数为良性，并有自限性。患者通常可以发现症状在2周内逐步缓解，其中有90%在2个月内可以达到完全缓解。所有下腰背部疼痛约70%是由腰扭伤所致，其余30%则与退变椎间盘病、椎间盘突出、椎管狭窄、创伤、肿瘤和感染有关。虽然大多数疼痛有自限性，但是还是会给社会带来社会经济影响。腰扭伤明显减少了患者的工作量，降低了患者工作时的生产效率。

腰扭伤的原因目前还未完全清楚。腰椎由很多解剖上相互连着的组织组成，包括肌肉、韧带、椎间盘、椎体和小关节及其关节囊，其中任一组织都有可能引起疼痛。继发于急性创伤或长时间应力的肌肉或韧带劳损对于下腰背部疼痛的发展可能起着重要作用。在正常生理活动过程中，L4-L5和L5-S1的活动度最大，因而它们也是最容易发生损伤的部位。屈曲时，劳损主要发生于棘间韧带和棘上韧带；仰伸时，劳损主要发生于前纵韧带；旋转时，劳损主要发生于关节囊韧带和椎间盘的纤维环上。这些韧带和纤维环的机械性劳损可导致纤维环撕裂，并进而产生疼痛。由于患者害怕产生疼痛，减少活动，调动的运动单位下降，从而导致肌肉萎缩和肌无力。这种继发的肌肉失衡将进一步导致力学的衰竭和肌萎缩。在治疗过程中我们必须阻断这种恶性循环，以使患者康复。

化学因素也可能与下腰背部疼痛有关。髓核中的磷脂酶A2被认为有可能直接作用于神经组织或引起复杂的炎症反应而产生疼痛。曾有报道说谷氨酸（一种神经递质）可作用于椎间盘退变患者的背根神经节。神经组织被压迫或受到震动时会释放出 P 物质（一种疼痛介质）。

腰部扭伤患者近期通常都从事着特定的工作或活动，如提举重物、弯腰、转腰、长时间坐位和长时间的震动应力等。患者有可能在从事上述活动后即刻感到疼痛，并在几个小时后因局部组织水肿和肌肉反应性收缩而加重，于次日晨感到疼痛进一步加重并有局部僵硬感。疼痛通常在脊柱屈曲和仰伸时加重，而在休息时减轻。仔细询问患者以寻找可能的危险信号——引起疼痛的更加严重的或全身性的原因（下表）。

可能的疾病	既往表现（危险信号）
骨折	严重创伤（如车祸伤、从高处跌落） 老年患者或骨质疏松患者的轻微创伤或曾提举重物
肿瘤或感染	>50 岁或 <20 岁 肿瘤史 全身症状（发热、寒战、体重改变） 近期感染 静脉吸毒 免疫抑制（如使用类固醇药物、HIV、营养不良） 夜间或休息时疼痛加重
马尾综合征	大小便功能障碍 鞍区麻木
椎间盘突出	膝关节以下神经根症状

体格检查常可发现局部腰部疼痛，可能出现臀部和大腿后面的牵涉痛。单纯性腰部劳损不包括膝关节以下部位的神经根痛。疼痛区域的主被动活动会加重该区域的疼痛。仔细检查下肢的肌力、感觉和反射，单纯性腰部劳损通常不伴有这些方面的异常。同时还要进行直腿抬高试验，如果结果阳性或有神经根症状，则提示有椎间盘突出的可能。

除非病史或体格检查结果表明可能有其他需要进一步检查

的病因，否则无实验室检查指征。同样，除非患者有其他更为严重的危险信号，如顽固性疼痛、神经功能缺损等，否则无早期影像学检查指征。大多数患者可以在2周内恢复。此外，很多无症状患者会有腰椎退行性变的影像学表现，这将使得原有的诊断复杂化。如果患者的症状在4周后还没有得到改善，则应拍X线平片。持续性的下腰背部疼痛提示应该行CT、MRI或骨扫描检查，以发现其他可能引起疼痛的病因。

因为大多数患者的症状会随着时间的推移而逐渐好转，所以早期治疗的目的是控制疼痛以使患者恢复受损部位的活动范围。如果患者不能或者不愿意活动或锻炼，就有可能继发肌肉萎缩，这将会进一步延迟患者的治愈。早期可以使用非甾体抗炎药来缓解疼痛，如患者还有肌肉痉挛，可以联合使用肌松药。适当休息1～2天，避免过度休息引起肌肉萎缩。冷敷、热敷等物理治疗配合局部麻醉或类固醇注射能控制患者的疼痛，有助于患者进行早期锻炼。锻炼首先从等长运动（静力训练）开始，然后再逐步进行等张运动。首先进行伸腰练习，症状允许时再进行弯腰练习。如患者疼痛严重，可去疼痛专家处寻求帮助。

对该患者联合使用非甾体抗炎药和肌松药来控制疼痛和解除肌肉痉挛，同时也进行冷敷和热敷等物理治疗。患者的疼痛得到较好控制后，开始进行伸腰练习，以完全恢复腰部的活动范围。当症状允许时，进一步练习，以巩固腰部活动范围并进行肌力练习。同时，指导患者练习正确的提举重物的方法，并告诉他今后腰痛有可能复发。经上述治疗2周患者痊愈。

临床要点

1. 很多人会经历腰痛发作，但是大部分疼痛发作是良性的，并有自限性。
2. 因为大多数患者的症状会逐渐改善，所以除非有其他更严重的或全身性的危险信号，否则无早期影像学检查的指征。
3. 早期治疗应立足于缓解疼痛以使患者早日进行锻炼。可在床上适当休息1～2天。练习应先从伸腰开始，然后进行弯腰练习。

参考文献

1. Frymoyer JW. Back pain and sciatica. N Engl J Med 1988; 318: 291-300.
2. Deyo RA, Rainville J, Kent DL. What can the history and physical examination tell us about low back pain? JAMA 1992; 268: 760-765.
3. Hart LG, Deyo RA, Cherkin DC. Physician office visits for low back pain. Frequency, clinical evaluation, and treatment patterns from a U. S. national survey. Spine 1995; 20: 11-19.
4. Adams MA, May S, Freeman BJ. Effects of backward bending on lumbar intervertebral discs. Relavance to physical therapy treatments for low back pain. Spine 2000; 25: 431-438.
5. Ferguson SA, Marras WS, Gupta P. Longitudinal quantitative measures of the natural course of low back pain recovery. Spine 2000; 25: 1950-1956.
6. Handa N, Yamamoto H, Tani T. The effect of trunk muscle exercises in patients over 40 years of age with chronic low back pain. J Orthop Sci 2000; 5: 210-216.
7. Harrington JF, Messier AA, Bereiter D. Herniated lumbar disc material as a source of free glutamate available to affect pain signals through the dorsal root ganglion. Spine 2000; 25: 929-936.

病例 10 女性，43岁，新发大腿前面疼痛和感觉异常

患者1个月前因脊椎滑脱症行后路脊柱融合术，对其持续随访。术前患者主述腰部和右下肢后面疼痛。患者手术顺利，无并发症。术后患者戴胸腰骶椎支具（thoraco-lumbo-sacral orthosis，TLSO）固定，并避免提举、弯腰和转腰等动作，直到脊柱融合。在术后1个月的后续评估中，患者述右侧大腿前面新出现疼痛和感觉异常，而其腰痛有了一定程度的改善，下肢后面疼痛则已消失。

体格检查

四肢：毛细血管充盈良好，未见杵状指、发绀和水肿。神经肌肉：下肢肌力5/5，左右对称；下肢反射2+，左右对称；大腿后侧、小腿和足针刺觉和轻触觉正常，双侧对称；右侧大腿前面针刺觉和轻触觉减退；右侧大腿前面疼痛在髋关节被动后伸时加重，在前屈时减轻，旋转时不伴疼痛；FABER试验双侧阴性；无肌肉萎缩。皮肤：腰部正中手术瘢痕，愈合良好。

实验室检查

骨盆X线检查：正常，未见骨折和肿块。

问题

患者右大腿前面疼痛和感觉异常的原因是什么？何种神经受累？这种疾病和当初的脊椎滑脱症有无联系？

诊断

该患者因股外侧皮神经被髂嵴上方的 TLSO 压迫而引起股外侧皮神经炎。患者大腿前面的症状与先前的脊椎滑脱症并无关系,而是因为穿戴 TLSO 过紧引起的并发症。

讨论

股外侧皮神经炎的特点是大腿前外侧疼痛和异常,这是由于股外侧皮神经(lateral femoral cutaneous nerve, LFCN)受损害引起。LFCN 是纯感觉神经,由 L2-L3 的后根组成。LFCN 经腰大肌后外侧到达髂前上棘(anterior superior iliac spine, ASIS),于腹股沟韧带和缝匠肌间出骨盆,再穿过阔筋膜张肌分布于大腿前外侧。

LFCN 损伤是脊柱手术常见的并发症,有报道称,高达 20% 的脊柱手术患者有某种程度上的 LFCN 一过性损伤。术中神经损伤的原因包括患者体位不当导致的支架对神经的压迫、腹膜后牵拉引起的神经失用以及从髂前取髂骨时的牵拉和血肿的压迫。由于很可能存在解剖学上的个体差异,所以在取移植骨的过程中存在着直接切断 LFCN 的风险。建议取移植骨时避开髂前上棘后面 2.5cm 以内区域,以免伤及 LFCN。

本例患者是在术后戴胸腰骶椎支具引起 LFCN 受压的。LFCN 受压最常见的三个部位是:(1)神经根水平,因神经根可被突出的椎间盘压迫;(2)腹腔内,肿瘤等疾病引起的占位性损害;(3)骨盆出口处,压迫的原因有过紧的衣服或腰带、异常姿势、反复弯曲运动和局部肌肉痉挛。就如其他周围神经一样,LFCN 也可能受到全身性疾病损害,如糖尿病性神经病变。

股外侧皮神经炎患者一般存在大腿前外侧感觉异常或感觉过敏。体格检查可发现针刺觉和轻触觉减退,其症状在髋关节后伸时加重,前屈时缓解。深肌腱反射和肌力不应出现异常,如有异常,则应对腰丛神经进行详细的神经学检查以发现其他可能的诊断。

具有股外侧皮神经炎症状的患者应进行相应的实验室检查和影像学检查。通过实验室检查评价糖尿病。影像学检查应包括 X 线检查，看是否存在骨折或肿瘤。MRI 能评估腰丛和可能的椎间盘突出。肌电图（ECG）、神经传导检查和局部麻醉药注射有助于明确诊断。

股外侧皮神经炎通常予以保守治疗，如物理治疗、止痛药、经皮电刺激神经疗法、局部麻醉药或类固醇药物注射。其他药物治疗有三环抗抑郁药和抗惊厥药，这些药应从小剂量开始，再逐步增加剂量，如盐酸阿米替林和加巴喷丁。也有报道说局部利多卡因经皮给药（贴剂）有很好的止痛效果。嘱患者避免在腰部穿戴过紧的衣物或腰带，因为这样会进一步压迫 LFCN。还要避免腰部反复的弯曲运动。建议肥胖患者减肥。

除非神经直接裂伤，大部分患者经保守治疗 3 个月可完全恢复。对保守治疗无效的患者，可以手术治疗，包括神经减压术、神经离断术或神经松解术。保守治疗无效者也可以选择注射神经松解术。

患者最初是继发于脊椎滑脱症的小腿后侧疼痛，然后行后路脊柱融合术矫正脊柱滑脱，但术后 1 个月患者新发同侧大腿前面疼痛和感觉异常。骨盆 X 线平片排除了其他病理病变。EMG 证实了股外侧皮神经炎的诊断。嘱患者停止使用胸腰骶椎支架，予以止痛药和物理治疗，术后 3 个月患者完全恢复。

临 床 要 点

1. 股外侧皮神经（LFCN）是由 L2 和 L3 后根组成的纯感觉神经。如 LFCN 受损，大腿前外侧就会出现疼痛、感觉减退或感觉过敏。
2. 如患者有反射和运动功能的变化，就要考虑其他疾病，因为这些症状不会出现于单纯 LFCN 损伤患者。
3. 保守治疗包括避免穿戴过紧的衣服和腰带、局部类固醇注射、止痛药和物理治疗。

参 考 文 献

1. van den Broecke DG, Schurman AH, Borg ED, Kon M. Neurotmesis of the lateral femoral cutaneous nerve when coring for iliac crest bone grafts. Plast Reconstr Surg 1998; 102: 1163-1166.
2. Devers A, Galer BS. Topical lidocaine patch relieves a variety of neuropathic pain conditions: An open-label study. Clin J Pain 2000; 16: 205-208.
3. Mirovsky Y, Neuwirth M. Injuries to the lateral femoral cutaneous nerve during spine surgery. Spine 2000; 25: 1266-1269.
4. Grossman MG, Ducey SA, Nadler SS, Levy AS. Meralgia paresthetica: Diagnosis and treatment. J Am Acad Orthop Surg 2001; 9: 336-344.
5. Erbay H. Meralgia paresthetica in differential diagnosis of low-back pain. Clin J Pain 2002; 18: 132-135.

病例 11　女性，73 岁，多年背部和双侧髋关节疼痛且在寒冷、潮湿天气加重

患者腰痛和双侧髋关节疼痛 20 年。疼痛影响其日常活动和夜间睡眠。否认创伤、发热、寒战及近期体重变化；否认大小便功能改变。患者述疼痛经常在寒冷、潮湿的天气加重。无颈背部手术史。

体格检查
四肢：毛细血管充盈良好，未见杵状指、发绀和水肿。肌肉骨骼：腰椎主被动活动范围减小；直腿抬高试验阴性；股神经牵拉试验阴性；下肢肌力 5/5，左右对称；双侧跟腱反射消失；双侧踝阵挛阴性；中线和椎旁肌无压痛；未见肌肉萎缩；双侧针刺觉和轻触觉正常；双髋旋转时疼痛轻度加重。皮肤：未见异常。

实验室检查
腰椎 X 线检查：见图 1（侧位）和图 2（前后位）。髋关节 X 线检查：见图 3。CBC：正常。ESR：23（正常值 0~20）。

问题
患者疼痛的原因是什么？最好该如何治疗？

女性，73岁，多年背部和双侧髋关节疼痛且在寒冷、潮湿天气加重

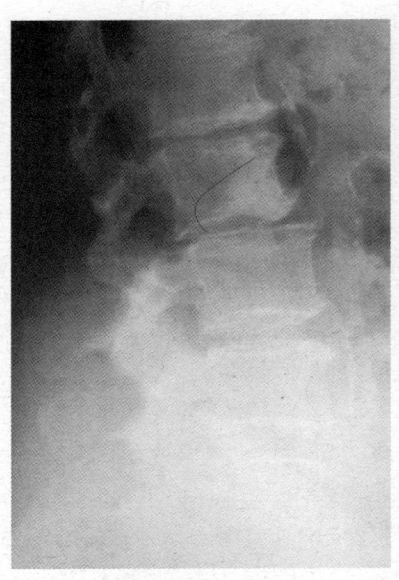

图 1

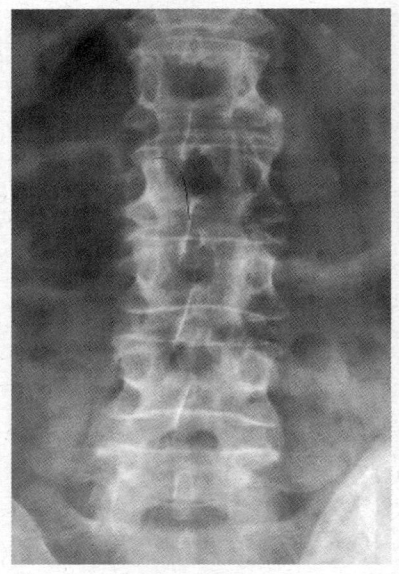

图 2

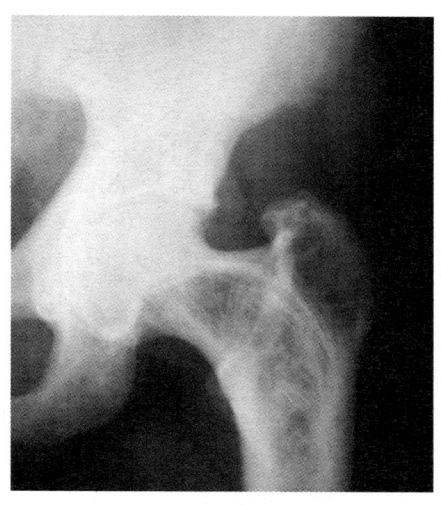

图 3

诊断

该患者患有 Paget 病,该病引起患者腰部和髋关节的症状。该患者最好予以降钙素治疗。

讨论

Paget 病(畸形性骨炎)是一种代谢性骨病,是受累骨骼代谢率增加引起相应骨骼体积缓慢增大和脊柱形状的改变。在骨重建过程中,因为破骨细胞对骨的吸收大于成骨细胞的新骨形成,故骨组织逐渐减少,强度下降,使患者的骨代谢进一步增加,导致骨折。

大部分 Paget 病患者并没有相应的症状表现,但可能出现疼痛和神经功能缺失。尽管背部疼痛是最常见的症状,但背部疼痛通常并不是由 Paget 病直接引起的,更可能是病情进展引起了继发性的退行性病变,如椎管狭窄或骨关节炎。

虽然 Paget 病的确切病因目前还不明确,但有些研究报道说这种疾病可能是病毒源性的。分子杂交技术探测出在 Paget

病患者破骨细胞的细胞核和细胞质中存在麻疹病毒的核苷酸序列，由此证明 Paget 病和麻疹病毒之间存在着某种联系。其他研究者也发现了细菌（如放线共生放线杆菌）和 Paget 病之间的联系。组织学研究证实了骨组织的特征性改变包括骨小梁不规则、髓腔变小、丰富的血管化纤维组织，伴小淋巴细胞浸润、破骨细胞和成骨细胞功能活跃。

Paget 病主要影响骨盆和脊柱，也有可能影响颅骨、股骨和胫骨。患者通常超过 40 岁，多见于欧洲人和澳大利亚人，美国人、亚洲人和非洲人相对少见。大多数患者无症状，多在局部疼痛进展、骨骼明显变形、神经根或脊髓受压或骨折时才就诊。长骨受累的特征是皮肤充血，皮温升高；颅骨受累引起额骨突出、头颅变大；听小骨或颞骨受累可引起耳聋；脊柱受累可引起局部疼痛和神经根受压产生的神经根痛。脊髓受压较少见，但会表现为共济失调和无力。

影像学检查包括 X 线平片检查。在病程早期，X 线可见受累骨骼透亮区，这在颅骨上表现得尤为明显。在病程进展后，脊柱受累表现为椎体增大伴骨小梁增粗。骨皮质变厚导致骨质硬化表现。骨扫描有助于对 Paget 病患者进行评估，因为骨扫描能比 X 线平片更早地显示骨损害。

实验室检查包括血清碱性磷酸酶和尿羟脯氨酸，这两者的测定能用来追踪病程的进展。破骨细胞功能活跃会使羟脯氨酸排泄增加，而成骨细胞功能活跃时血清碱性磷酸酶水平上升。

Paget 病与骨质疏松症的治疗类似。大部分无症状或实验室检查无异常的患者可接受观察而不予治疗。据报道，长期使用二碳磷酸盐化合物、降钙素和普卡霉素可抑制疾病进程。降钙素和普卡霉素只有在治疗期间才有明显疗效，而二碳磷酸盐化合物在治疗结束后还能维持几个月甚至几年的疗效。降钙素可抑制破骨细胞的功能，并且几乎无副作用，特别是经鼻吸入的鲑鱼降钙素（鼻喷剂）。很多患者会产生抗降钙素抗体，故限制了降钙素的长期使用。二磷酸盐化合物对血清碱性磷酸酶升高的患者有效。阿伦磷酸盐（alendronate，40mg/d，连续使用半年）已被批准用于 Paget 病的治疗，并被推荐用于血清碱性磷酸酶升高2倍以上患者。这些药物能抑制破骨细胞的骨吸收和成骨细胞对新骨的矿化作用，因此，长期应用可能有害，使得患者容易患上骨软化症。抗炎治疗有助于控制很多轻度疼痛患者的症状。

脊椎骨重建的增加可导致椎体增大或畸形，并可能累及椎间孔或脊髓。虽然很多患者能通过保守方法来治疗，但是一部分病情进展严重的患者可能需要手术治疗，如椎板减压术。

该患者腰椎X线平片显示腰椎轻度硬化，髋关节X线平片显示Paget病的典型特征：大转子弓形突出伴髂骨弓状线肥厚、左髋骨硬化。患者最初予以降钙素注射治疗，之后经鼻予以鲑鱼降钙素制剂治疗。在随访中，患者疼痛症状和腰椎活动范围明显改善，并且已能进行更多的日常活动。

临 床 要 点

1. Paget病的特点是骨代谢增加，导致椎体形状异常和骨折风险增加。
2. 患者通常有局部骨痛和骨变形，但如神经根或脊髓受压就会出现神经根症状、共济失调和肌无力。
3. Paget病的治疗同骨质疏松症，目的在于抑制骨代谢。如果患者有神经根、脊髓受压或骨折，则需手术治疗。

参 考 文 献

1. Basle MF, Rebel A, Fournier JG, et al. On the trail of paramyxoviruses in Paget's disease of bone. Clin Orthop Rel Res 1987; 217: 9-15.
2. Meunier PJ, Salson C, Mathieu L, et al. Skeletal distribution and biochemical parameters of Paget's disease. Clin Orthop 1987; 217: 37-44.
3. Hadjipavlou A, Lander P. Paget's disease of the spine. J Bone Joint Surg [Am] 1991; 73: 1376-1381.
4. Reid IR, Nicholson GC, Weinstein RS, et al. Biochemical and radio-

logic improvement in Paget's disease of bone treated with alendronate: A randomized, placebo-controlled study. Am J Med 1996; 171: 341-348.
5. Roodman GD. Paget's disease and osteoclast biology. Bone 1996; 19: 209-212.
6. Strewler GJ. Mineral metabolism and metabolic bone disease. In Greenspan FS, Strewler GJ (ed): Basic and clinical endocrinology, 5th ed. Stamford, CT, Appleton & Lange, 1997, pp 263-316.
7. Dickinson CJ. The possible role of osteoclastogenic oral bacterial products in etiology of Paget's disease. Bone 2000; 26: 101-102.

病例 12　男性，39 岁，腰痛严重，大腿后面麻木和尿失禁

患者 39 岁，表现为腰痛，自述过去 3 周腰部疼痛严重，间断加重。2 日来疼痛明显加重，不能下床活动。双侧大腿后面麻木，尿失禁。否认大便功能异常。患者是一个木工，但并没有受到任何导致症状加重的伤害。咳嗽、行走和弯腰时疼痛加重，侧卧位时减轻。否认发热、寒战和明显的体重变化。曾口服类固醇类药物、止痛药和肌松药治疗，但都未见症状缓解。否认既往颈部或背部手术史。

体格检查
一般状况：不能行走，轮椅代步前来就诊。四肢：毛细血管充盈良好，未见杵状指、发绀和水肿。神经肌肉：坐位及仰卧位直腿抬高试验，双侧于 30°时阳性；腰椎活动范围受限：屈曲 10°，仰伸 0°；双侧胫骨前肌、胫骨后肌、蹬长伸肌和腓骨肌肌力 3/5；股神经牵拉试验阴性；FABER 试验阴性；膝反射正常；双侧踝反射消失。无肌肉萎缩。无椎旁肌压痛。双足无阵挛。双侧轻触觉和针刺觉正常。皮肤：未见异常。

实验室检查
腰椎 MRI：见图 1（矢状面），图 2（L4-5 轴位）和图 3（斜位）。

问题
患者突发疼痛、麻木和膀胱功能缺失的原因是什么？该患者有无手术指征？

58 男性，39岁，腰痛严重，大腿后面麻木和尿失禁

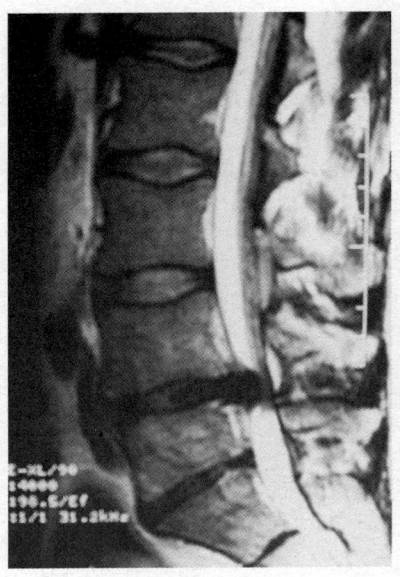

图 1

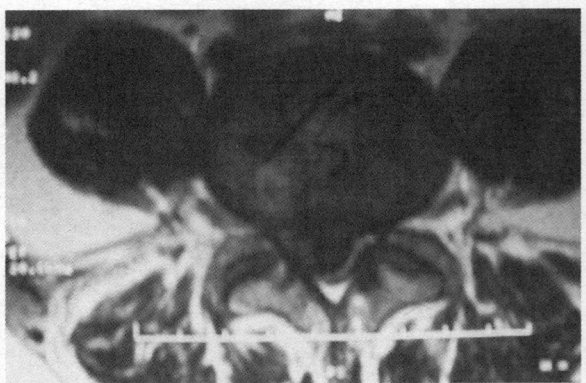

图 2

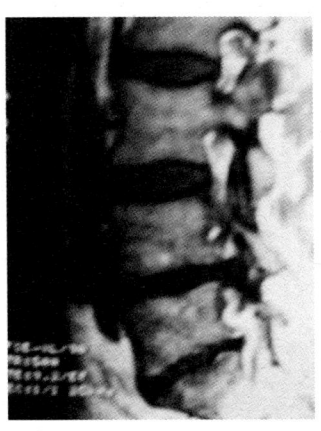

图 3

诊断

该患者患有继发于腰椎间盘突出的急性马尾综合征。这是外科急症,应在症状出现 48 小时内手术减压,以降低永久性神经损害的风险。

讨论

马尾是由那些脊髓末端以远尚未离开椎管的神经根组成的,通常位于第一腰椎椎体水平以下。马尾综合征是因椎管狭窄压迫脊髓末端以下的神经根所致。马尾综合征相对少见,但它却是一种外科急症,如不予处理,则会产生永久性神经损害。

引起马尾综合征的原因很多,包括创伤、椎间盘突出、椎管狭窄、脊柱肿瘤、炎性病变、感染和医源性原因。引起马尾综合征的创伤因素包括骨折和半脱位、贯穿伤、脊柱推拿引起的半脱位。大部分腰椎间盘突出并不引起马尾综合征,然而当椎间盘突出较大,至少占据椎管直径的 1/3 时,则很可能会引起马尾综合征。脊柱肿瘤是引起马尾综合征的常见原因,且常见于转移性肿瘤,特别是男性的前列腺癌转移。炎性病变有

Paget病和强直性脊柱炎，它们能引起椎管狭窄。医源性原因有脊柱固定物植入位置不当或松动以及持续脊髓麻醉。

马尾综合征患者通常具有感觉、运动和自主神经的综合表现。感觉症状有腰痛、单侧或双侧坐骨神经痛、下肢感觉缺失和会阴部和鞍区感觉减退。运动症状有下肢无力、肌张力减退和下肢反射减弱或消失。自主神经症状有大小便功能异常。泌尿系统表现有尿潴留、排尿初始困难和尿意减退，尿失禁是晚期症状。大便功能异常有大便失禁、便秘、肛门张力和感觉缺失。马尾综合征的诊断并不需要满足上述所有症状。

影像学检查有助于疑似马尾综合征的确诊，同时也有助于确定病理部位和潜在病因。还没有哪项特异性检查被认为是诊断马尾综合征的金标准。根据致病原因，每种影像学诊断都有其独特的优势和局限性。通常先进行X线平片检查以确定有无骨折或退行性变，而转移性病变或感染在早期X线平片上表现不是很明显。CT扫描或脊髓造影CT扫描对炎性病变、感染、创伤和转移性病变有帮助，并且在确定受累骨骼范围时优于X线平片。MRI用于检查软组织和观察受压的神经根。MRI也用于检查椎间盘突出疑似者。如果怀疑有转移性病变，则要行骨扫描检查，评估受累骨骼的范围。

实验室检查包括全血细胞计数、血生化和血沉检查，它们能发现内科方面的病因。尿动力学检查能评估尿道括约肌功能异常的程度和病因。

马尾综合征的内科治疗疗效有限，且取决于患者的病因。有些马尾综合征患者由于神经根局部缺血可引起疼痛和肌力下降，所以使用血管扩张药对这些患者有益。脂化前列腺素E1能增加马尾的局部血流量，并减轻部分患者的症状。这些治疗方法可用于轻度椎管狭窄患者，但对症状严重或有神经根症状患者无效。

抗炎药物和类固醇类药物能减轻炎症性患者的炎症反应，如强直性脊柱炎。感染患者需要接受敏感抗生素治疗。脊柱肿瘤患者应该评价其接受化疗和放疗的可能性。然而需要注意的是，对这些患者使用放疗必须十分谨慎。放疗早期可能产生炎症反应，使得患者神经根进一步受压并加重症状。此外，如果行手术减压，放疗会使术后伤口愈合延迟。

内科治疗马尾综合征应该有所限制。所有真正的马尾综合征患者或鞍区感觉麻木者和（或）双下肢肌无力者或大小便功能丧失者接受内科治疗不应超过 24 小时。如果 24 小时内患者症状没有缓解，需行外科手术紧急减压，以使神经的永久性损害降到最小。急性发作患者如果及时就诊，可予以高剂量类固醇药物治疗，先予以负荷剂量甲泼尼龙 30mg/kg，然后按 5.4mg/（kg·h）维持量，连续给药 23 小时。

对于大多数马尾综合征患者，最佳治疗方法就是紧急手术减压，其目的是通过去除压迫物来减小神经根的压力和增加椎管的有效容积。多数医生认为应该在症状出现 48 小时内行手术减压。手术入路和术式取决于患者的病理类型。椎间盘突出行椎板切除术和椎间盘切除术，效果良好，而脊柱肿瘤则需要全椎切除并行脊柱器械融合。

研究人员已经研究制订了此类患者的分型标准，这对于预测患者减压术后的预后很有帮助。会阴部或鞍区感觉麻木的程度是预测患者康复的最可靠标准。会阴部感觉完全缺失的患者很可能会有永久性的膀胱麻痹。双侧坐骨神经痛患者比单侧坐骨神经痛患者的预后要差。

对该患者紧急手术减压，行椎板切除术、椎间孔切开术及 L4-5 椎间盘切除术。术后 3 周，该患者恢复 90%。患者膀胱功能完全恢复，坐位直腿抬高试验阴性，肌力恢复正常。虽然患者延误了就诊和治疗，但该患者马尾无永久性神经损害。理想情况下，马尾受损并导致膀胱功能丧失的患者应及早就诊并行紧急手术减压。

临 床 要 点

1. 真正的马尾综合征患者包括鞍区感觉麻木和（或）下肢无力或大小便功能丧失者，应在症状出现后 48 小时内紧急手术减压。
2. 会阴部或鞍区感觉麻木的程度是评价患者术后康复的最可靠标准。感觉完全缺失者很可能有永久性的大小便功能丧失。
3. 除非患者症状改善，否则内科治疗马尾综合征不应超过 24 小时。

参 考 文 献

1. Kostuik JP, Harrington I, Alexander D, et al. Cauda equina syndrome and lumbar disc herniation. J Bone Joint Surg Am 1986; 68: 386-391.
2. Delmarter RB, Sherman JE, Carr JB. Cauda equina syndrome: Neurologic recovery following immediate, early, or late decompression. Spine 1991; 16: 1022-1029.
3. Coscia M, Leipzig T, Cooper D. Acute cauda equina syndrome. Diagnostic advantage of MRI. Spine 1994; 19: 475-478.
4. Sayegh FE, Kapetanos GA, Symeonides PP, et al. Functional outcome after experimental cauda equina compression. J Bone Joint Surg Br 1997; 79: 670-674.
5. Shapiro S. Medical realities of cauda equina syndrome secondary to lumbar disc herniation. Spine 2000; 25: 348-352.

病例 13　女性，22 岁，车祸伤后颈部疼痛

患者因车祸到急诊室就诊，驾驶汽车时未佩带安全带，与一辆卡车迎头相撞。主述颈部刺痛和麻木，否认意识丧失、运动不能和大小便功能异常。

体格检查
五官：上颈椎中线压痛。四肢：毛细血管充盈良好，未见杵状指、发绀和水肿。神经肌肉：上肢肌力 5/5，左右对称；双侧上肢针刺觉和轻触觉正常，深肌腱反射 2+，左右对称；Hoffmann 征双侧阴性；未见翼状肩胛。皮肤：未见异常。

实验室检查
颈椎侧位 X 线片：见图 1。颈椎轴位 CT：见图 2。颈椎 MRI：寰椎后弓周围轻度水肿。

问题
患者疼痛的原因是什么？患者的损伤需要手术矫正吗？

64 女性，22岁，车祸伤后颈部疼痛

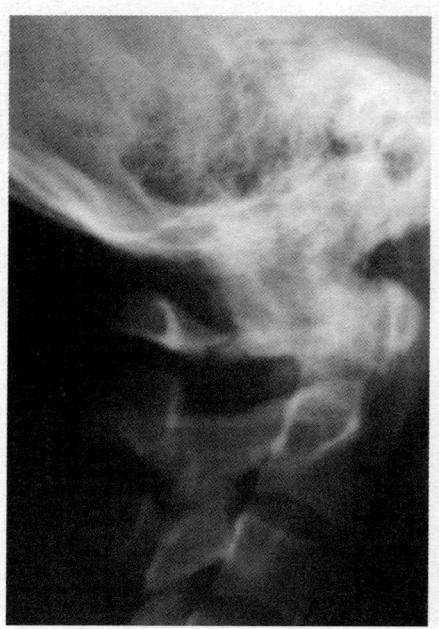

图 1

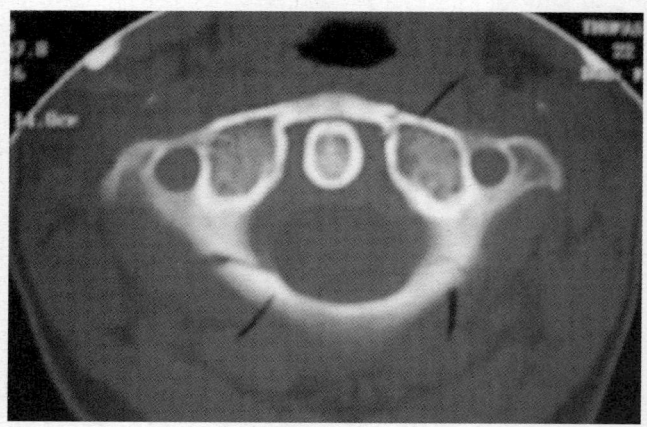

图 2

诊断

患者Jefferson骨折Ⅰ型（寰椎粉碎性骨折Ⅰ型）。因为无颈椎不稳的征象，所以戴硬围领治疗是安全和有效的。

讨论

寰椎粉碎性骨折最初是由Jefferson提出来的，故以他的名字来命名。自从最初报道以来，Jefferson骨折成为多数寰椎骨折的代名词。Jefferson骨折约占脊柱骨折的2%，颈椎骨折的13%。约50%的Jefferson骨折伴有颈椎其他部位的骨折，如齿状突骨折、绞刑（hangman）骨折和下颈椎骨折。单纯寰椎骨折比较少见。

受伤后上颈部疼痛伴或不伴神经功能障碍的患者常就诊于急诊科。所有存在神经功能障碍的患者应该静脉注射负荷剂量的甲泼尼龙30mg/kg，然后按5.4mg/(kg·h)连续注射23小时以减轻炎症反应和潜在的永久性神经损害。患者通常是年轻人或老年人，其损伤机制是头颈部的轴向压缩。年轻患者主要见于车祸伤，而老年患者则见于摔倒或车祸伤。因寰椎的椎管面积较大，所以这类患者的神经损害较颈椎其他部位受损的患者少。

对颈椎的三个标准位进行平片检查：前后位、侧位和开口齿状突位。侧位片可显示是否存在椎前软组织影增宽。此外，应该评估寰椎齿状突间距（atlantodental interval，ADI）以除外寰椎横韧带断裂。如果ADI>3mm，预示二者之间活动度过大。生物力学研究报告指出ADI的大小是评估横韧带是否断裂最可靠的指标。开口齿状突位用来观察寰枢椎的关节突关节，如果C1和C2两侧侧块侧方移位（lateral mass displacement，LMD）之和超过7mm，也应该认为寰椎横韧带撕裂。横韧带断裂是颈椎的不稳定损伤，应选择截然不同的治疗方法。肌肉痉挛有可能掩盖颈椎不稳征象。颈椎屈曲位和后伸位X线平片有时可能对确定颈椎的稳定性有帮助。对各颈椎进行全面和彻底检查以除外其他常与Jefferson骨折一起出现的损伤。

CT检查有助于发现撕脱骨折,而这在X线平片上或LMD < 7mm时表现不是很明显。此外,CT还能评估骨折块的移位。对于有神经功能障碍的患者,可行MRI检查,并且据报道MRI对寰椎横韧带撕裂的检查比X线平片更为精确。

当Jefferson骨折合并其他颈椎骨折时,其治疗措施通常取决于其合并伤。当未合并其他颈椎损伤时,大部分Jefferson骨折患者主要予以保守治疗。由于寰椎粉碎性骨折后颈椎屈伸活动度增大,所以需要在愈合过程中予以外固定制动。单纯寰椎前弓或后弓或侧块骨折可以戴硬围领8~12周;稳定型粉碎性骨折不伴寰椎横韧带断裂也可以戴硬围领10~12周;不稳定粉碎性骨折伴横韧带断裂可予Halo固定12周或者行器械融合术。Landells和Van Peteghem对Jefferson骨折进行了分型,并给出了相应的治疗措施(见下表)。

Jefferson骨折分型

类型	骨折特点	治疗
Ⅰ型	寰椎前弓或后弓骨折	戴围领8~12周
Ⅱ型	寰椎前弓和后弓粉碎性骨折:	
	• 稳定型(横韧带完整)	戴围领/halo 10~12周
	• 不稳定型(横韧带断裂,ADI>3mm,LMD>7mm)	halo 12周或融合术
Ⅲ型	寰椎侧块骨折	围领8~12周

该患者行CT检查提示寰椎后弓骨折,MRI检查显示后弓周围轻度水肿,无神经组织损伤征象。患者急诊时先予halo围领固定,在门诊复诊时去除,换成philadelphia围领。4周后复查,换成软围领,再过6周后患者除去围领。伤后5个月患者几乎不再感到疼痛,无神经症状,颈椎轴位CT扫描显示寰椎骨折愈合(图3)。

女性，22岁，车祸伤后颈部疼痛

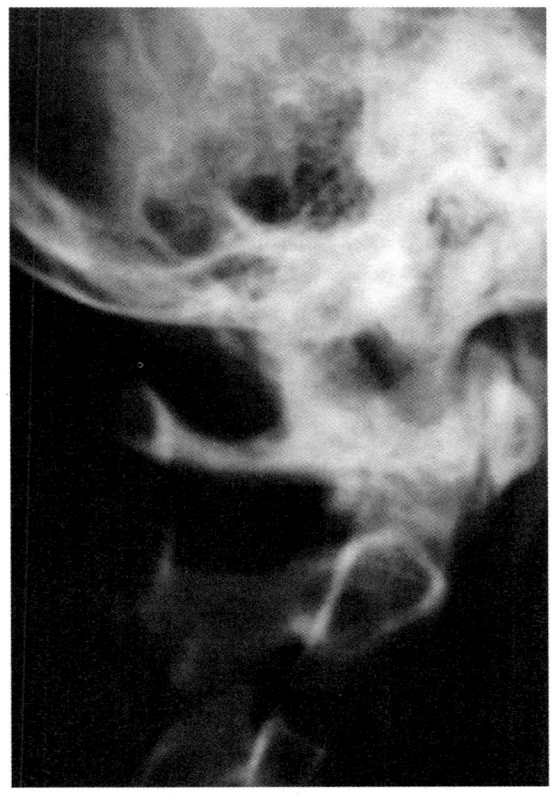

图 3

临床要点

1. 约50%的Jefferson骨折患者伴有颈椎其他部位的骨折。评价全部颈椎以发现或除外其他损伤。
2. 寰椎齿状突间距(ADI)的大小是评估横韧带是否断裂的最可靠指标。横韧带断裂提示为不稳定骨折。
3. 当Jefferson骨折合并存在其他颈椎骨折时,其治疗措施通常取决于其合并伤。
4. 单纯寰椎前弓或后弓或侧块骨折可以戴硬围领8~12周。不稳定型爆散骨折需要进行Halo固定12周或行内固定融合术。

参考文献

1. Jefferson G. Fracture of the atlas vertebra. Br J Surg 1920; 7: 407-422.
2. Spence HH, Nicholson JT. Fractures of the atlas. J Bone Joint Surg Am 1970; 52: 1017-1024.
3. Landells CD, Van Peteghem PK. Fractures of the atlas: Classification, treatment, and morbidity. Spine 1988; 13: 450-452.
4. Lee TT, Green BA, Petrin DR. Treatment of stable burst fracture of the atlas (Jefferson fracture) with rigid cervical collar. Spine 1998; 23: 1963-1967.
5. Hadley MN. Isolated fractures of the atlas in adults. Neurosurgery 2002; 50: S120-S124.

病例 14　女性，60 岁，车祸伤后颈部疼痛

患者车祸伤后就诊于急诊科。车祸时，患者为司机，系有安全带，左侧受撞击。患者自述期间有意识丧失，持续时间不详，疼痛位于上颈部背侧；否认麻木、刺痛和无力等症状；否认既往颈背部手术史。

体格检查

五官：上颈椎压痛。四肢：毛细血管充盈良好，未见杵状指、发绀和水肿。神经肌肉：上肢：反射 2＋，肌力 5/5，左右对称，轻触觉和针刺觉正常，Hoffmam 征阴性，未见翼状肩胛。

实验室检查

颈椎轴位 CT 扫描：如图所示。

问题

患者疼痛的原因是什么？应该采取何种治疗方法？

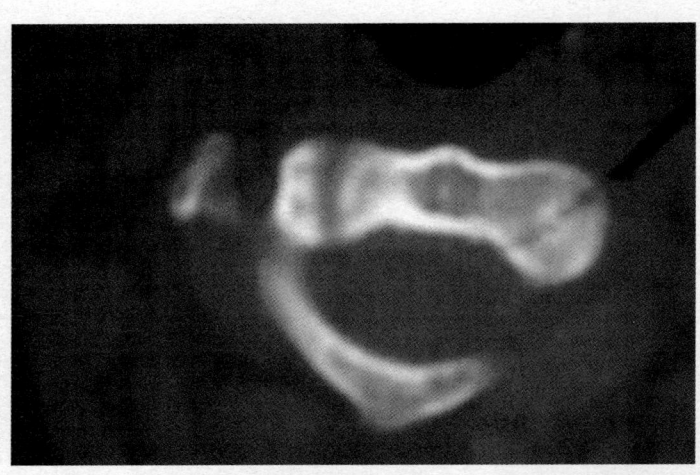

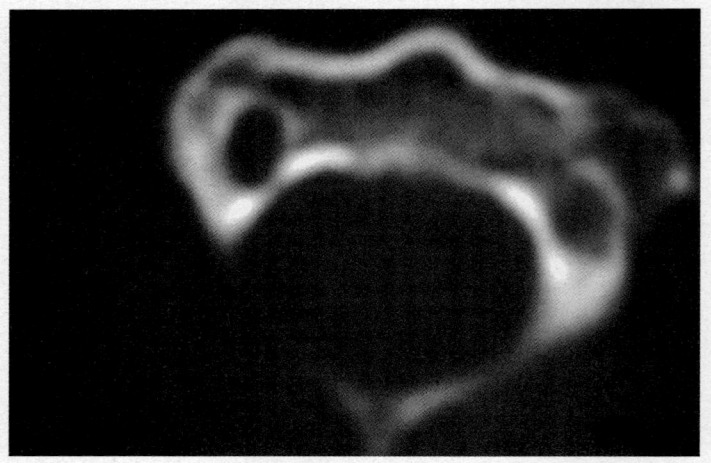

诊断

患者齿状突骨折（Ⅲ型，无移位）。应予以 Halo 固定 12 周。

讨论

枢椎齿状突骨折在脊柱损伤中较为常见，约占颈椎骨折的 15%。与上颈椎其他部位的骨折一样，齿状突骨折主要见于年轻成人和老年患者。年轻患者多是由车祸伤所致，而老年患者则多为跌落伤。因为超过30%的齿状突骨折患者伴有脊柱其他部位损伤，特别是遭受车祸伤的年轻患者，所以应仔细评价整个颈椎。

齿状突是第二颈椎也就是枢椎的竖直状突起，位于寰椎（C1）前弓的正后方。齿状突周围有一些韧带组织，以加强齿状突的稳定性。翼状韧带是一对坚强有力的韧带，连接齿状突尖和枕骨髁。覆膜是后纵韧带的直接延续，连接齿状突和枕骨大孔。寰椎横韧带维持寰枢椎之间的稳定性，它连接寰椎的两个侧块并走行于齿状突的后面。颈椎轴向旋转约50%发生于寰枢椎关节，它使颈椎能向两侧分别转动约47°。这对于损伤治疗方法的选择很重要。

该类患者通常于交通事故伤或老年人摔倒伤后就诊于急诊科。他们可能主述有上颈部疼痛伴或不伴神经功能障碍。上颈椎的椎管有效空间更大，所以神经组织损害较为少见。此外，很多因齿状突骨折而引起神经组织受损的患者，往往在送往医院抢救的途中，因呼吸衰竭而死亡。

可以通过检查斜方肌和胸锁乳突肌来评估C2神经根的运动支配功能：嘱患者耸肩，看是否存在斜颈。对患者进行全面的神经肌肉检查，包括上下肢肌力和感觉、肛门括约肌张力和感觉检查。

对颈椎的三个标准位进行影像学检查：前后位、侧位和开口齿状突位。这通常能发现65%～95%的枢椎损伤。因为在X线平片上较难观察到清晰的齿状突影像，所以CT薄层扫描是有必要的。因为轴位影像不能发现齿突的横骨折，所以建议行矢状面重建。所有有神经功能障碍的患者都要进行颈椎MRI检查，以查看神经根或脊髓是否受损。同时，MRI也有助于检查韧带组织（包括寰椎横韧带）的完整性。

Anderson和D'Alonzo对齿状突骨折进行了分型，如表所示。Ⅰ型骨折因为横韧带保持完整，所以属稳定骨折。该型患者戴硬围领6～8周或直至症状好转，可获得更好的稳定性。Ⅲ型骨折通常予以保守治疗，戴halo背心12周。

Ⅱ型骨折的治疗还存在争议。有些研究者赞成保守治疗,戴头颈背心12周,但是这种治疗方法有着很高的骨不连接率。据报道,导致骨不连接的因素包括骨折初始移位>6mm、骨折向后移位、年龄较大和延误诊断超过3周。根据Lennarson等的报道,年龄是保守治疗患者骨不连接的一个重要因素,比值比显示50岁及以上患者其骨不连接的风险增加21倍。然而,其他一些研究报告并不支持这一结果,甚至提示其他年龄段具有显著性的相对危险性。

齿状突骨折分型

类型	骨折特点	发生率	治疗
Ⅰ型	齿状突尖斜行撕脱骨折	<5%	硬围领6~8周
Ⅱ型	齿状突基底部骨折	>60%	尚有争议
Ⅲ型	齿状突骨折累及枢椎椎体	30%	Halo 12周

由于Ⅱ型齿状突骨折骨不连接率很高,还有部分研究者建议对该型骨折早期进行手术治疗。多种固定技术可用于Ⅱ型齿状突骨折的固定。钢丝技术有Gallie法和Brooks法,其骨融合率很高,可达95%。Gallie法是将一块自体移植骨用钢丝捆扎在寰椎后弓和枢椎的棘突上;Brooks法是将两块自体移植骨用椎板下钢丝捆扎在寰椎和枢椎弓之间。这两种方法都要求寰椎后弓完整,并且要求术后使用头颈背心。生物力学研究显示这两种钢丝技术在术后早期就可出现某种程度上的钢丝变形,钢丝会随时间变形加大,进而引起植入物的松动。因此,这两种手术方法都要求术后使用头颈背心。

与钢丝技术相比,寰枢椎后路经关节突螺钉内固定术(使用Magerl经关节螺钉)具有更好的生物力学稳定性。其操作是从后侧往C2的下关节突拧入螺钉,再穿过寰枢椎关节,一直进入寰椎的侧块。术前应做CT扫描以确定枢椎椎弓根、侧块和椎动脉的走向。

所有这些寰枢椎后路融合术都有一个明显的局限性,即丧失了寰枢椎关节的轴向转动,这就使得患者术后颈椎的转动范围减少了约50%。

寰枢椎后路融合术的另一可选手术方法是齿状突前路螺钉内固定术。这种手术方法采用前侧 Smith & Robinson 入路，在 C4 水平做一横行切口，以满足植入齿状突螺钉所需的足够的倾斜角度。传统方法是拧入一枚直径3.5或4.5mm的螺钉，但是近来人们研究了使用一枚或两枚螺钉的利弊后，发现使用两枚螺钉的优点是消除了骨折块的转动和提高了颈椎稳定性。然而，患者齿状突具有很大的解剖学差异，很多患者的齿状突直径<6mm，这几乎无法拧入两枚螺钉。ElSaghir 和 Bohm 建议拧入两枚直径2.7mm的螺钉。很多生物力学研究报告指出，使用一枚或者两枚螺钉在稳定性上并没有显著性差异。前路内固定术的具体选择取决于外科大夫的个人偏好和训练。这两种齿状突前路螺钉内固定术都能获得很高的融合率和很好的生物力学稳定性，并且既不需要取移植骨，也不需要术后使用头颈背心。

该患者影像学诊断为齿状突骨折（Ⅲ型，无移位），无神经组织损伤和颈椎其他部位损伤。予以 halo 固定12周并密切监视，12周后骨折完全愈合，去除 halo 固定。患者自述颈部轻微疼痛和僵硬感，6个月随访时，上述症状消失。

临 床 要 点

1. 齿状突骨折是一类常见的颈椎损伤，多见于车祸伤或老年人的跌落伤，常伴有颈椎其他部位损伤。
2. Ⅰ型和Ⅲ型齿状突骨折可予保守治疗，Ⅰ型齿状突骨折戴硬围领6~8周，Ⅲ型齿状突骨折戴头颈背心12周。
3. 除非骨折初始移位>6mm，延误诊断超过3周或年龄较大，否则Ⅱ型齿状突骨折可先予以保守治疗，戴 halo 背心12周。
4. 如果Ⅱ型齿状突骨折保守治疗失败或有禁忌，则最好采用齿状突前路螺钉内固定术，拧入一枚或两枚螺钉以保持颈椎的旋转功能，且无需取移植骨，术后也不需要使用 halo 背心。

参 考 文 献

1. Anderson LD, D'Alonzo RT. Fractures of the odontoid process of the axis. J Bone Joint Surg Am 1974; 56: 1663-1674.
2. Clark CR, White AA. Dens fracture: A multicenter study. J Bone Joint Surg Am 1985; 67: 1340-1348.
3. Heller JG, Alson MD, Schaffler MB, et al. Quantitative internal dens morphology. Spine 1992; 17: 861-866.
4. Nucci RC, Seigel S, Merola AA, et al. Computed tomographic evaluation of the normal adult odontoid. Implications for internal fixation. Spine 1995; 20: 264-270.
5. Lennarson PJ, Mostafavi H, Traynelis VC, et al. Management of type II dens fractures. A case-controlled study. Spine 2000; 25: 1234-1237.
6. El Saghir H, Bohm H. Anderson type II fracture of the odontoid process: Results of anterior screw fixation. J Spinal Disord 2000; 13: 527-530.
7. Sasso RC. C2 dens fractures: Treatment options. J Spinal Disord 2001; 14: 455-463.

病例 15　男性，55 岁，腰痛伴僵硬多年

患者多年来腰痛伴僵硬。疼痛于清晨加重，日间特别是活动后有一定程度的缓解。否认大小便功能改变、创伤、发热、寒战和体重变化。既往无颈背部手术史。曾予以非甾体抗炎药治疗，症状有所缓解。

体格检查
一般状况：神清语利，合作，行走自如。四肢：毛细血管充盈良好，未见杵状指、发绀和水肿。神经肌肉：腰椎活动度减少；下肢肌力 5/5，左右对称，深肌腱反射 2+，左右对称，FABER 试验阴性，双侧踝阵挛阴性，轻触觉和针刺觉正常，无肌萎缩。双肺音清。皮肤：未见异常。

实验室检查
腰椎侧位平片，如图所示。

问题
该患者的诊断是什么？这种疾病累及哪些结构？

男性，55岁，腰痛伴僵硬多年

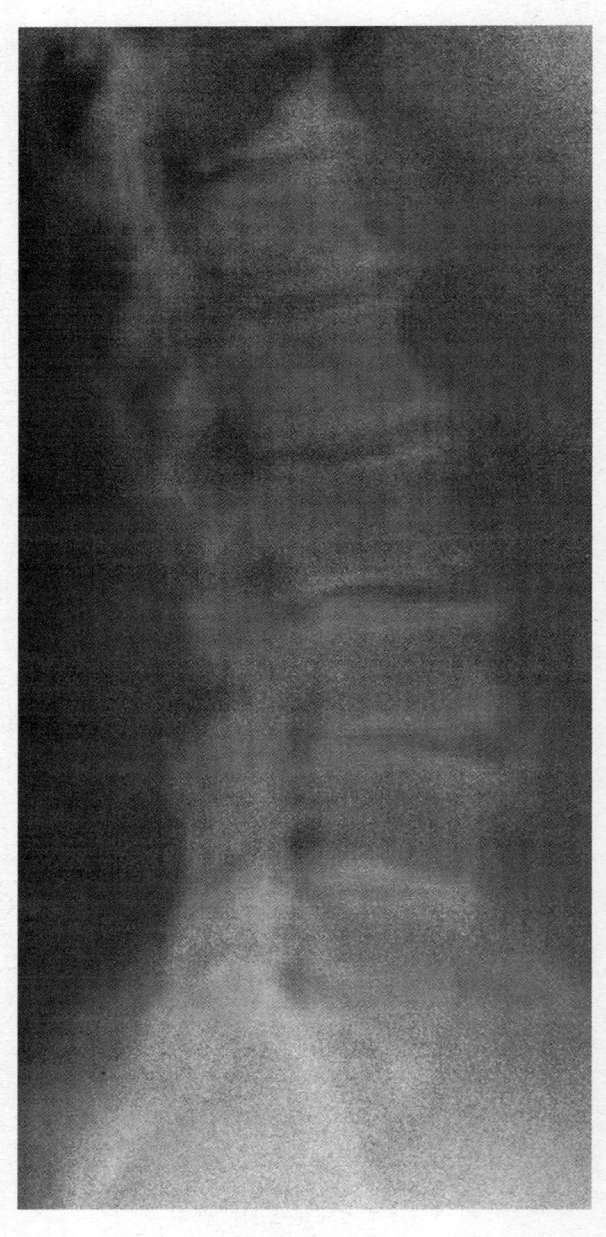

诊断

该患者患有弥漫性特发性骨肥厚症（diffuse idiopathic skeletal hyperostosis，DISH）。这种疾病主要累及前纵韧带。

讨论

弥漫性特发性骨肥厚症（DISH）是一种脊柱疾病，其特点是前纵韧带的骨化。DISH与强直性脊柱炎和后纵韧带骨化类似，但绝非同一种疾病，鉴别它们的关键是DISH患者没有脊柱小关节的强直、骶髂关节不受侵蚀、椎间盘高度不变。

DISH的病因目前还不甚清楚。但是有些研究发现了一些特异性的危险因素，包括体重指数增大、高尿酸血症、糖尿病、血脂障碍、血清生长激素及胰岛素样生长因子-I水平升高。此外，组织学分析表明受DISH累及的椎骨滋养孔数目增加、体积增大，骨化的韧带组织血管过度形成，这提示可能存在血管影响。

DISH患者通常诉及背部僵硬、ROM降低以及疼痛。全身症状包括支气管梗阻引起的慢性肺炎、颈椎骨赘压迫食管和喉引起的吞咽困难和喘鸣、下腔静脉受压引起的静脉淤滞。据报道，全髋成形术后异位骨化的发生率增加，提示可能需要预防。DISH多见于男性患者，且多数于50岁以后发病。最常见的发病部位是下部胸椎，但也可累及脊柱其他部位。右侧脊柱受累远多于左侧。与强直性脊柱炎一样，DISH患者的症状在清晨加重，活动后有所缓解。

和强直性脊柱炎与HLA-B27有关不一样，现在还没有对诊断DISH有用的实验室检查。影像学检查包括脊柱受累部位的X线平片。DISH的影像学诊断是：至少有4个椎体长度的前纵韧带骨化，流水样，位于椎体前面且与椎体不相连；不同程度的骨质减少。与强直性脊柱炎不同的是，病变既不累及脊柱的后部组织，也不会累及整个脊柱，骶髂关节不受累，骨质疏松也不明显。除X线平片外，其他影像学检查方法并非诊断DISH所必需，但可能有助于诊断并发症。CT可用来检查骨折或椎管狭窄，MRI 可用于检查神经根和硬膜囊的受压程度。

DISH 所采取的保守治疗与强直性脊柱炎类似。主要是应用抗炎药物治疗和进行功能锻炼，以维持腰椎的有效活动范围。很多患者于活动后症状有所改善，但休息或醒来后症状加重。

大多数患者不适于采取手术治疗，除非是那些随着病程进展而出现并发症的患者，如椎管狭窄、脊髓病、吞咽困难、喘鸣、慢性肺炎和血管淤滞。DISH 患者最严重的并发症是脊柱骨折。与强直性脊柱炎一样，如果脊柱融合的 DISH 患者出现脊柱位置改变或移动，则应考虑脊柱骨折，除非检查出其他原因。这样的患者应紧急做 CT 检查以发现可能的骨折。如果骨折轻度移位，无脊柱失稳，可予保守处理：戴胸腰支具或颈椎 halo 固定。更加严重的骨折则需手术治疗来增强脊柱的稳定性。

该患者的影像学检查提示存在前纵韧带骨化和骨质减少，无骶髂关节炎和脊柱后部组织受累的证据（这两者提示强直性脊柱炎）。对该患者予以较大剂量非甾体抗炎药治疗和功能锻炼，向其介绍这种疾病的相关知识，并解释坚持规律锻炼对减缓病程进展的必要性。该患者没有出现与 DISH 有关的严重并发症（如吞咽困难、喘鸣、慢性肺炎或者骨折），所以无需手术治疗。给予保守治疗并密切观察患者的病情。

临 床 要 点

1. 弥漫性特发性骨肥厚症（DISH）的诊断要求有前纵韧带骨化的影像学证据，且至少有连续 4 个椎体的前纵韧带受累。
2. 与强直性脊柱炎不一样，DISH 患者无骶髂关节炎，并且只有部分脊柱受累。最常见的受累部位是下部胸椎。
3. 保守治疗包括抗炎药物和功能锻炼。
4. 手术治疗只用于有并发症的患者，如骨折、椎管狭窄、脊髓病、喘鸣、慢性肺炎、吞咽困难和血管淤滞。

参 考 文 献

1. Cammisa M, De Serio A, Guglielmi G. Diffuse idiopathic skeletal hyperostosis. Eur J Radiol 1998; 27: S7-S11.
2. Meyer PR Jr. Diffuse idiopathic skeletal hyperostosis in the cervical spine. Clin Orthop 1999; 359: 49-57.
3. el Miedany YM, Wassif G, el Baddini M. Diffuse idiopathic skeletal hyperostosis (DISH): Is it of vascular aetiology? Clin Exp Rheumatol 2000; 18: 193-200.
4. Belanger TA, Rowe DE. Diffuse idiopathic skeletal hyperostosis: Musculoskeletal manifestations. J Am Acad Orthop Surg 2001; 9: 258-267.
5. Denko CW, Boja B, Malemud CJ. Growth hormone and insulin-like growth factor-I in symptomatic and asymptomatic patients with diffuse idiopathic skeletal hyperostosis (DISH). Front Biosci 2002; 7: A37-A43.
6. Kiss C, Szilagyi M, Paksy A, Poor G. Risk factors for diffuse idiopathic skeletal hyperostosis: A case control study. Rheumatology (Oxford) 2002; 41: 27-30.

病例 16　男性，42 岁，腰部及大腿前面疼痛

患者腰痛 6 周，近来又出现大腿前面疼痛伴麻木。疼痛无法缓解，在咳嗽和弯腰时加重。否认大小便功能改变和近期创伤史。曾予以非甾体抗炎药治疗及物理治疗，症状有所缓解，但之后疼痛又恢复如前。否认既往颈背部手术史。

体格检查
四肢：毛细血管充盈良好，未见杵状指、发绀和水肿。神经肌肉：局部触痛，大腿前面针刺觉和轻触觉减退，屈髋肌肌力 4/5，下肢深肌腱反射 2＋，左右对称，双踝无阵挛，FABER 试验阴性。皮肤：腰部局限性红斑。

实验室检查
腰椎轴状面 CT 扫描：见图 1；腰椎矢状面 MRI：见图 2。

问题
患者疼痛的原因是什么？对该种疾病应采取何种治疗？

男性，42岁，腰部及大腿前面疼痛

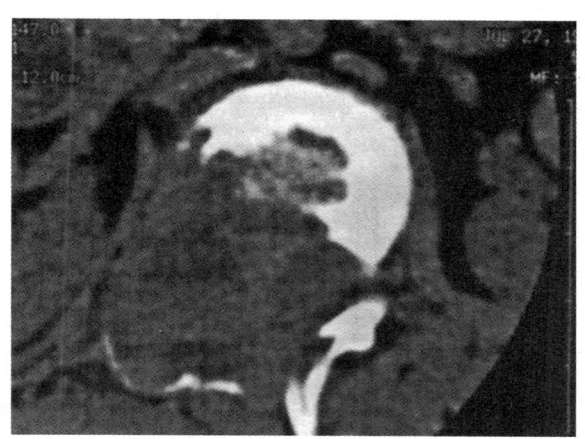

图 1

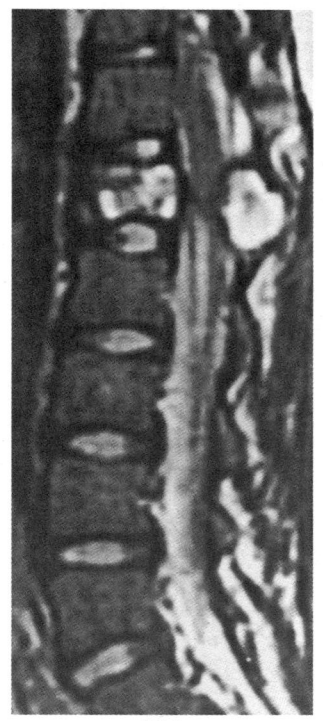

图 2

诊断

该患者患有下胸椎动脉瘤样骨囊肿，病变累及第一腰椎的右后侧。其治疗为手术切除病变组织并重建脊柱稳定性。

讨论

动脉瘤样骨囊肿是一种良性、膨胀性、血管性病损，病因未知，主要发生于长骨，但也有20％发生于脊柱。尽管该种疾病是良性的，但其特征是迅速膨胀。病变组织的快速生长可导致病理性骨折、马尾综合征、脊髓受压和脊柱不稳。脊柱各部位发生该疾病的几率均等，颈椎、胸椎和腰椎各约占1/3。囊肿既可单独发生，也可与其他疾病并发，如骨巨细胞瘤、软骨黏液样纤维瘤、骨样骨瘤、骨肉瘤和骨纤维性发育不良。

尽管曾有报道说创伤有可能使患者发生动脉瘤样骨囊肿的风险提高，但其确切病因目前还不清楚。创伤可以引起动静脉畸形，进而导致动脉瘤性骨囊肿。

这种疾病多见于年轻患者，且女性患病率稍高。最常见的症状是疼痛和神经功能障碍。这些症状是非特异性的，所以经常导致延误诊断。这些症状很容易被误认为是椎间盘突出、肌肉劳损和尾骨痛的症状。疼痛既可为局限性，也可为全身性，或表现为神经根痛。神经系统症状源于膨胀性病变引起的神经根或脊髓受压。动脉瘤样骨囊肿占位引起的马尾综合征、急性截瘫和病理性骨折也已见诸报道。疼痛通常急性发作，并且其程度逐渐加重。患者也可能出现受累部位的活动度减少。症状的严重程度取决于病损的位置和大小。

体格检查可发现局部触痛。如果病损靠近体表，皮肤可能出现红热。约10％与脊柱侧凸或后凸有关。

实验室检查通常正常。组织学分析可发现囊腔，囊腔内由纤维结缔组织的血管腔、骨样组织、肉芽组织以及多核巨细胞组成。大部分患者受累骨骼的内表面有大量成骨细胞和反应性新生骨。

首先应拍X线平片来进行影像学检查。大小不一的溶骨性病变，其边缘是狭窄的反应性新生骨。病损直径一般为2～9cm。脊柱的后柱最常被累及，其次是椎弓根和椎体。病变组织能越过关节突关节和椎间盘而累及多个椎体。有些患者存在病理性骨折的证据。CT扫描可清楚地观察多发性液平和受累骨骼的膨胀。MRI能帮助确定软组织的受累程度和评估神经根和脊髓的受压程度。MRI T2加权像最有利于清楚地观察液平。

长骨发生动脉瘤样骨囊肿时，其治疗方法是刮除术和植骨。但是这种治疗方法并不是总能用于脊柱患者。制订治疗方案前进行彻底的影像学检查以完全确定病变组织的部位和范围以及受累神经是必需的。然后通过活检来进行诊断，通常选择手术切除来治疗这种疾病。手术入路取决于病灶部位，要求刮除或者完整切除，并分离任何受累神经根。病灶切除完全后，需在囊腔内植骨。根据病变组织的部位和范围以及外科大夫的综合考虑，有可能需要行脊柱融合以保持脊柱的稳定性。由于动脉瘤样骨囊肿有着丰富的血管组织，所以大量失血是一常见的手术并发症。切除病变组织后神经症状一般都会得到改善。对于累及颈胸椎或胸腰椎的患者，很多研究者建议行脊柱融合术，以避免椎板切除术后出现脊柱后凸的并发症。

如果手术切除病变组织不完全，则病灶容易复发，一般在初次术后的6个月内复发。这时就需要扩大切除术范围，来完全清除复发病灶。当难以完全切除病灶时，可做选择性动脉栓塞术，以往还辅以放疗，但现在不再提倡放疗以避免放疗后癌变。

CT扫描显示该患者的椎弓根、椎板、小关节、横突及椎体的后部出现溶骨性和膨胀性病损。MRI检查显示脊柱后部组织受累和脊髓受压。对该患者行选择性动脉栓塞术、椎板切除减压术和切除病变组织，行后路脊柱器械融合术以维持脊柱的稳定性。术后2年随访，患者疼痛明显缓解，无复发病灶。

临床要点

1. 动脉瘤样骨囊肿是一种良性、膨胀性、血管性病变,其特点是生长迅速,可以引起病理性骨折、神经组织受压和脊柱不稳。
2. 动脉瘤样骨囊肿的治疗方法是彻底手术切除和植骨。脊柱不稳的患者行脊柱融合术。
3. 并发症包括术中大量失血、术后复发、脊柱不稳和神经组织损伤。

参考文献

1. Zimmer WD, Berquist TH, Sim FH, et al. Magnetic resonance imaging of aneurismal bone cysts. Mayo Clin Proc 1984; 59: 633-636.
2. Ameli NO, Abbassioun K, Saleh H, et al. Aneurysmal bone cyst of the spine. Report of 17 cases. J Neurosurg 1985; 63: 685-690.
3. Konya A, Szendroi M. Aneurysmal bone cysts treated by superselective embolization. Skeletal Radiol 1992; 21: 167-172.
4. De Dios AM, Bond JR, Shives TC, et al. Aneurysmal bone cyst: A clinicopathologic study of 238 cases. Cancer 1992; 69: 2921-2931.
5. Papagelopoulos PJ, Currier BL, Shaughnessy WJ, et al. Aneurysmal bone cyst of the spine. Management and outcome. Spine 1998; 23: 621-628.
6. DiCaprio MR, Murphy MJ, Camp RL. Aneurysmal bone cyst of the spine with familial incidence. Spine 2000; 25: 1589-1592.

病例 17　男性，70岁，腰部和右侧小腿疼痛 4 周

患者 4 周来腰部和右腿疼痛伴右侧小腿麻木、刺痛。否认近期创伤史、背部疼痛史、大小便功能障碍、发热、寒战和体重明显变化。疼痛呈持续性，无缓解，站立和行走时加重。否认既往颈背部手术史。曾予止痛药治疗，症状轻微缓解。

体格检查

一般状况：行走自由，无疼痛保护步态。四肢：毛细血管充盈良好，未见杵状指、发绀和水肿。肌肉骨骼：无椎旁肌触痛，无肌肉痉挛和萎缩，脊柱无台阶感，FABER 试验阴性，无触痛，坐位和卧位直腿抬高试验阴性，腰椎活动受限：屈 50°、伸 15°，下肢肌力 5/5，左右对称，股神经牵拉试验阴性，无骨盆倾斜，双侧下肢深肌腱反射减退，双踝无阵挛，针刺觉和轻触觉正常，髋关节旋转无疼痛。皮肤：未见异常。

实验室检查

腰椎前后位平片：见图 1；腰椎轴状面 CT：见图 2。

问题

患者疼痛的原因是什么？早期应采取什么治疗措施？

男性，70岁，腰部和右侧小腿疼痛4周

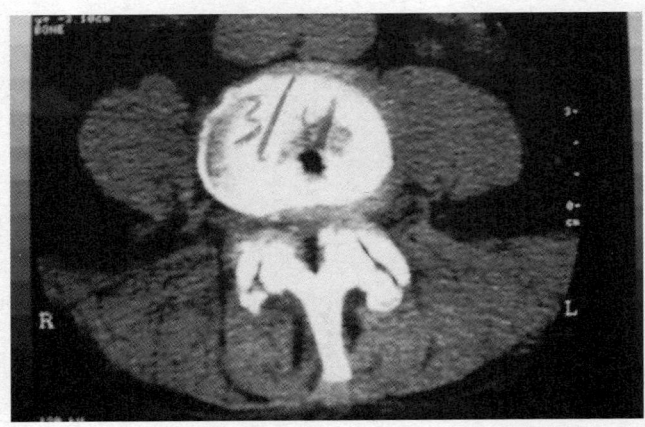

图 1

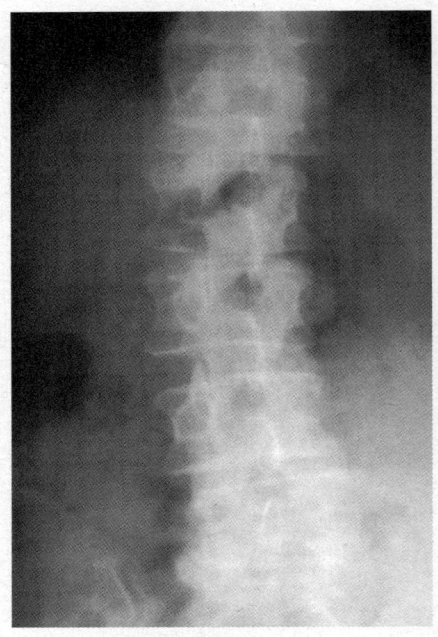

图 2

诊断

该患者 L3-L5 中央管严重狭窄。早期保守治疗,包括腰椎硬膜外腔类固醇注射和使用止痛剂。

讨论

椎管狭窄指椎管狭小,以致压迫脊髓和向外走行的神经根。椎管狭窄可分为先天性和后天性两种。先天性椎管狭窄通常与软骨发育不全等疾病有关,而大多数椎管狭窄是后天性的,继发于脊柱的退行性变。

在不同的年龄阶段,脊柱的解剖学结构发生着正常的变化。这些变化包括椎间盘脱水、Ⅱ型胶原和蛋白多糖减少、Ⅰ型胶原增多。随着椎间盘的退变,脊柱的生物力学也发生着相应变化,即作用于小关节上的力增大。由此导致椎孔变小、骨赘形成、软骨侵蚀、小关节的关节囊增厚。所有这些都能引起中央管和侧隐窝狭窄。一般人群中,多数 50 岁以上的人都会在影像学上表现出退行性变,可伴或不伴相关症状。除了引起椎管狭窄,退行性变还可以导致脊柱不稳。退变性脊椎滑脱常合并椎管狭窄,所以椎管狭窄患者需要检查是否存在脊椎滑脱,因为后者会影响治疗方案的选择。

椎管狭窄患者其腰部疼痛常逐渐发展,疼痛泛发伴逐渐加重的腰部僵硬感和腰部活动范围减小。活动后,特别是脊柱后伸时,疼痛加重;休息或者前屈腰部可缓解疼痛。脊柱后伸会进一步加重椎间孔狭窄和脊柱后面组织的应力,而前屈腰部则使得椎间孔变大,并减少小关节的负荷。其结果是患者在行走时感到疼痛,当靠在某个物体上时会发现疼痛减轻,这是因为靠在物体上时,会使得脊柱前屈,椎间孔增大。疼痛既可局限在腰部,也可因放射痛影响到臀部和大腿后侧。因为椎管狭窄可引起马尾综合征,所以要询问患者其大小便功能是否有变化。

这些椎管狭窄症状或神经源性间歇性跛行必须与血管性跛行或周围神经病变区别开来。血管性间歇性跛行患者其疼痛局限于小腿腓侧,行走时加重,休息时缓解,不会引起腰部和臀部症状。怀疑外周神经病变的患者,应调查其既往史,看有无糖尿病、吸毒史和慢性酒精中毒。这些患者的疼痛呈袜套样分布,且常有振动觉减退。外周神经病变同样不会引起腰部和臀部症状。

体格检查应该包括完整的下肢肌力、感觉和反射检查。神经系统检查通常相对正常。肌力减退与神经根受压有关。感觉一般正常。反射有可能左右不对称,这取决于狭窄的部位。直腿抬高试验和巴氏征阴性。

先拍摄X线平片检查,这能发现退行性变,如椎间盘高度变小、骨赘形成和骨质硬化。解释这些影像学表现应当谨慎,因为很多无症状患者也可在影像学检查上发现退行性变。屈曲位和后伸位平片可用来评估脊柱不稳。与相邻椎体相比,如果移位大于4mm或旋转超过10°,提示脊柱不稳。脊髓造影CT扫描用于检查骨组织和确定椎管和椎间孔狭窄的程度。MRI被用来检查神经组织,并用于有神经功能障碍的患者。MRI也用于除外其他可能的病因,如感染或肿瘤。

椎管狭窄症通常先进行保守治疗,包括功能锻炼、物理治疗和药物治疗。功能锻炼应该是积极有效的,能使脊柱处于前屈位,如静态自行车运动,这可以减少患者的一些疼痛和改善症状。物理治疗包括热敷、手法治疗和牵拉运动。药物治疗应包括非甾体抗炎药,用于减轻轻中度疼痛。硬膜外类固醇药物注射对于很多患者也有效。疼痛严重的患者应到疼痛专家处寻求帮助。椎管狭窄症患者在发病后其症状常缓慢进展。

对保守治疗无效的患者可予手术治疗。当症状加重但还未出现剧烈疼痛和无力时做手术是有帮助的。在很多患者,手术方法采用椎板切除减压术以增加髓腔容纳脊髓和神经根的有效空间。通常在引起患者疼痛的部位行椎板切除术。也有一些报告建议,如果在影像学检查中发现相邻椎体存在狭窄,也可同时行椎板切除术,以避免日后再次手术。术中要检查侧隐窝,如果存在狭窄,应一并减压。

椎管狭窄并发脊椎滑脱时应行脊柱融合术。如果不行脊柱融合术，那么本已不稳的脊柱在椎板切除术后将更加不稳，导致进一步滑移的危险性增大。对于椎板切除术超过一个椎骨水平或再次手术的患者，也建议行脊柱融合术。生物力学研究显示，每个脊柱小关节切除50%并不影响脊柱的稳定性。但是如果单个小关节的50%以上被切除，就应该行融合术。

本病预后良好。下肢的神经根性疼痛缓解明显。一旦神经组织被减压，很多患者的疼痛就能得到明显缓解。腰部疼痛的缓解不如神经根症状的缓解明显。因为椎管狭窄与年龄变化引起的退行性变有关，所以这就有可能发生进一步的退行性变，进而导致同一水平或相邻水平的症状复发。

该患者X线平片检查显示L3-S1椎间盘严重退变，CT检查发现退变引起L3-L5中央管严重狭窄。最初对该患者行腰椎硬膜外腔类固醇注射，症状明显缓解，但持续时间较短，并且其后疼痛加重，注射治疗的疗效降低，所以患者决定接受手术治疗。该患者行腰椎椎板切除术、椎间孔切开术和L2-L5部分关节突切除术。在随访中，患者腰部疼痛明显改善，下肢仅有轻微疼痛。

临 床 要 点

1. 大部分椎管狭窄患者的病因是脊柱的退行性变，这是正常老化过程的表现之一。
2. 评价脊柱的屈曲位和后伸位X线平片以发现脊柱不稳的证据。如果相对于相邻椎体移位大于4mm或旋转超过10°，则提示脊柱不稳。
3. 手术治疗方法是椎板切除减压术。脊柱不稳、脊椎滑脱、再次手术、手术涉及多个椎体、单个小关节的50%以上被切除的患者，均应行脊柱融合术。
4. 手术的最大疗效是改善神经根症状。如果仅有腰部疼痛，则不应手术治疗。

参 考 文 献

1. Garfin SR, Glover M, Booth RE, et al. Laminectomy: A review of the Pennsylvania hospital experience. J Spinal Disord 1988; 1: 116-133.
2. Abumi K, Panjabi M, Kramer KM, et al. Biomechanical evaluation of lumbar spinal stability after graded facetectomies. Spine 1990; 15: 1142-1147.
3. Boden SD, Davis DO, Dina TS, et al. Abnormal magnetic imaging scans of the lumbar spine in asymptomatic subjects. A prospective investigation. J Bone Joint Surg Am 1990; 72: 403-408.
4. Herkowitz HN, Kurz LT. Degenerative lumbar spondylolisthesis with spinal stenosis. A prospective study comparing decompression with decompression and intertransverse process arthrodesis. J Bone Joint Surg Am 1991; 73: 802-808.
5. Katz JN, Lipson SJ, Larson MG, et al. The outcome of decompressive laminectomy for degenerative lumbar spinal stenosis. J Bone Joint Surg Am 1991; 73: 809-816.
6. Grob D, Humke T, Dvorak J. Degenerative lumbar spinal stenosis: decompression with and without arthrodesis. J Bone Joint Surg Am 1995; 77: 1036-1041.
7. Garfin SR, Herkowitz HN, Mirkovic S. Spinal stenosis. J Bone Joint Surg Am 1999; 81: 572-586.

病例 18 10 岁男孩，共济失调步态和无力 1 周

患者 10 岁，出现共济失调步态和左上肢无力 1 周。其症状缓慢起病，进行性加重，此外，患者健康良好，无其他异常，亦无疼痛。否认大小便功能改变、发热、寒战及近期创伤史。其父母亦证实患者无既往颈背部手术史。

体格检查

一般状况：独立行走伴共济失调步态。五官：头面正常，未见创伤迹象，无淋巴结肿大。四肢：毛细血管充盈良好，未见杵状指、发绀和水肿。肌肉骨骼：上颈部棘突连线压痛，颈椎无台阶感，左上肢针刺觉和轻触觉减退，左手肌力 3/5，Hoffmann 征阳性，左上肢深肌腱反射亢进，双踝无阵挛。皮肤：未见异常。

实验室检查

CBC：正常；ESR：正常；开口齿状突位：见图 1；颈椎 MRI 矢状面：见图 2。

问题

引起患者症状的原因是什么？是否存在骨折？

10岁男孩，共济失调步态和无力1周

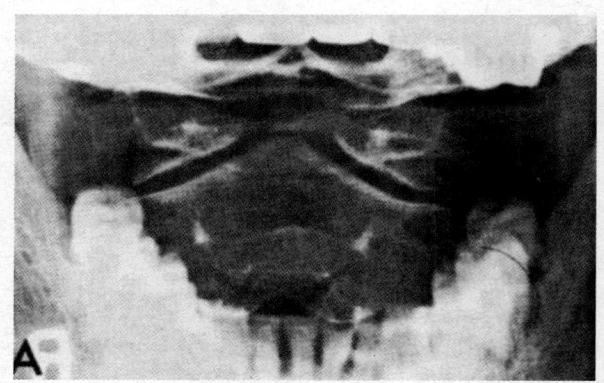

图 1

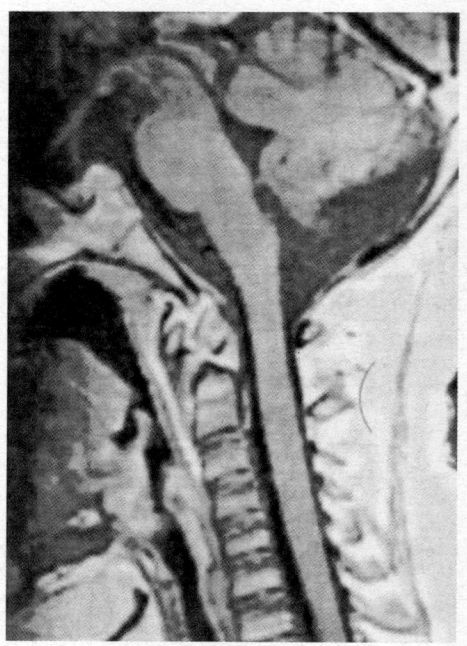

图 2

诊断

该患者齿状突与枢椎椎体分离，形成齿突小骨。这是齿状突的先天性畸形，而不是骨折。

讨论

齿突小骨是指齿状突基底部有光滑的皮质骨边界，与枢椎椎体完全分离而形成的一块独立存在的小骨块。齿突小骨有两种类型，即原位型与异位型。原位型齿突小骨是指齿突小骨处于正常解剖位，与齿状突的位置一致；而异位型齿突小骨，则是指齿状骨偏离了正常解剖位置，没有处在原先齿状突所应该处的位置。导致出现齿突小骨的病因还存在争议。传统上，人们认为这是因为齿状突没有与枢椎椎体融合的一种先天性畸形。但另有一些人认为这是一种后天性疾病，是由于在齿状突与枢椎椎体软骨融合之前发生创伤性骨折所致。

齿突小骨患者的症状表现多种多样。有些患者可以完全没有症状，多是因其他疾病或创伤后进行摄片检查时才发现。最常见的症状是局限性力学性枕颈疼痛。因齿突小骨而产生的颈椎不稳能引起进行性加重的脊髓病伴无力和共济失调。有些患者可有椎基底动脉供血不足的症状，如共济失调、晕厥、眩晕和视力改变。

齿突小骨引起的颈椎不稳是指寰枢椎关节的运动，这与寰椎横韧带有很大的关系。横韧带连接寰椎两侧块，并行于齿状突的后方。在齿突小骨患者中，齿突小骨因与枢椎椎体分离，所以是可活动的，其结果是横韧带不能再维持寰枢椎关节的稳定。脊髓前方的齿突小骨和软组织或寰椎的后弓都可以压迫脊髓而引起脊髓病。寰枢椎关节不稳还可以压迫椎动脉而产生神经血管症状。

体格检查中应评价枕颈部疼痛和上颈椎的主被动活动范围，进行彻底的神经学检查，包括肌力和反射，注意任何的痉挛状态、阵挛和反射亢进。此外，通过步态和本体感觉检查来评估小脑和脑干的功能。

大多数患者可以通过平片予以诊断。仔细检查寰枢椎不稳的影像学证据，因为寰枢椎的稳定性影响治疗方案的选择。寰齿后间隙是指齿状突后缘与寰椎后弓前缘之间的距离。研究表明如果这个距离小于13mm，则脊髓病的发生率显著增加。如果枢椎椎体前缘与寰椎前弓后缘的距离大于3mm，则提示寰枢椎不稳。然而，寰枢椎不稳定的程度与脊髓病的发生与否并无关系。有颈椎不稳征象或神经血管损害的患者要做进一步的影像学检查如CT和MRI。

齿突小骨的治疗取决于患者的症状和寰枢椎不稳的影像学征象。无症状且不伴寰枢椎不稳的患者，保守治疗效果良好，其治疗包括非甾体抗炎药、物理治疗、功能锻炼和颈椎牵引。也有一些原本无症状的患者，在受到轻微外伤后出现了明显的神经损害和寰枢椎不稳，因此患者此后需要密切注意任何新发的寰枢椎不稳的症状或体征。

出现脊髓病或者寰枢椎不稳的患者常需要手术治疗。手术方法有：后路寰枢椎钢丝技术、后路枕颈钢丝技术、后路寰枢椎Magerl螺钉内固定术（图3）、前路齿突小骨切除术。各种后路寰枢椎方法要求寰椎后弓完整。钢丝技术要求术后使用halo固定以维持颈椎稳定，而寰枢椎Magerl螺钉内固定术要求术者技术熟练，并且要求齿突小骨复位良好和保持椎动脉在正常位置上，但术后不要求使用halo固定。前路齿突小骨切除术用于不能进行后路手术的患者或虽能行后路手术但不能足够减除小骨压迫者。

该患者影像学分析提示存在齿突小骨。因为患者有脊髓病症状，故予手术治疗，行后路寰枢椎经关节突螺钉内固定术，以防止进一步压迫脊髓和产生永久性神经损害（图3）。术后患者疼痛减轻，上肢肌力改善，步态也恢复正常。

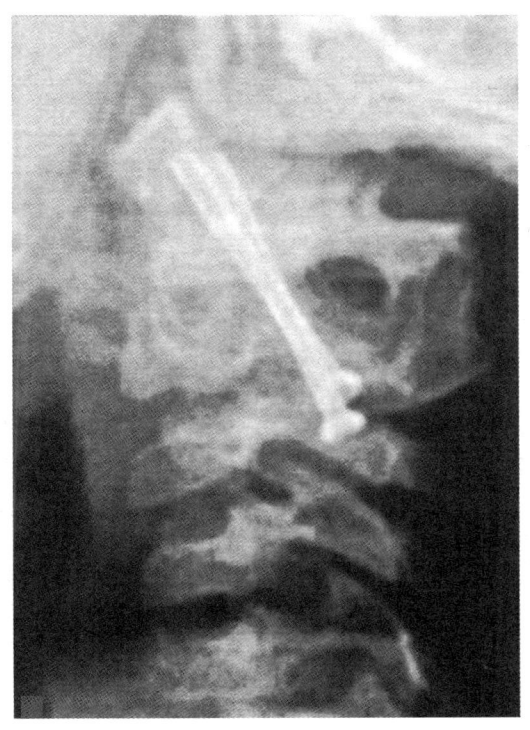

图 3

临 床 要 点

1. 通常 X 线平片就足以做出齿突小骨的诊断。有颈椎不稳征象或神经血管损害的患者要做进一步的影像学检查。
2. 无症状且不伴寰枢椎不稳的患者可予保守治疗。定期拍片检查以发现任何寰枢椎不稳的征象。
3. 手术治疗方法包括后路寰枢椎或枕颈钢丝技术、后路寰枢椎螺钉内固定术和前路齿突小骨切除术。
4. 各种钢丝技术都要求术后使用 halo 固定,直至出现寰枢椎融合的影像学征象。寰枢椎螺钉内固定术不要求使用 halo 固定。

参 考 文 献

1. Spierings EL, Braakman R. The management of os odontoideum: Analysis of 37 cases. J Bone Joint Surg Br 1982; 64: 422-428.
2. Schuler TC, Kurz L, Thompson DE. Natural history of os odontoideum. J Pediatr Orthop 1991; 11: 222-225.
3. Shirasaki N, Okada K, Ono S, et al. Os odontoideum with posterior atlantoaxial instability. Spine 1991; 16: 706-715.
4. Chang H, Park JB, Kim KW. Synovial cyst of the transverse ligament of the atlas in a patient with os odontoideum and atlantoaxial instability. Spine 2000; 25: 741-744.
5. Dai L, Yuan W, Ni B, et al. Os odontoideum: Etiology, diagnosis and management. Surg Neurol 2000; 53: 106-109.
6. Sasaki H, Itoh T, Takei H, et al. Os odontoideum with cerebellar infarction. A case report. Spine 2000; 25: 1178-1181.
7. Hadley MN. Os odontoideum. Neurosurgery 2002; 50: S148-155.

病例 19　女性，43 岁，颈部及右臂疼痛 6 个月

患者 6 个月来颈部和右臂疼痛伴右上臂麻木和刺痛。缓慢起病，进行性加重。症状在活动时加重，休息时缓解。患者否认既往颈背部手术史，吸烟每年 8 包。先前治疗包括使用非甾体抗炎药、注射和口服类固醇药物，症状轻微缓解。

体格检查

五官：无淋巴结肿大，无压痛。四肢：毛细血管充盈良好，未见杵状指、发绀和水肿。神经肌肉：右上肢伸腕肌和三角肌肌力 4/5，Spurling 试验右臂阳性，颈部主、被动活动加重疼痛，双侧肱三头肌腱反射消失，Hoffmann 征双侧阴性，右前臂和拇指轻触觉和针刺觉减退。皮肤：未见异常。

实验室检查

颈椎侧位 X 线平片：见图 1；颈椎矢状位 MRI：见图 2。

问题

患者疼痛的原因是什么？这是不是一种外科疾病？

女性，43岁，颈部及右臂疼痛6个月

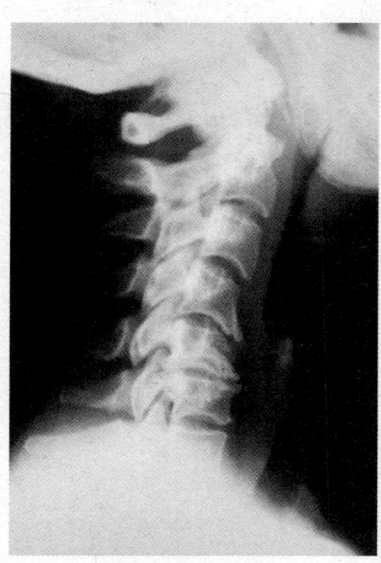

图 1

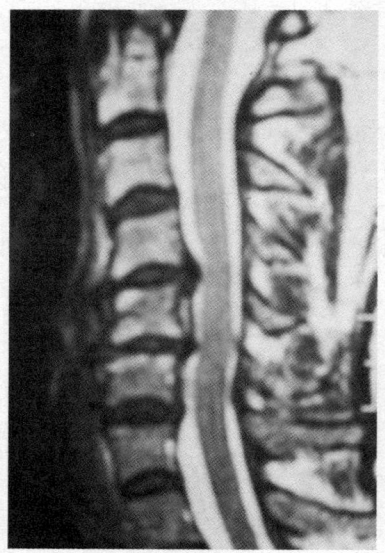

图 2

诊断

X线平片显示患者颈椎显著的退行性变,包括C4-5和C5-6椎间隙狭窄和骨赘形成。MRI显示C4-5和C5-6椎间盘突出。颈椎间盘突出伴神经根病早期予以保守治疗,如保守治疗无效,则需行前路椎间盘切除术和颈椎融合术(可用器械内固定)。

讨论

对于很多患者而言,颈椎间盘突出是引起严重疼痛、不适和残疾的重要原因。椎间盘突出主要是椎间盘长期应力所致,也有一部分患者是因急性损伤所致。最常累及C5-6和C6-7,患者通常不到40岁,发病率无性别差异。

正常情况下,椎间盘内部的髓核起着维持椎间盘高度和抵抗轴向压力的作用,而外部的纤维环则在脊柱前屈、后伸、侧屈和旋转时抵抗张力。组织学研究揭示了导致颈椎间盘突出的一些变化,包括软骨终板的退行性变和纤维环撕裂。长期应力导致纤维环撕裂,进而使得髓核组织通过纤维环的裂口突出。椎间盘内部髓核组织的减少,进一步增加了纤维环所受到的应力,加速了退变。

颈椎间盘突出症患者常诉及颈部和上胸部疼痛,上肢放射痛。上肢无力和感觉异常等症状也比较常见。颈部轴性疼痛可来自纤维环疼痛,而神经根痛则是由于神经根出神经孔时受压所致,突出的椎间盘组织压迫脊髓,可引起脊髓病症状。仔细检查患者的各种症状,以发现其他可引起颈痛的更为严重的疾病或系统性疾病的危险信号(表1)。通过适当的实验室检查以除外感染和肿瘤。

表1 病史或体格检查中提示可引起颈痛的严重疾病或全身性疾病的危险信号

疾病	病史或体格检查结果
骨折	严重创伤 骨质疏松患者的轻微创伤或搬运重物史 创伤后棘突连线压痛
肿瘤或感染	年龄＞50岁或＜20岁 肿瘤史 全身症状 近期细菌感染 近期有创操作 静脉吸毒 免疫抑制 夜间或休息时疼痛加重

体格检查时要检查患者颈椎的主动和被动活动范围。通常这些患者的颈椎活动度减小,并且活动时疼痛加重。屈颈时,神经孔增大,能缓解症状,而颈椎后伸时,神经孔缩小,压迫神经根而加重症状。进行椎间孔挤压试验(Spurling征),以重现患者的症状,其操作方法是:患者颈椎后伸位,侧屈并旋转颈椎时下压头部。这些操作使得神经孔变小并压迫神经根出口处而引发症状。检查上肢肌力和反射,反射亢进提示脊髓受压,反射减弱说明神经根受压。检查皮肤感觉以发现任何的皮肤感觉减退或消失。Hoffmann征用来检查脊髓病,检查者轻弹患者示指、中指和无名指末节指,如患者拇指出现反射性屈曲,则为阳性表现,提示患者脊髓可能受压。

在各种影像学检查中,X线平片能很好地显示颈椎退行性变,包括椎间隙狭窄和骨赘形成。脊髓造影CT扫描有助于检查椎管和受压的脊髓和神经根。但应当注意的是,这是一种有创检查方法,有感染和脑脊液漏的风险。MRI能检查神经组织和受压的脊髓和神经根,并且是无创的。所有诊断和治疗计划都应该根据临床检查的结果,并辅以影像学检查。阅片时要仔细慎重,因为很多无症状患者存在脊柱退行性变的影像学证据。肌力、感觉和反射的特异性改变可用来鉴别椎间盘突出的位置(表2)。

表2 各颈椎受损时的临床表现

颈椎水平	受累肌肉	感觉缺失	反射
C3-4	肩胛肌	颈外侧、肩	无
C4-5	三角肌、二头肌	上臂外侧	肱二头肌腱反射
C5-6	腕伸肌、二头肌、三头肌	前臂桡侧	肱桡肌反射
C6-7	三头肌、腕屈肌	中指	肱三头肌腱反射
C7-T1	指屈肌、骨间肌	手尺侧	无

颈椎间盘突出症首先予以保守治疗,包括非甾体抗炎药、物理治疗、局部类固醇药物注射、口服类固醇药物和肌松药。仍然疼痛的患者可到疼痛专家处寻求帮助。对颈椎间盘突出症的自然病程进行研究后,发现大多数患者突出的椎间盘最终都被吸收掉了。这是因为血管长入突出的椎间盘组织中,导致椎间盘被分解和吸收。

存在顽固性疼痛、脊髓病、进展性神经功能损害的患者或对保守治疗无效的患者,可行手术治疗。典型的手术方法为前路颈椎间盘切除和颈椎融合术。无吸烟史患者采取这种手术的效果为优和良,颈椎融合率可达90%。对于使用颈椎前路钢板内固定,目前还尚有争议。支持者认为使用颈椎前路钢板可以使患者在术后马上恢复正常活动,并且使颈椎融合得更快,同时颈椎前路钢板还能避免患者术后出现颈椎后凸。但是反对者则认为颈椎的最终融合率并不因为使用颈椎前路钢板而改变,并且钢板是一个潜在的危险因素。

也可以经后路进行手术,椎板部分切开术可以摘除突出的椎间盘组织。对颈椎间盘突出症的前后路手术方法进行的对比研究发现，前路手术的短期疗效好于后路手术，但是长期疗效两者相似。采用何种手术方法需要外科大夫慎重决定，但是前路颈椎间盘切除术和颈椎融合术更经常采用。

该患者选择手术治疗，行 C4-C5 和 C5-C6 前路颈椎间盘切除术、椎间植骨、颈椎前路钢板内固定融合术。患者手术耐受良好，无并发症。术后 6 个月随访，患者颈部疼痛完全缓解，但右上肢仍有轻微疼痛。

临 床 要 点

1. 颈椎间盘突出症常由椎间盘受到长期应力所致，但也可因急性创伤引起。
2. 大多数患者的病程具有自限性的特点，可予以保守治疗，包括非甾体抗炎药、局部类固醇药物注射、口服类固醇药物、物理治疗和肌松药。
3. 手术指征包括进展性神经功能损害、顽固性疼痛、保守治疗无效。一旦患者的症状出现缓解就应该搁置手术，除非其症状继续加重。
4. 手术方法多采用前路颈椎间盘切除术和颈椎融合术，可用或不用颈椎前路钢板。

参 考 文 献

1. Gore DR, Sepic SB. Anterior cervical fusion for degenerated or protruded discs. A review of 146 patients. Spine 1984; 9: 667-671.
2. Boden SD, McCowin PR, Davis DO, et al. Abnormal magnetic resonance scans of the cervical spine in asymptomatic subjects. A prospective investigation. J Bone Joint Surg am 1990; 72: 1178-1184.
3. Saal JS, Saal JA, Yurth EF. Nonoperative management if herniated cervical intervertebral disc with radiculopathy. Spine 1996; 21: 1877-1883.
4. Humphreys SC, Hodges SD, Patwardhan AG, et al. The natural history of the cervical foramen in symptomatic and asymptomatic indi-

viduals aged 20-60 years as measured by magnetic resonance imaging. A descriptive approach. Spine 1998, 23: 2180-2184.
5. Heckmann JG, Lang CJ, Zobelein I, et al. Herniated cervical intervertebral discs with radiculopathy: an outcome study of conservatively or surgically treated patients. J Spinal Disord 1999; 12: 396-401.
6. Klein GR, Vaccaro AR, Albert TJ. Health-outcome assessment before and after anterior cervical discectomy and fusion for radiculopathy: A prospective analysis. Spine 2000; 25: 801-803.
7. Furusawa N, Baba H, Miyoshi N, et al. Herniation of cervical intervertebral disc. Immunohistochemical examination and measurement of nitric oxide production. Spine 2001; 26: 1110-1116.

病例 20　男孩，8 岁，短颈、颈蹼和颈椎活动度减小

患者因短颈、颈蹼和颈椎活动度减小被转诊到脊柱外科。否认任何疼痛和神经症状，以及其他与脊柱有关的症状。无步态和平衡异常，无大小便功能异常。其父母证实患者既往无颈背部手术史。

体格检查

一般状况：短颈、颈蹼、发际低（图 1），无斜颈。四肢：毛细血管充盈良好，未见杵状指、发绀和水肿。肌肉骨骼：颈椎主被动活动范围显著减小，以颈椎侧屈减小最为明显，深肌腱反射 2+，左右对称，Hoffmann 征阴性，四肢肌力 5/5，左右对称，轻触觉和针刺觉正常，双踝无阵挛，未见翼状肩胛和脊柱弯曲，脊柱和椎旁肌无触痛。皮肤：未见异常。

实验室检查

颈椎侧位 X 线平片：见图 2；直立位脊柱侧弯 X 线平片：正常；腰椎 X 线平片：正常。

问题

患者颈部症状的原因是什么？还应该进行何种检查？

男孩，8岁，短颈、颈蹼和颈椎活动度减小

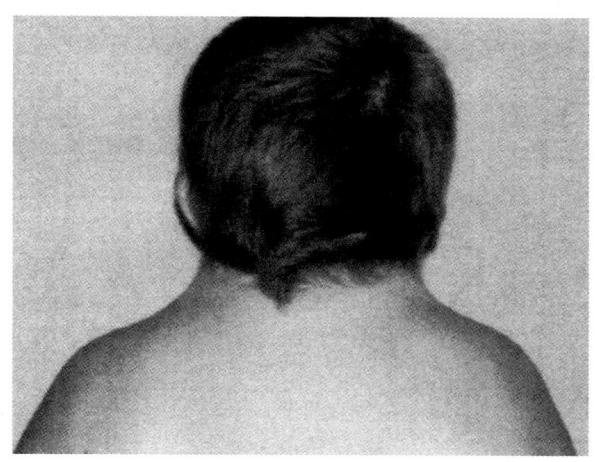

图 1

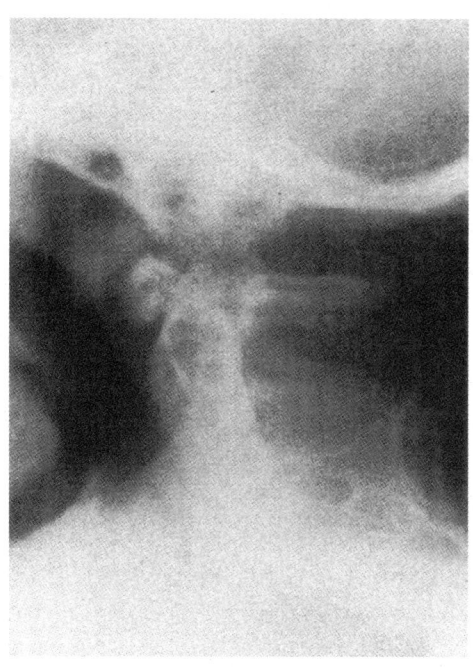

图 2

诊断

该男孩患有 Klippel-Feil 综合征。脊柱平片显示患者脊柱的其他部位正常。应转诊到心脏病专家、耳科专家和泌尿专家处进行合适的筛查。

讨论

Klippel-Feil 综合征是颈椎的一种先天性畸形,其特点是一个或多个运动节段的融合。这种融合可能发生于颈椎的任一水平,其中以 C2-C3 最为常见,其次是 C5-C6。表 1 介绍了 Klippel-Feil 综合征常用的两种分类方法。这种疾病的病因尚不清楚,但推测可能与遗传、胎儿酒精综合征、血管破坏等原因有关。

表 1 Klippel-Feil 综合征的分类方法

类别	类型	定义
Feil	Ⅰ	颈椎广泛融合
	Ⅱ	两个椎体融合
	Ⅲ	Ⅰ型或Ⅱ型伴胸椎和腰椎畸形
Hensinger	Ⅰ	C2-C3 融合伴寰椎枕骨化
	Ⅱ	长节段融合伴枕颈结合部异常
	Ⅲ	两个长融合节段被一个活动节段隔开

Klippel-Feil 综合征是一种颈椎的先天畸形,其典型特征是颈椎骨先天性融合、颈椎活动度减小和短颈伴低发际,即 Klippel-Feil 综合征三联征。然而这种疾病的临床表现是非常多样的。颈椎活动度减小以颈椎侧屈受限最为明显,但如果融合的椎骨小于 3 个,颈椎活动度减小就不是很明显。与其他先天性畸形一样,Klippel-Feil 综合征也有很多相关的其他临床表现(表 2)。最常见的肌肉骨骼表现是脊柱侧弯、斜颈和 Sprengel 畸形(高位肩胛)。Sprengel 畸形是肩胛骨在发育过程

表 2 与 Klippel-Feil 综合征相关的其他畸形

受累系统	畸形
肌肉骨骼	脊柱侧弯
	脊柱不稳
	颈椎管狭窄
	Sprengel 畸形
	斜颈
	面部不对称
	肢体发育不良
神经系统	轻微损伤后出现创伤性四肢麻痹或瘫痪
	联带运动（上肢镜像运动）
	听力丧失
肾	肾盂输尿管重复畸形
	异位肾
	双侧肾小管扩张
	肾积水
	单侧肾发育不全
	马蹄肾
心血管系统	室间隔缺损
	房间隔缺损
	右位心
	主动脉狭窄
	动脉导管未闭

中未下降的一种先天性畸形，更确切地说，是肩胛骨表现为向上抬高并向内侧旋转。所以，应该对 Klippel-Feil 综合征患者脊柱进行拍片检查以发现或除外其他畸形。

由于 Klippel-Feil 综合征伴有肾和心血管系统畸形的高发生率，所以所有患者都应转到肾病和心脏病医生处进行合适的检查，包括肾 B 超检查和心电图检查；有听力损害的患者还要到耳科专家处进行检查；有联带运动（即上肢镜像运动）的患者要接受物理治疗和康复治疗。大多数患者会随时间的推移而逐渐缓解，辅以职业疗法更为有效。

体格检查应该首先检查颈椎及相关组织。评估颈椎的主、被动活动度。并注意是否存在任何异常或畸形，如短颈、斜颈、高位肩胛或脊柱侧弯。进行彻底的神经系统检查来评估肌力、感觉和反射有无异常，或有无脊髓病征象。筛查有无其他系统畸形，并到相关专科进行合适的检查。

影像学检查首先拍摄脊柱全长的X线平片，检查颈椎融合和其他相关畸形。拍摄脊柱前屈后伸动力片，以评价有无脊柱不稳。对需要手术的患者进行CT扫描来检查骨骼畸形。如患者有神经功能损害，则要进行MRI检查。

大多数患者可予以保守治疗。很多患者的诊断是在影像学检查时偶然发现的。如果患者影像学检查发现有进展性的脊柱侧弯、颈椎不稳、神经功能损害和对保守治疗无效的疼痛，可行手术治疗。有关儿童Klippel-Feil综合征患者适宜的手术治疗方法，目前报道相对较少。手术干预应根据患者个体情况具体考虑。

该患者无神经功能损伤的表现，其影像学检查结果显示无脊柱不稳的体征，颈椎平片显示C2-C7先天性融合，无脊柱其他部位的畸形。患者还到心脏病专家、泌尿专家、耳科专家处进行了筛查，亦无异常结果。因为患者无脊柱其他部位的畸形、脊柱不稳的体征以及神经功能损伤，故予以保守治疗。随访，密切观察患者是否存在脊柱不稳或神经功能损伤的新发症状。

临 床 要 点

1. Klippel-Feil 综合征的特点是颈椎一个或多个运动节段的先天性融合。
2. Klippel-Feil 综合征性最具特征性的症状是颈椎骨先天性融合、颈椎活动度减小和短颈、颈蹼，即 Klippel-Feil 综合征三联征。
3. 多系统畸形常见，所以到相关专家处进行筛检很重要，如心脏病专家、神经病专家、耳科专家、理疗和康复专家等。
4. 很多患者开始并无明显症状，但逐渐加重的畸形、脊柱不稳、颈椎管狭窄和脊髓病会使得患者的症状变得明显起来，并且需要寻求有效治疗。

参 考 文 献

1. Hensinger RN, Lang JE, MacEven GD. Klippel-Feil syndrome: A constellation of associated anomalies. J Bone Joint Surg Am 1974; 56: 1246-1253.
2. Moore WB, Matthews TJ, Rabinowitz R. Genitourinary anomalies associated with Klippel-Feil syndrome. J Bone Joint Surg Am 1975; 57: 355-357.
3. Bavinck JN, Weaver DD. Subclavian artery supply disruption sequence: hypothesis of a vascular etiology for Poland, Klippel-Feil, and Mobius anomalies. Am J Med Genet 1986; 23: 903-918.
4. Nguyen VD, Tyrrel R. Klippel-Feil syndrome: Patterns of bony fusion and wasp-waist sign. 1993; 25: 519-523.
5. Guille JT, Miller A, Bowen JR, et al. The natural history of Klippel-Feil syndrome: Clinical, roentgenographic, and magnetic resonance imaging findings at adulthood. J Pediatr Orthop 1995; 15: 617-626.
6. Clarke RA, Catalan G, Diwan AD, et al. Heterogeneity in Klippel-Feil

syndrome: A new classification. Pediatr Radiol 1998; 28: 967-974.
7. Guille JT, Sherk HH. Congenital osseous anomalies of the upper and lower cervical spine in children. J Bone Joint Surg Am 2002; 84: 277-288.

病例 21　男孩，15 岁，摔跤后右侧颈部疼痛

患者就诊前一天在学校摔跤时被摔倒在地，回家后其父母发现患者的颈部弯向左侧，当夜晚些时候颈部严重疼痛。疼痛主要在右侧，否认四肢麻木、刺痛和无力；否认头痛、视力改变和吞咽困难；以往无类似经历。否认既往颈背部手术史。

体格检查

五官：颈部弯向左侧并转向右侧，无软组织肿块，未触及颈淋巴结肿大。四肢：毛细血管充盈良好，未见杵状指、发绀和水肿。神经肌肉：无椎旁肌压痛；左侧颈部肌肉痉挛明显；无颈部和肩部肌肉萎缩；Spurling 检查阴性，Lhermitte 征阴性，颈椎牵引试验阴性，Hoffmann 征阴性；颈椎活动度受限：屈 15°，伸 0°，向右旋转 5°，左伸 15°；肩部未见异常，无翼状肩；无胸廓出口综合征；上肢肌力 5/5，左右对称；深肌腱反射 2＋，左右对称；针刺觉和轻触觉正常。皮肤：未见异常。

实验室检查

颈椎前后位 X 线平片：见后图。

问题

患者颈部疼痛的原因是什么？颈部哪侧受伤？

男孩，15岁，摔跤后右侧颈部疼痛

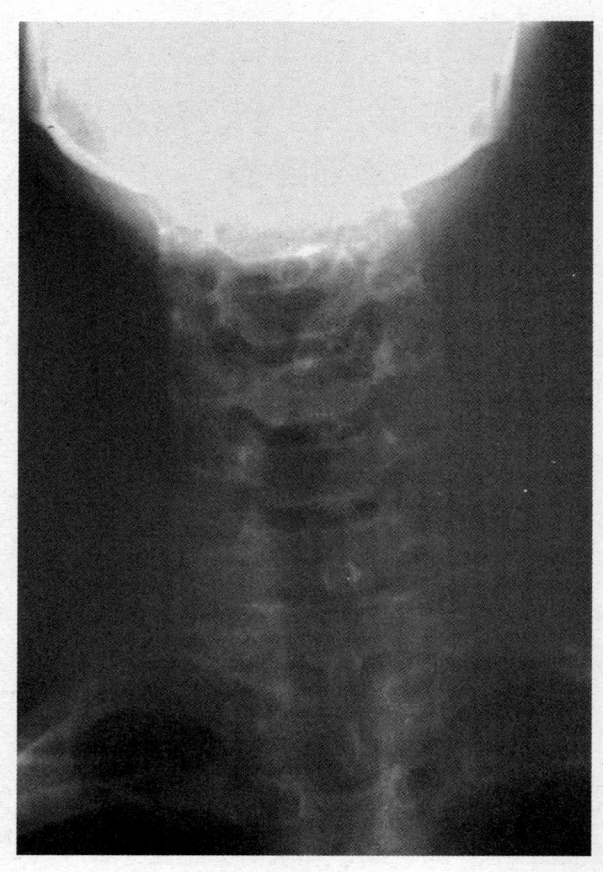

诊断

患者创伤后斜颈。患者颈椎弯向左侧并转向右侧，所以病理部位在左侧。

讨论

斜颈是多种头颈部疾病的共同症状，这些疾病的特点是肌张力升高导致异常姿势或不自主运动。斜颈可分为两类：原发性斜颈（80%～90%）和创伤后斜颈（10%～20%）。原发性斜颈患者发病年龄通常在 30～60 岁之间，女性发病率是男性发病率的 2 倍多。特发性斜颈的病因还不清楚，目前认为是与多巴胺-D2 受体活性不足有关的基底神经节缺陷的结果。创伤后斜颈被认为是胸锁乳突肌受损的结果。胸锁乳突肌受损后，出现炎症反应和肿胀，随着炎症反应的消退，胸锁乳突肌肌内形成纤维条索瘢痕并使前者挛缩。

急性或创伤后斜颈患者常述有颈部肌肉痉挛伴疼痛和颈部特征性姿势，即颈椎弯向患侧并转向健侧。肌肉痉挛通常明显并可触及。患者常有新近创伤史和颈部疼痛等特点。

慢性或特发性斜颈患者常无明确的创伤因素。患者可有颈部慢性疼痛史和神经根痛。继发于慢性肌张力升高的骨骼改变能引起神经根受压或椎管狭窄。患者也可能会有颈部痉挛性抽动或高频的摆动。这些症状随着时间的进展而进行性加重，也有可能会自然缓解，但一般只持续较短时间。情绪紧张可加重症状，但这并不说明这是一种心理疾病，在这些患者身上也常发现社会隔绝或抑郁等心理症状。

体格检查的重点是找出异常姿势的根本病因和检查肌肉痉挛的严重程度。可能的致病因素包括颈椎骨髓炎、咽后感染、肿瘤肿块的作用、枕骨损伤、车祸伤后肌肉痉挛、不良药物反应和特发性震颤。

除非怀疑有感染或肿瘤，一般不需要进行实验室检查。影像学检查包括 X 线平片、CT 和 MRI。平片用于除外感染或骨折，也可用于评估骨骼改变的程度，骨骼改变可以引起神经根病或椎管狭窄。CT 也可用于检查骨骼改变和除外咽后脓肿。有神经根症状或脊髓病症状的患者要进行 MRI 检查，以确定有无神经根和脊髓受压。

斜颈予以保守治疗即可，其目的在于缓解肌肉痉挛和纠正异常姿势。单纯创伤后斜颈予以肌松药治疗效果很好，可加用或不加用软性围领。局部肉毒杆菌毒素注射是近来治疗慢性斜颈患者的主要治疗手段。应该告诉患者的是，在注射后的第一周内疗效可能并不明显。如有必要，可以每 4～6 个月重复注射一次。由于患者体内可逐渐产生抗肉毒杆菌毒素抗体，由此限制了其疗效。其他药物治疗包括解痉剂（如巴氯芬）和非甾体抗炎药。物理治疗和康复治疗可联合使用肌松药，以恢复颈部活动范围。慢性斜颈患者在治疗过程中应遵循神经科医生的治疗安排。

颈椎平片显示该患者颈椎偏向一侧并转向另一侧，未见软组织肿块影、感染或肿瘤，以及颈椎退行性变。予以肌松药治疗以缓解肌肉痉挛，戴软性围领以使颈部舒适。5天后，患者肌肉痉挛症状明显改善，颈部活动范围恢复正常，无上肢不适。

临 床 要 点

1. 斜颈患者的颈部处于异常姿势，即颈椎弯向受损一侧，并转向对侧，这种异常姿势继发于胸锁乳突肌、肩胛提肌、夹肌或斜方肌受损所导致的肌张力升高。
2. 患者可出现颈部肌肉痉挛性抽动或颈部高频摆动。
3. 局部肉毒杆菌毒素注射治疗是近来治疗慢性斜颈患者的主要治疗手段，注射1周后才开始出现疗效，必要时可每4～6个月重复注射一次。

参 考 文 献

1. Duane DD. Spasmotic torticollis. Adv Neurol 1988；49：135-150.
2. Jahanshahi M, Marion MH, Marsden CD. Natural history of adult onset idiopathic torticollis. Arch Neurol 1990；47：548-552.
3. Jankovic J, Leder S, Warner D, et al. Cervical dystonia：Clinical findings and associated movement disorders. Neurology 1991；41：1088-1091.
4. Denislic M, Pirtosek Z, Vodusek DB, et al. Botulinum toxin in the treatment of neurological disorders. Ann NY Acad Sei 1994；710：76-87.
5. van Herwaarden GM, Anten HW, Hoogduin CA, et al. Idiopathic spasmodic torticollis：A survey of the clinical syndromes and patients' experiences. Clin Neurol Neurosurg 1994；96：222-225.

病例 22　男性，22 岁，橄榄球比赛中受伤后出现一侧颈部和上臂疼痛

患者在院系橄榄球赛中防守对方球员时受伤，出现左侧颈部疼痛和左上臂放射性灼痛，上述症状在受伤后几分钟内自行缓解。患者自觉左上肢轻度无力，否认意识丧失。患者自述以往在橄榄球比赛时有过几次类似损伤，否认既往颈背部手术史。

体格检查

一般状况：独立行走，无防痛步态，无明显脊柱畸形。四肢：未见杵状指、发绀和水肿，毛细血管充盈良好。肌肉骨骼：左颈侧椎旁肌痉挛，无脊柱触痛，无斜颈，无肌肉萎缩，后正中触诊无台阶感，颈椎主、被动活动度降低且颈椎活动时疼痛加重，肩外展时左三角肌肌力 4/5，深肌腱反射 2+，左右对称，双踝无阵挛，Spurling 征左侧阳性，Hoffmann 征阴性，针刺觉和轻触觉正常。皮肤：未见异常。

实验室检查

颈椎前后位、侧位和前屈后伸位 X 线平片：正常。

问题

患者出现这些症状的原因是什么？此时还需其他何种影像学方法检查？

男性，22 岁，橄榄球比赛中受伤后出现一侧颈部和上臂疼痛

诊断

患者上部臂丛损伤，也称为"灼痛"（burner）。除非患者的疼痛是由其他更为严重的疾病或全身性疾病所致，否则此时无需进行其他影像学检查。

讨论

上肢灼痛或刺痛是臂丛损伤的常见症状，是由颈部或肩部直接创伤所致，这种损伤在橄榄球运动员防守时多见。曾有研究报道指出，超过 65% 的学校橄榄球运动员在运动生涯中经历过这种损伤，但是大多数人并没有将这种损伤告诉别人，有这种损伤的运动员超过 85% 有过损伤复发的经历。

有三种典型的损伤类型可引起臂丛损伤，分别是：(1) 颈椎远离患侧的侧屈造成臂丛牵拉伤；(2) 锁骨上窝 Erb 点直接损伤导致臂丛受压；(3) 颈椎过伸并向患侧侧屈导致神经根受压。

臂丛损伤通常分为两级，即 I 级和 II 级。I 级损伤是指神经失用症，这是神经髓鞘的断裂，但不伴神经轴突损伤，这种损伤通常在 3 周内即可好转；II 级是指神经轴突的断裂伤，它既包括轴突的损伤，也包括 Waller 变性，这种损伤常导致肌无力。

患者一般都有在橄榄球运动中相互顶撞而引起的受伤史。据报道，其他运动员，包括摔跤、体操和曲棍球等，也可造成这种损伤。患者常有单侧颈部疼痛伴单侧上肢非皮节分布型的放射性灼痛，也可以有皮肤感觉异常或肌无力等症状。很多患者的上述症状在受伤后几分钟内即可自行缓解，但慢性病程者可持续几周。这种疾病的患者既往常有相似的发病经历。

体格检查应首先评估骨折或其他严重损伤的可能性。脊柱后正中压痛、皮节分布的感觉异常或两侧症状均提示存在更加严重的损伤。应该对各个神经根水平进行彻底的神经学检查，以确定是否存在运动无力的症状，如表所示。Spurling 征常为阳性，并可重现患者的症状。

除非在鉴别诊断中需除外其他可能的疾病，早期并不需要进行影像学和实验室检查。如果有脊髓或神经根受损的体征，应进行 MRI 检查。要高度注意患者是否存在颈椎管狭窄，如怀疑，则要行 MRI 检查以确诊。怀疑骨折时，要拍摄 X 线平片或行 CT 扫描检查。如患者的慢性症状超过 3 周，可行 EMG 检查。

各颈神经与其支配肌肉的简要对应关系

肌肉	神经分布	试验
三角肌	腋神经（C5，C6）	肩外展
冈上肌	肩胛上神经（C5，C6）	倒罐头试验
冈下肌	肩胛上神经（C5，C6）	肩外旋
肱二头肌	肌皮神经（C5，C6）	屈肘
旋前圆肌	正中神经（C6，C7）	前臂旋前
肱三头肌	桡神经（C7，C8）	伸肘
小指展肌	尺神经（C8，T1）	小指外展

对于大多数患者来说，这是一种能够自行缓解的自限性疾病，所以其治疗的关键是恢复患者的肌力和防止进一步损伤。早期活动对这些患者来说很重要，可通过患肢向心运动和离心运动来逐渐加大训练强度。寻求教练员和理疗科大夫的帮助有助于运动员早日恢复运动，一般来说，恢复应达 70% 以上才可恢复运动。为了减少复发的风险，应强调适当的运动技术。此外，可以采取使用垫肩等保护性措施以对肩部提供额外的支持，这些措施被证明可限制肩部的过度运动，减少复发的机会。

该患者首先被除外了骨折和其他可能的严重损伤，并教授其正确的防守技术。患者接受物理治疗以恢复正常活动范围和肌力，并使用额外的垫肩以提供保护。在随访中，患者的肩部活动和肌力完全恢复正常。

临 床 要 点

1. 上肢灼痛或刺痛是由于牵拉或直接损伤而引起的一种常见的臂丛损伤。橄榄球运动员在防守时常受到这种损伤。
2. 患者受伤后出现颈部疼痛和一侧上肢放射性灼痛。上肢症状通常是非皮节分布的，可有疼痛、感觉异常或无力等症状。
3. 症状常于受伤后几分钟内即自行缓解，但也可持续几个星期而成为慢性。
4. 这种疾病的复发比较常见，但通过采取合适的技术和加厚肩垫的支持设备来提供额外的保护，可减少复发。

参 考 文 献

1. Poindexter DP, Johnson EW. Football shoulder and neck injury: A study of the "stinger." Arch Phys Med Rehabil 1984; 65: 601-602.
2. Albright JP, McAuley E, Martin RK, et al. Head and neck injuries in college football: An 8-year analysis. Am J Sports Med 1985; 13: 147-152.
3. Odor JM, Watkins RG, Dillin WH, et al. Incidence of cervical spinal stenosis in professional and rookie football players. Am J Sports Med 1990; 18: 507-509.
4. Speer KP, Bassett FH 3d. The prolonged burner syndrome. Am J Sports Med 1990; 18: 591-594.
5. Hovis WD, Limbird TJ. An evaluation of cervical orthoses in limiting hyperextension and lateral flexion in football. Med Sci Sports Exerc 1994; 26: 872-876.
6. Levitz CL, Reilley PJ, Torg JS. The pathomechanics of chronic, recurrent cervical nerve root neuropraxia. The chronic burner syndrome. Am J Sports Med 1997; 25: 73-76.
7. Kuhlman GS, McKeag DB. The "burner": A common nerve injury in contact sports. Am Fam Physician 1999; 60: 2035-2042.

病例 23　女性，67 岁，因腰背部顽固性疼痛入院

患者多年来背部疼痛，但是从未因此而影响日间活动，然而在最近几天，疼痛明显加重，以致患者不得不到急诊科就诊。其疼痛位于下胸椎，并向胸壁和上腹部放射，运动时加重。患者否认近期创伤、发热、寒战、盗汗、恶心和呕吐，无大小便功能改变，但食欲有些下降。

体格检查

一般状况：神清，查体合作，定向力良好。四肢：毛细血管充盈良好，未见杵状指、发绀和水肿。腹部：腹软，无腹膜刺激征，肠鸣音阳性。肌肉骨骼：下胸椎后正中压痛，可及椎旁肌痉挛；踝阵挛阳性，但较弱。双侧膝反射和跟腱反射亢进；下肢轻触觉和针刺觉正常；下肢肌力 5/5，左右对称，肛周感觉正常。皮肤：未见异常。

实验室检查

胸椎前后位 X 线平片：见图 1（侧位）和图 2（前后位）。

问题

患者疼痛突然加重的原因是什么？最有可能的原因是什么？

女性，67岁，因腰背部顽固性疼痛入院

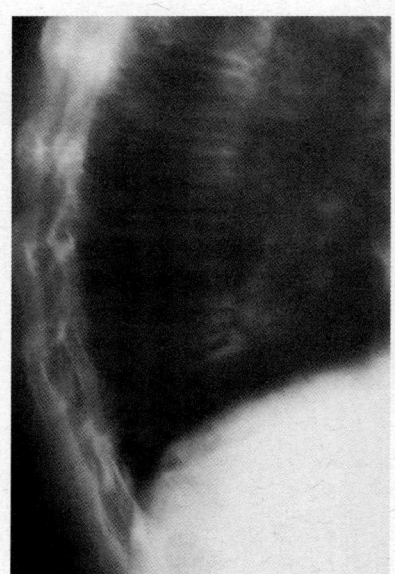

图 1

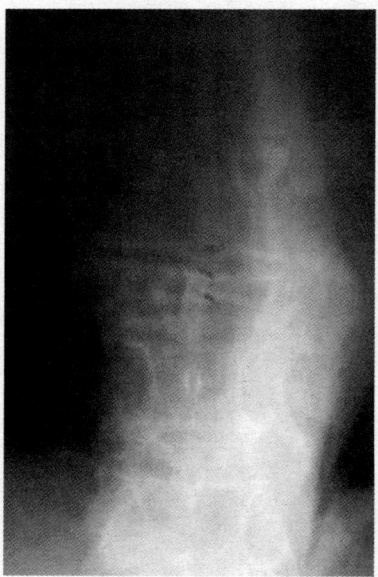

图 2

诊断

患者 T9 粉碎性骨折伴脊髓和神经根受压。对于一位没有外伤史的 67 岁老年女性患者而言，椎骨粉碎性骨折最可能的原因是骨质疏松、恶性肿瘤或感染。

讨论

患者行 T8-T10 椎板切除术、T9 椎体切除术和 T7-T12 节段脊椎后路器械固定术（见图 3 和图 4）。取活组织进行病理检查，可见未分化细胞大量增生，其核型不规则，胞浆减少，多见非典型性有丝分裂象和散在分布的双核形成。肿瘤细胞广泛侵蚀骨髓。根据组织学、免疫组织化学和血清免疫球蛋白电泳检查，诊断为多发性骨髓瘤。术后 CT 检查显示多发性溶骨性病灶，支持该诊断（图 5）。

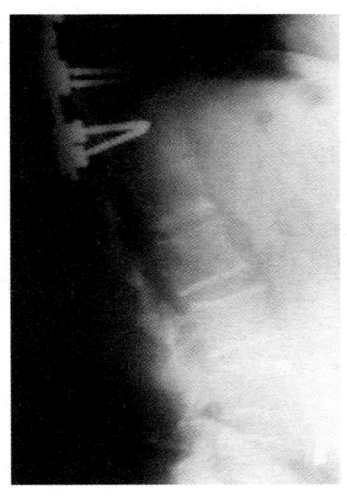

图 3

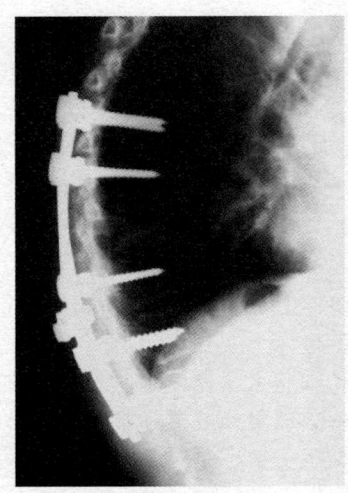

图 4

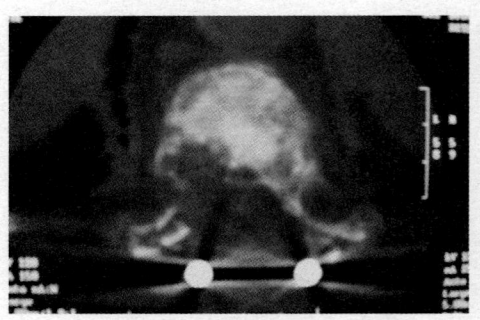

图 5

多发性骨髓瘤会导致恶性浆细胞大量增殖，是最常见的原发性骨肿瘤，其发病率约为 $(5\sim10)/100\,000$，且非洲裔美洲人的发病率比高加索人高。多发性骨髓瘤的平均诊断年龄为 $65\sim70$ 岁。

多发性骨髓瘤起病隐袭，且可有多种不同的临床症状表现。骨痛是最常见的症状，高达 70% 的患者出现骨痛症状，由于骨骼受累或病理性骨折导致的局限性疼痛很常见。脊柱受累可导致神经根和脊髓受压，前者引起神经根症状，而后者可引起脊髓病症状或马尾综合征。胸腰椎是脊柱最常累及的部位，其典型症状是局限性疼痛和下肢的神经根症状。其他症状包括血小板减少所致的大量出血和瘀伤、因贫血或高钙血症引起的意识模糊或嗜睡、异常激素免疫引起的感染等。

X线平片可显示弥漫性骨质减少、孤立的溶骨性病灶或病理性骨折。对全身骨骼进行彻底检查，以确定病损范围和查找有可能即将发生的病理性骨折。由于患者成骨细胞的功能受到抑制，所以骨扫描对于多发性骨髓瘤的检查并无多大帮助。CT扫描检查能更好地反映受累骨骼的损害程度。有神经根症状或脊髓病症状的患者进行MRI检查，有助于评估神经组织的受压程度。

虽然目前对于多发性骨髓瘤还没有有效的治疗方法，但仍有一些有效措施可用于改善患者的生活质量，延长患者生存时间。大多数患者接受大剂量化疗药物治疗和外周血干细胞或骨髓干细胞移植术。局限性骨骼受累、即将发生的病理性骨折、脊髓受压和术后患者也可接受放疗作为辅助治疗。

有病理性骨折、顽固性疼痛或神经功能损害等症状的多发性骨髓瘤患者可进行手术治疗。最常受累的脊柱部位是下部胸椎。手术减压术常采用后侧入路并行脊柱节段性器械融合术。有些外科医生会建议对单发病灶行前路手术。对于压缩性骨折不伴神经功能损害的患者，采用椎体成形术也很有效。建议术后辅以放疗，其次是化疗和肿瘤学治疗。

在本病例中，术后对患者的下半部胸椎辅以体外放射治疗。然后采用地塞米松脉冲式疗法治疗多发性骨髓瘤，用二膦酸盐治疗骨质减少。不幸的是，患者的病灶继续向全脊柱扩散，所以术后患者被转往临终关怀医院并在那里度过了最后的7个月。

虽然该患者出现了粉碎性骨折，但应该注意到的是，这是继发于肿瘤的病理性粉碎骨折。这种骨折所伴发的软组织损伤远远小于我们在创伤性粉碎骨折中所见到的软组织损伤，而对于创伤性粉碎骨折来说，对其进行手术减压和重建稳定性显得更简单些。

临床要点

1. 多发性骨髓瘤是最常见的原发性骨肿瘤。
2. 多发性骨髓瘤患者最常见的症状是骨痛和病理性骨折。
3. 多发性骨髓瘤患者最常见的脊柱受累部位是下部胸椎。
4. 手术适应证包括病理性骨折、顽固性疼痛和神经功能损害。

参考文献

1. Alexanian R, Dimopoulos MA, Delasalle K. Primary dexamethasone treatment of multiple myeloma. Blood 1992; 80: 887-890.
2. Jonsson B, Sjostrom L, Jonsson H Jr, et al. Surgery for multiple myeloma of the spine: A retrospective analysis of 12 patients. Acta Orthop Scand 1992; 63: 192-194.
3. Dimopoulos MA, Moulopoulos A, Smith T. Risk of disease progression in asymptomatic multiple myeloma. Am J Med 1993; 94: 57-61.
4. Alexanian R, Dimopoulos M. The treatment of multiple myeloma. N Engl J Med 1994; 330: 484-489.
5. Durr HR, Kuhne JH, Hagena FW, et al. Surgical treatment for myeloma of the bone. Arch Orthop Trauma Surg 1997; 116: 463-469.
6. Bloomfield DJ. Should bisphosphonates be part of the standard therapy of patients with multiple myeloma or bone metastases from other cancers? An evidence-based review. J Clin Oncol 1998; 16: 1218-1225.
7. Durr HR, Wegener B, Krodel A, et al. Multiple myeloma: Surgery of the spine. Retrospective analysis of 27 patients. Spine 2002; 27: 320-326.

病例24　男性，60岁，腰部锐痛2周

患者2周来腰部严重疼痛，患者自述疼痛呈锐性并向右腿放射。夜间和活动时最为严重。患者否认发热、寒战、体重明显改变、近期感染、大小便功能改变和近期创伤。使用镇痛药后，疼痛有所缓解。无既往颈背部手术史。

体格检查
四肢：毛细血管充盈良好，未见杵状指、发绀和水肿。肌肉骨骼：下肢肌力5/5，左右对称；轻触觉和针刺觉正常；深肌腱反射2+，左右对称；直腿抬高试验阴性；FABER试验阴性；双踝无阵挛。皮肤：未见异常。

实验室检查
腰椎脊髓造影后轴状面CT扫描：如图所示；CBC：正常；经皮软组织肿块和脊柱小关节细针抽吸检查：可见尿酸单钠盐晶体。

问题
患者疼痛的原因是什么？对该患者应采取何种合适的治疗方法？

男性，60岁，腰部锐痛2周

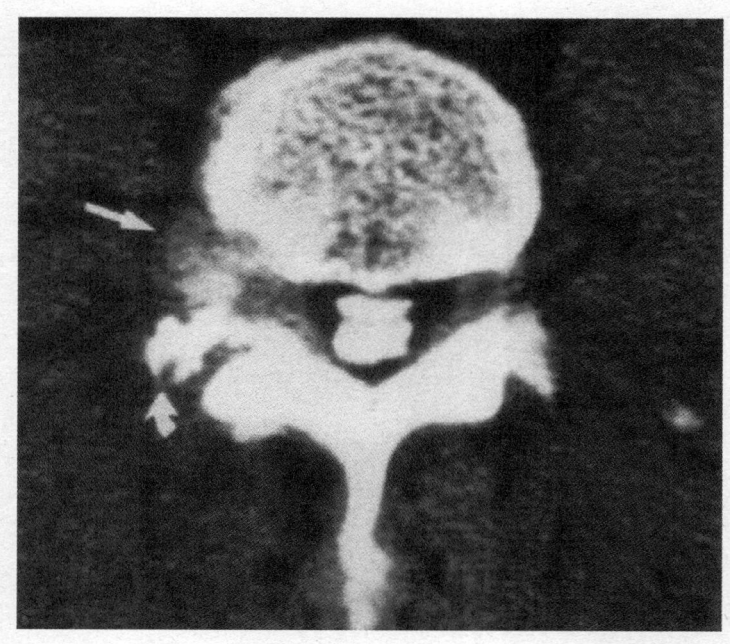

诊断

该患者患有腰椎痛风。可先予以吲哚美辛或其他非甾体抗炎药治疗，如果患者不耐受非甾体抗炎药，可换用类固醇药物。

讨论

痛风是一种与尿酸代谢有关的常见疾病，尿酸结晶体沉积于关节和组织中，可引起反应性关节炎，并最终导致关节损毁。其典型的初发症状是1~2个下肢小关节受累。足痛风是第一跖趾关节的炎症性反应，50%的痛风患者首发症状是足痛风，而另有约10%的患者以多关节受累为首发症状。虽然痛风多见于四肢骨骼，但是中轴骨骼也可以被累及。

文献报道中脊柱痛风患者不多，其症状表现多种多样。脊柱痛风更常见于男性患者，并且脊柱的各个部位都可以被累及。在已经报道过的脊柱痛风患者中，70%先前在其他部位出现过痛风发作，55%累及多个关节。临床表现既有局限性背部或颈部疼痛，也有更严重的症状，如发热、神经根痛、脊髓病、马尾综合征和椎骨压缩性骨折等。背部疼痛和发热——脊柱痛风最常见的症状——经常导致医生作出感染的错误诊断。由于脊柱痛风的症状并不具有特异性，临床表现多种多样，而且患者数量有限，故常延误诊断。

通常先进行 X 线平片检查，检查结果可为正常、非特异性退行性变和终板侵蚀。CT 扫描可显示局灶性小关节侵蚀。MRI T1 和 T2 加权像可见异常信号影并被钆加强。非特异性炎症反应易被误认为感染。

实验室检查对痛风的诊断价值有限。痛风患者的血尿酸水平既可能处于正常水平，也可能有显著升高。普通人群中 8% 的人血尿酸水平升高，但是这些人中只有 20% 会发展为痛风。与此相反，有 10% 的痛风患者，即使在痛风急性发作时，其血尿酸水平也处于正常水平。确诊痛风要求活检，以发现尿酸盐结晶体。以往被误诊为感染的痛风患者在手术过程中并没有发现感染征象，但却在活检样本的病理检查中发现了结晶体。如果怀疑痛风，可通过细针抽吸获取活检样本，在病变骨骼或椎间盘组织中进行结晶体分析。

脊柱痛风的治疗同外周关节痛风。痛风急性发作的保守治疗方法有非甾体抗炎药、秋水仙碱或类固醇类药物。吲哚美辛是治疗痛风的经典用药，但老年患者应避免使用此药，因为它有可能会对 CNS 产生不良作用。但据报道，很多其他非甾体抗炎药对痛风也有疗效。非甾体抗炎药在开始 2～3 天使用大剂量，然后在 2 周内逐渐减量。由于秋水仙碱不良反应发生率高，所以通常不用。如果患者不耐受非甾体抗炎药或秋水仙碱，则可用类固醇类药物，头 1～3 天使用泼尼松 40mg/d，然后在 2 周内逐渐减量。有报道指出静脉注射类固醇类药物治疗痛风的疗效并不优于口服。很多患者需要长期预防性用药，如服用别嘌呤醇，以防止痛风再次发作。转诊患者到风湿科就诊以获得进一步治疗。

该患者的病史最初提示可能是感染，疼痛在夜间加重，休息后不减轻，提示感染或者恶性肿瘤的危险信号，所以患者进行了一系列检查以排除这些疾病的可能性。脊髓造影 CT 扫描显示软组织肿块影和小关节侵蚀，而这正是脊柱痛风的典型表现。对软组织肿块行细针抽吸活检，病理分析发现结晶体，这就证实了痛风的诊断。予以吲哚美辛治疗，2 周后患者症状明显改善，转诊患者到风湿科以进一步治疗。

临 床 要 点

1. 脊柱痛风最常见的症状是腰部疼痛和发热。大多数患者先前有过痛风发作，常累及多个关节。
2. 影像学检查结果是非特异性的，常被误认为感染征象。
3. 对有发热、腰部疼痛和既往痛风史的患者，在鉴别诊断中要保留痛风和可疑感染的诊断。
4. 脊柱痛风的治疗同外周关节痛风，痛风急性发作时可予以非甾体抗炎药、秋水仙碱或类固醇类药物治疗，并要预防性使用别嘌呤醇以防痛风再次发作。

参 考 文 献

1. Bonaldi VM, Duong H, Starr MR, et al. Tophaceus gout of the lumbar spine mimicking an epidural abscess: MR features. AJNR Am J Neuroradiol 1996; 17: 1949-1952.
2. Fenton P, Young S, Prutis K. Gout of the spine: Two case reports and a review of the literature. J Bone Joint Surg Am 1995; 77: 767-771.
3. Miller LJ, Pruett SW, Losada R, et al. Clinical image: Tophaceus gout of the lumbar spine-MR findings. J Comput Assist Tomogr 1996; 20: 1004-1005.
4. Hausch R, Wilkerson M, Singh E, et al. Tophaceus gout of the thoracic spine presenting as back pain and fever. J Clin Rheumatol 1999; 5: 335-341.
5. Barrett K, Miller ML, Wilson JT. Tophaceus gout of the spine mimicking epidural infection: Case report and review of the literature. Neurosurgery 2001; 48: 1170-1173.

病例 25　男孩，15 岁，无痛性脊柱畸形，逐渐起病

患者因脊柱畸形而就诊于脊柱外科。患者否认背部疼痛、神经根痛、发热、寒战和近期体重下降，无脊柱侧凸家族史。患者及其母亲都否认患者近期生长突增。无既往颈背部手术史和外伤史。

体格检查

一般状况：正常步态。四肢：无杵状指、发绀和水肿，毛细血管充盈良好。神经肌肉：冠状面未见脊柱畸形；矢状面可见明显的腰椎过度前凸和胸椎后凸；双肩等高；胸椎僵硬性后凸；骨盆旋转；下肢肌力 5/5，左右对称；双踝无阵挛；下肢深肌腱反射 2+，左右对称；针刺觉和轻触觉正常；双侧腘绳肌腱中度紧张。皮肤：未见背部多毛斑块和其他异常。

实验室检查

直立位脊柱侧凸平片：见图 1（前后位）和图 2（矢状位）。

问题

患者脊柱畸形的原因是什么？这与姿势性脊柱后凸有何不同？

男孩,15岁,无痛性脊柱畸形,逐渐起病

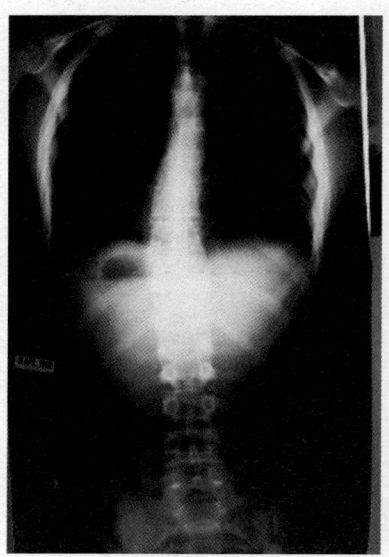

图1

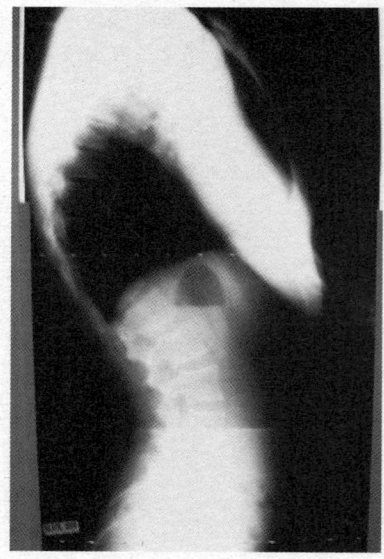

图2

诊断

患者患有 Scheuermann 脊柱后凸。这种疾病的患者其胸椎僵硬性后凸，而姿势性脊柱后凸患者其胸椎后凸通过被动后伸可得到矫正。

讨论

Scheuermann 脊柱后凸是一种发生于青少年的疾病，其特点是至少 3 个相邻的胸椎受累，且每个胸椎前方楔变至少 5°。一般人群中约有 8% 的人受累，其男女发病率几近均等。绝大部分患者在青少年早期诊断，但也有一部分患者直到成年后才被诊断出来。这种疾病的病因尚不明确，但推测可能与以下原因有关：遗传、生长激素水平异常、力学因素、胶原和蛋白多糖比例倒置、幼年骨质疏松症和软骨终板缺陷。

12~16 岁青少年患者通常表现为进展性的脊柱曲度改变，但不伴有疼痛。与此相反，如果是在成年后才首次发病，那么疼痛是最常见的主诉。

仔细询问患者的疼痛程度、脊柱畸形程度的变化、神经功能损害、继发于畸形的心肺系统症状和体形上的变化。患者常述活动可使疼痛加重，而休息则有助于减轻疼痛，并且疼痛主要位于脊柱畸形部位的顶点处及其周围的椎旁肌。伴发的脊椎滑脱和脊柱侧凸也较常见。神经系统症状相对少见，且最常见于短节段、成角大的脊柱畸形患者，因为这时脊髓易被压迫。如果畸形引发了椎管狭窄，就可能出现脊髓病症状，而脊椎滑脱和脊柱侧凸则可能引起神经根症状。心肺系统症状也很少见，并与畸形的严重程度有关。对于大多数患者来说，他们的主诉是体形外观。

体格检查时，要测量脊柱的活动度以区别 Scheuermann 脊柱后凸和姿势性脊柱后凸。在过伸脊柱时，姿势性脊柱后凸可自行矫正胸椎后凸曲度，而 Scheuermann 脊柱后凸则继续保持原来的僵硬状态。对患者进行彻底的神经学检查，以确定有无脊髓受压的体征，因为多达 20% 的患者会出现脊椎滑脱以代偿腰椎过度后伸。

Scheuermann脊柱后凸的诊断依据是在患者胸腰椎侧位片上发现3个或3个以上的相邻胸椎受累，且每个胸椎前方楔变至少5°。所以要求拍片时，患者站立位时包括胸腰椎全长的正侧位平片检查。仔细阅片以发现任何与Scheuermann脊柱后凸有关的其他疾病，包括脊柱侧凸、脊椎滑脱和椎管狭窄。一般情况下无需进行其他影像学检查，但如患者出现了神经功能损害或脊髓受压症状，则需要进一步行MRI检查。对于要进行手术治疗的患者，进行CT检查有助于评估骨骼的解剖学特点和椎弓根的大小。

对青少年患者的治疗基于其脊柱畸形和其他症状的严重性。物理治疗的目的在于改善腘绳肌和躯干伸肌的功能。非甾体抗炎药用于控制患者的疼痛。曾有一些研究报道，对某些特定患者（即脊柱后凸>50°且有显著疼痛或畸形继续进展的患者）予以支具治疗效果很好，但其效果与患者的依从性有很大关系。建议使用Milwaukee支具，每天戴23小时，连续使用1~2年。患者每月复诊以重新调整支具——如上所述，Milwaukee支具的疗效也取决于患者的依从性。在支具疗法的末期，要逐渐停止使用支具，而不是一下子完全取消，以避免畸形复发。预测支具疗法的效果较为困难，因为目前还不知道有哪些因素将导致畸形继续发展。

成年患者或停止发育的青少年患者常诉有疼痛，可予以非甾体抗炎药治疗和物理治疗。如对上述方法无效，疼痛专科可能有助于治疗。有以下症状的患者可行手术治疗：顽固性疼痛、成角>75°、心肺系统症状和神经功能损害。

最常采用的术式是：首先行经前路前纵韧带和椎间盘纤维环松解术，然后行经后路脊柱器械融合术。这些手术操作通常一次完成，并且要求在术前进行CT检查以测量椎弓根的大小。手术的主要并发症是畸形矫正过度或脊柱融合节段不够。融合大约到后凸的端椎。最远端应该是第一前凸椎。矫正过度可导致相邻部位脊柱后凸。但是只矫正原有畸形的50%或更少，可以避免这种手术风险。

该患者 15 岁发病，当时为 RiserI，T8-T12 僵硬性后凸 60°，L1-S 明显前凸 85°。脊柱后伸位平片可见脊柱曲度微小改变。患者接受胸腰支具治疗，每天佩戴 23 小时，每 3 个月复诊一次，以评估疗效和调整支具。一年后患者不愿再继续使用支具，此时患者为 Riser Ⅲ，T5-T12 后凸 70°，腰椎前凸 85°，所以医生同意其不再使用支具。4 个月后，患者出现背部进展性疼痛并影响其日常活动，在与患者及其母亲讨论了手术治疗的局限性和风险后，他们决定接受手术治疗。经前路行 T7-T12 节段胸腔镜椎间盘切除术和椎体间融合术，经后路行 T4-L2 节段器械融合术（见图 3 和 4）。术后患者胸椎后凸矫正至 35°，腰椎前凸矫正至 50°，患者日常活动能力改善很多，疼痛消失。

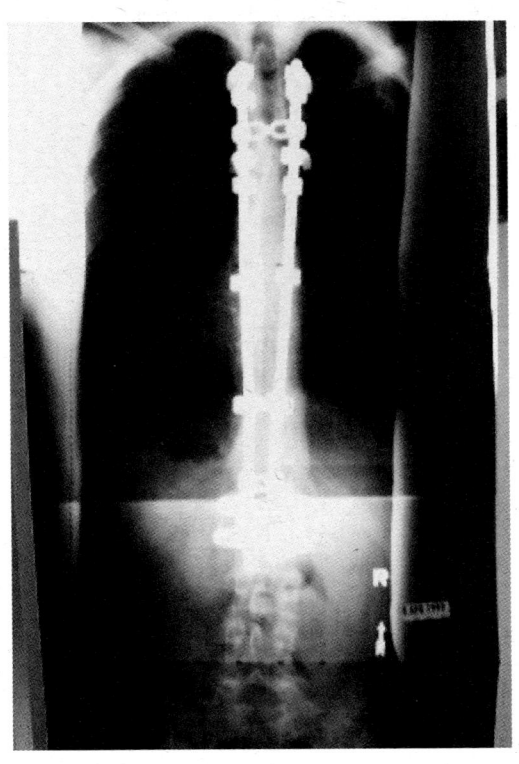

图 3

男孩,15岁,无痛性脊柱畸形,逐渐起病

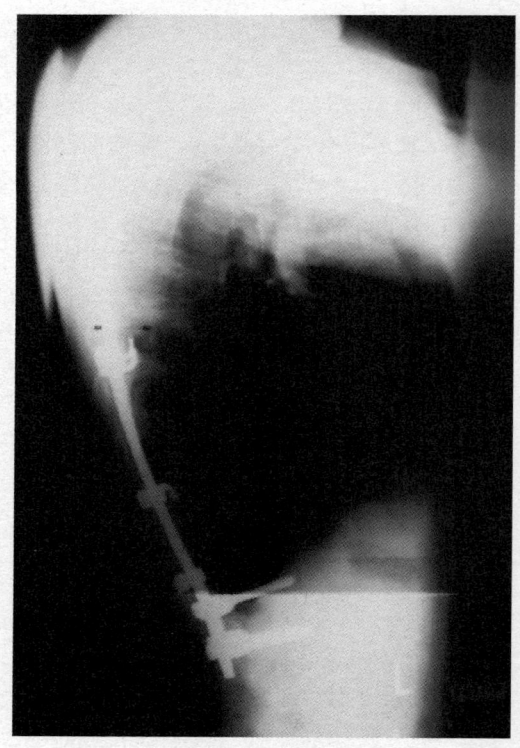

图 4

临 床 要 点

1. Scheuermann 脊柱后凸通过影像学检查来诊断，其诊断依据是：3 个或 3 个以上的相邻胸椎受累，并且每个胸椎体前方楔变至少 5°。
2. 青少年患者的主要症状是脊柱进展性畸形和体形变化，而成年患者的主要症状是疼痛。
3. 青少年患者具有以下症状者采取支具疗法有效：脊柱后凸＞50°、疼痛和体形改变明显、脊柱畸形进展性发展。
4. 大多数患者可予以保守治疗而无需手术。
5. 经前路前纵韧带和椎间盘纤维环松解术，然后再行经后路脊柱器械融合术，是手术矫正最常用的方法。手术指征是：脊柱后凸＞75°和脊柱后凸＞65°伴保守治疗无效的严重疼痛。

参 考 文 献

1. Bradford DS, Moe JH, Montalvo FJ, et al. Scheuermann's kyphosis and roundback deformity. Results of Milwaukee brace treatment. J Bone Joint Surg Am 1974; 56: 740-758.
2. Gilsanz V, Gibbens DT, Carlson M, et al. Vertebral bone density in Scheuermann disease. J Bone Joint Surg Am 1989; 71: 894-897.
3. Scoles PV, Latimer BM, Diglovanni BF, et al. Vertebral alterations in Scheuermann's kyphosis. Spine 1991; 16: 509-515.
4. Murray PM, Weinstein SL, Spratt KF. The natural history and long-term follow-up of Scheuermann kyphosis. J Bone Joint Surg Am 1993; 75: 236-248.
5. Lowe TG, Kasten MD. An analysis of sagittal curves and balance after Cotrel-Dubousset instrumentation for kyphosis secondary to Scheuermann's disease. A review of 32 patients. Spine 1994; 19: 1680-1685.

6. Tribus CB. Scheuermann's kyphosis in adolescents and adults: Diagnosis and management. J Am Acad Orthop Surg 1998; 6: 36-43.
7. Wenger DR, Frick SL. Scheuermann kyphosis. Spine 1999; 24: 2630-2639.

病例 26 女性，58 岁，颈痛伴脊髓病，缓慢起病

患者 6 个月来颈部进行性疼痛，并提到左手麻木和刺痛。患者既往有颈部疼痛史，并于 15 年前经前路行 C4-C7 颈椎间盘切除术和颈椎融合术（anterior cervical discectomy and fusion，ACDF），术后患者恢复良好，直到半年前都未再出现过疼痛。患者否认近期颈背部损伤史，否认在进行憋气试验时疼痛加重，否认大小便功能障碍、发热、寒战和体重明显变化。曾采用推拿疗法，疗效一般。

体格检查
五官：无椎旁肌触痛，无颈部后正中部位触痛，未触及肌肉痉挛和萎缩。四肢：毛细血管充盈良好，未见杵状指、发绀和水肿。肌肉骨骼：颈椎主被动活动度减小；上肢肌力 5/5，左右对称；Spurling 征阴性，Lhermitte 征阴性；深肌腱反射两侧亢进；Hoffmann 征阴性，足趾上翘；双踝无阵挛。皮肤：未见异常。

实验室检查
颈椎平片：侧位片（图 1）和正位片（图 2）；颈椎 MRI：椎间盘突出伴中央型椎管狭窄。

问题
患者上次颈椎融合术与此次症状的发生有何关系？

女性，58岁，颈痛伴脊髓病，缓慢起病

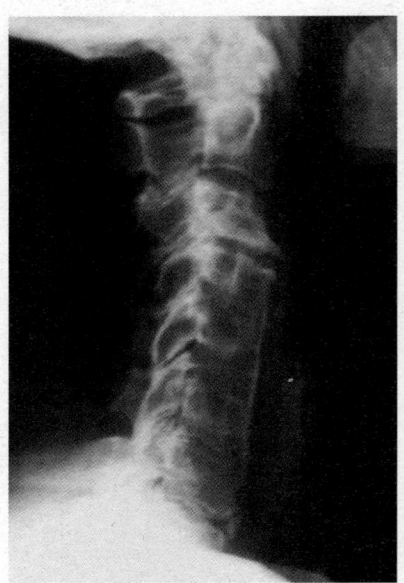

图 1

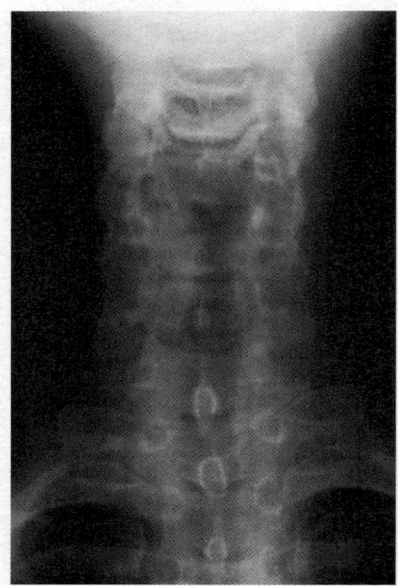

图 2

诊断

患者上次手术部位的邻近节段发生了退行性变，引起了中央型椎间盘突出和 C3-C4 骨赘形成以及继发的脊髓病。上次手术可能加速了其相邻颈椎的退行性变。

讨论

因颈椎退行性变、创伤或肿瘤引起的神经根痛患者行经前路颈椎间盘切除术和颈椎融合术（ACDF）能显著减轻患者的疼痛。ACDF 是一项成熟的手术方法，不吸烟患者能获得高达 95% 的融合率和几近完美的临床疗效。然而，采用该手术方法的患者中大约有 25% 可能在术后 10 年内出现手术部位相邻颈椎的退行性变，但目前还不清楚引起这一变化的原因。

已有生物力学试验评价了颈椎融合对其相邻颈椎的影响，结果表明颈椎融合后导致其相邻节段运动过度和椎间盘内压力增高。颈椎融合后，屈颈时其相邻椎间盘内压力在颅侧增大 73%，在尾侧增大 45%；后伸时椎间盘内压力也增大，只是增大的程度没有明显的统计学意义。颈椎有限元模型证实：随着椎体间植骨材料刚性的增加，融合部位相邻节段的椎间压力也相应增大了。

单纯从力学角度来看，融合后的颈椎对剩余颈椎造成上述影响也是可能的：当某一部分颈椎因为融合而减少或丧失了运动时，只能依靠增加剩余颈椎的运动来达到正常颈椎活动时所能达到的运动范围，而这也增加了剩余颈椎所受到的压力。这些增加的机械负荷不仅给椎间盘本身带来了不利的影响，而且还阻碍了机体对椎间盘正常的营养供应，从而加速了椎间盘的退变。由于椎间盘没有直接的血液供应，所以它只能通过细胞外基质从外周血管或软骨终板获取营养，这个过程是由营养物质的扩散来实现的。但是椎间盘内压力的增大改变了外周营养物质的扩散特性，并导致椎间盘内代谢产物积聚。由于不能及时地清除掉代谢产物，椎间盘内的乳酸含量升高，pH 值下降，这些都将损害细胞的新陈代谢并最终导致细胞死亡。

此外，据报道，压力随时间逐渐增加，会导致Ⅰ型胶原增多，蛋白多糖、硫酸软骨素和Ⅱ型胶原减少。随着年龄的增长，普通人身上也发生着这些变化，并导致椎间盘退变。

颈椎融合后引起邻近椎间盘负荷增加，可能会使椎间盘退变的风险增加。所有椎间盘最终都将经历退行性变过程。如果患者的退行性变严重到需要进行颈椎融合术，则患者术后很可能发生相邻节段进一步退行性变加速。然而，颈椎融合术后引起的负荷增加可加速相邻节段颈椎的退行性变。

颈椎融合术后发生相邻节段退行性变的患者通常首先经历一段无症状期，然后出现缓慢发展的颈部疼痛和神经根痛症状，神经根痛的部位可能与患者上次手术前的疼痛部位不一样。需要注意的是，如果颈椎融合后出现假关节，则患者术后就不可能出现无症状期。

进行彻底的体格检查以评估任何脊髓病征兆和神经根症状。检查患者颈椎主被动活动度（这通常会加重患者的症状）。检查患者上肢肌力、反射和感觉以确定神经根受压水平。拍摄颈椎X线平片，看融合的颈椎是否存在假关节；颈椎过屈-过伸位平片有助于确定颈椎的活动度；检查融合邻近节段，看是否存在退行性变和不稳定。并与以往片子对比查看。

大多数患者可通过非甾体抗炎药和物理治疗等保守方法来治疗。尽量避免手术，因为融合时之前融合节段附近出现假关节的几率增大。但如果患者对保守治疗无效，或神经功能损害逐步进展，或出现顽固性疼痛，可再次手术。依据临床症状和影像学退行性变的表现，手术范围应包括前次融合节段邻近的节段。

该患者最初接受保守治疗，但不成功，所以又接受了手术治疗。经前路行C3-C4颈椎间盘切除术和器械融合术（图3和4）。术后3周，患者疼痛明显改善，但仍有轻微疼痛。因为再次手术节段出现假关节的风险增大，所以采用器械融合术。

女性，58岁，颈痛伴脊髓病，缓慢起病

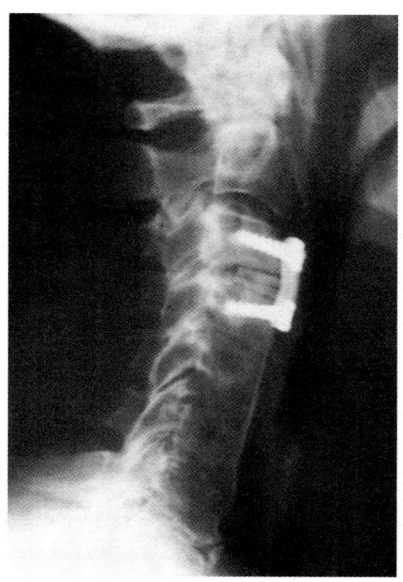

图 3

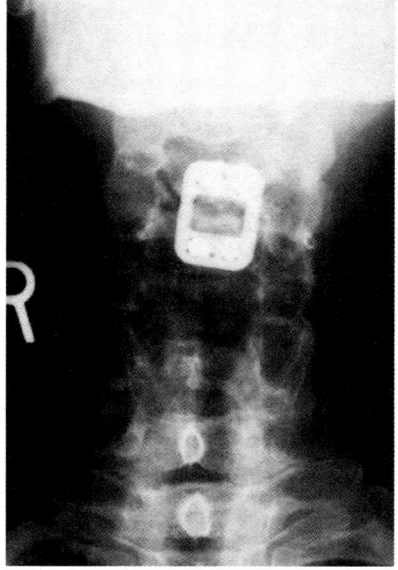

图 4

临床要点

1. 经前路颈椎间盘切除术和颈椎融合术（ACDF）是一项成熟的手术方法，对不吸烟患者能获得高达 95% 的融合率和几近完美的临床疗效。
2. 采用 ACDF 治疗的患者中多达 25% 在术后 10 年内出现手术部位相邻颈椎的退行性变。
3. 应该告知患者如果再次手术的话，出现假关节的几率增大。

参考文献

1. Dohler JR, Kahn MR, Hughes SP. Instability of the cervical spine after anterior interbody fusion. A study on its incidence and clinical significance in 21 patients. Arch Orthop Trauma Surg 1985; 104: 247-250.
2. Yonenobu K, Okada K, Fuji T, et al. Causes of neurologic deterioration following surgical treatment of cervical myelopathy. Spine 1986; 11: 818-823.
3. McGrory BJ, Klassen RA. Arthrodesis of the cervical spine for fractures and dislocations in children and adolescents. A longterm follow-up study. J Bone Joint Surg Am 1994; 76: 1606-1616.
4. Buckwalter JA. Aging and degeneration of the human intervertebral disc. Spine 1995; 20: 1307-1314.
5. Goffin J, van Loon J, van Calenbergh F, et al. Long-term results after anterior cervical fusion and osteosynthetic stabilization for fractures and/or dislocations of the cervical spine. J Spinal Disord 1995; 8: 500-508.
6. Hilibrand AS, Carlson GD, Palumbo MA, et al. Radiculopathy and myelopathy at segments adjacent to the site of previous anterior cervical arthrodesis. J Bone Joint Surg Am 1999; 81: 519-528.
7. Maiman DJ, Kumaresan S, Yoganadan N, et al. Biomechanical effect of anterior cervical spine fusion on adjacent segments. Biomed Mater

Engineer 1999; 9: 27-38.
8. Eck JC, Humphreys SC, Lim TH, et al. A bilomechanical study on the effect of cervical spine fusion on adjacent level intradiscal pressure and segmental motion. Spine 2002, in press.

病例 27　男性，31 岁，腰部疼痛进行性加重伴新发脊柱畸形

患者 9 个月来腰部疼痛进行性加重，并新发脊柱曲度异常。疼痛在夜间加重且在休息后无缓解，无放射性疼痛。患者否认大小便功能改变和既往颈背部手术史。曾予以非甾体抗炎药治疗，疼痛缓解明显。

体格检查
四肢：未见杵状指、发绀和水肿，毛细血管充盈良好。神经肌肉：腰部局限性触痛；腰椎右侧凸；下肢肌力 5/5，左右对称；轻触觉和针刺觉正常；FABER 试验阴性；双踝无阵挛；下肢深肌腱反射 2+，左右对称。皮肤：未见异常。

实验室检查
胸椎轴状面 CT 检查，如图所示。

问题
患者疼痛的原因是什么？患者为什么会新发脊柱畸形？

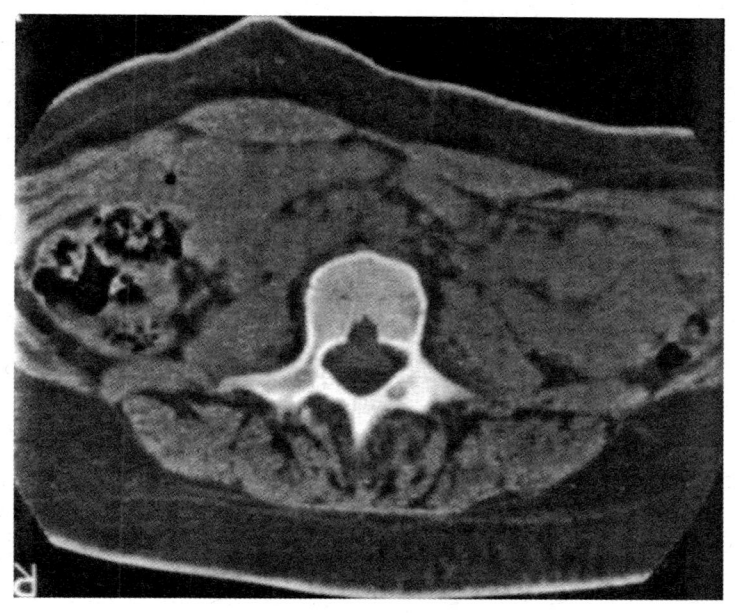

诊断

患者患有骨样骨瘤。脊柱受累的骨样骨瘤患者因为脊柱一侧受累并继发同侧肌肉痉挛,所以常导致新发脊柱侧凸。

讨论

骨样骨瘤是一种相对常见的骨肿瘤,其中多达18%的患者累及脊柱。虽然骨样骨瘤能累及脊柱的任一节段,但腰椎是最常受累的部位。这种肿瘤虽然只具有有限的生长潜能,但还是有可能会造成脊柱畸形。骨样骨瘤多发于青少年和年轻人,女性发病率是男性的2倍。

高达78%的骨样骨瘤患者伴有脊柱侧凸。以前的研究对这两者的关系进行了调查。骨样骨瘤常发生于单侧脊柱,并导致其周围软组织发生炎症性改变和继发单侧肌肉严重痉挛。正是由于单侧肌肉痉挛引起了疼痛性的脊柱侧凸。据报道,双侧对称的骨样骨瘤病损并不会引起单侧肌肉痉挛,所以这些患者并不出现脊柱侧凸。发生于颈部的病损同样也能引起同侧肌肉痉挛并能导致斜颈。虽然典型病例的病灶位于脊柱侧凸凹面一侧的中心,但它能引起几个运动节段的肌肉痉挛,由此导致病灶有时偏离凹面中心。

患者的典型症状是背部进展性疼痛,休息后无缓解,并且在夜间加重,但服用阿司匹林或非甾体抗炎药可缓解。由于起病隐匿,症状不明确,所以常会延误就诊,进而延误诊断。很多患者是因为脊柱畸形和疼痛来就诊。一旦青少年患者突然出现伴有疼痛的脊柱侧凸,就应该考虑到骨样骨瘤的可能性。体格检查常能发现受累部位有触痛——尤其是脊柱侧凸的中心部位。在脊柱侧凸凹面一侧中心的周围可有明显的肌肉痉挛。如果病灶靠近表面,就可能会出现皮肤充血和肿胀。

实验室筛查通常是正常的。X线平片检查可发现直径1~2cm的病灶,这些病灶的中心呈透亮影,外周包绕着一圈边界清楚的高密度骨组织影。多数病灶主要累及脊柱的后柱,约75%累及椎弓,只有7%累及椎体。骨扫描有助于确定在平片还无法显示的疑似病灶;CT检查能更好地确定病灶,并能把它与其他疾病区别开来;除非有神经功能损害(少见),通常并不进行MRI检查。组织学检查可发现骨样组织病灶、不规则骨小梁(编织骨)和致密板层骨包绕的血管纤维组织。

内科治疗方法是长期服用非甾体抗炎药,这通常不如手术直接切除病灶有效,通常推荐手术治疗。但如药物控制症状效果良好,无相关畸形出现,则不宜采取手术治疗。

骨样骨瘤的传统治疗方法是手术切除整块病灶。如出现脊柱侧凸,就更应手术治疗。相对于在发病15个月以内就进行手术治疗的患者来说,那些长时间脊柱侧凸的患者要使畸形自行矫正过来的可能性就小得多。手术时要将病灶及其外周硬化骨完全清除干净,否则极易引起复发。然而,由于很难完全确定病灶的范围,所以即使完全清除了已经发现的病灶,复发还是有可能发生的。建议术前进行CT检查定位病灶,术中CT引导以完全清除病灶。一旦清除了病灶,肌肉痉挛就可以马上得到缓解，并且很多患者的脊柱侧凸也会自行矫正。手术风险有病灶切除不完全、骨组织大量切除而又未融合引起的脊柱不稳、脊髓或神经根损伤和术后感染。

近来，一种新的手术方法开始用于治疗骨样骨瘤——经皮CT引导热凝固术。这种手术方法减少了传统手术的某些风险，其操作流程是：在CT引导下，将11号骨活检套管插入骨样骨瘤病灶，以获得活检标本，然后以20号热凝固探针置换出活检套管，最后将热凝固探针加热到90℃，持续4分钟。经该方法治疗的患者在术后第二天即可出院回家。研究指出热凝固探针只能使其周围1cm以内的骨组织和骨髓坏死，所以如果病灶的直径大于1.5cm时，就要进行两次操作，且两点间距为1cm。由于这种手术方法在治疗过程中有热量产生，所以就有可能会产生相关的神经损伤，但迄今为止尚无这方面的报道，但有必要进行这方面的进一步研究。

该患者CT检查显示一个边界清楚的硬化病变，累及L3椎板。在CT引导下行病灶整块切除术，术后患者疼痛缓解，脊柱畸形逐渐好转。3年随访，患者痊愈。

临 床 要 点

1. 骨样骨瘤患者中有18%脊柱受累，其中最常受累的部位是腰椎后柱。
2. 多达70%的骨样骨瘤患者经历过突然发生的疼痛性脊柱侧凸。病灶在脊柱一侧者因炎症反应和继发的同侧肌肉痉挛而导致脊柱侧凸。
3. 推荐手术治疗骨样骨瘤，要求整块切除病灶及其周围的硬化骨。
4. 术后复发常见，特别是当没有完全确定所有病灶或病灶切除不完全时。建议术中CT引导。

参 考 文 献

1. Metha MH, Murray RO. Scoliosis provoked by painful vertebral lesions. Skeletal Radiol 1977; 1: 223-230.
2. Azouz EM, Kozlowski K, Marton D, et al. Osteoid osteoma and osteoblastoma of the spine in children. Pediatr Radiol 1986; 16: 25-31.
3. Raskas DS, Graziano GP, Herzenberg JE, et al. Osteoid osteoma and osteoblastoma of the spine. J Spinal Disord 1992; 5: 204-211.
4. Assoun J, Richardi G, Railhac JJ, et al. Osteoid osteoma: MR imaging versus CT. Radiology 1994; 191: 217-223.
5. Houpt JC, Conner ES, McFarland EW. Experimental study of temperature distributions and thermal transport during radiofrequency current therapy of the intervertebral disc. Spine 1996; 21: 1808-1813.
6. Rosenthal DI, Hornicek FJ, Wolfe MW, et al. Percutaneous radiofrequency coagulation of osteoid osteoma compared with operative treatment. J Bone Joint Surg Am 1998; 80: 815-821.
7. Saifuddin A, White J, Sherazi Z, et al. Osteoid osteoma and osteoblastoma of the spine. Factors associated with the presence of scoliosis. Spine 1998; 23: 47-53.
8. Cove JA, Taminiau AH, Obermann WR, et al. Osteoid osteoma of the spine treated with percutaneous computed tomography-guided thermocoagulation. Spine 2000; 25: 1283-1286.

病例 28　女性，34 岁，车祸伤后颈部和右肩疼痛 5 个月

患者车祸伤后出现颈部疼痛伴颈部活动受限。车祸发生于 5 个月前，患者当时系有安全带，驾车停在红灯前，被另一辆车从后面撞上。患者述当时无意识丧失和头部损伤，并被立即送往医院急诊。急诊颈椎平片检查正常，予以非甾体抗炎药缓解疼痛和减轻炎症反应。患者回家后又就诊于家庭医生，诊为颈部肌肉损伤，嘱其继续服用非甾体抗炎药治疗。受伤以来患者渐有头痛，并有几次头晕发作，右肩和右上臂疼痛，但否认放射性疼痛，疼痛程度 6/10，服用非甾体抗炎药作用轻微。目前无法恢复工作，且因症状无改善而情绪低落。患者既往无颈背部手术史。

体格检查

五官：颈椎两侧肌肉可触及痉挛，无颈椎棘突触痛。四肢：毛细血管充盈良好，未见杵状指、发绀和水肿。神经肌肉：左侧上肢肌力 5/5，右肩外展肌力 4/5；上肢反射 2+，左右对称；Spurling 检查双侧阴性，Hoffmann 征双侧阴性，Lhermitte 试验阴性；双侧上肢轻触觉和针刺觉正常；颈部主被动活动范围减小并伴有疼痛加重；无肌肉萎缩。心理状态：情绪低落，因损伤未恢复而愠怒。皮肤：未见异常。

实验室检查

急诊颈椎平片：正常，未见骨折和软组织肿胀；右肩 MRI：正常。

问题

患者出现这些症状的原因是什么？此时需要进行其他影像学检查吗？

诊断

患者因车祸伤引起颈椎挥鞭伤，挥鞭伤的临床症状表现多种多样。目前患者无需再行进一步的影像学检查。

讨论

挥鞭伤（whiplash）最早是由 Crowe 在 1928 年提出来的，用来描述加速-减速外力突然作用于颈部或上部躯干时，颈部产生"挥鞭样"运动而引起的颈部损伤。1995 年，魁北克挥鞭伤相关性功能障碍工作组重新定义"挥鞭样损伤"为"从后侧或外侧撞击时所产生的加速-减速之外力作用于颈部并将其能量转移给后者（主要见于车祸伤，也可见于其他意外）。这种能量转移可引起骨骼或软组织损伤（挥鞭伤），而这种损伤又可能导致多种多样的临床表现（挥鞭伤相关性功能障碍）"。

挥鞭伤通常并不危及生命，但却比较常见，花费较多，可引起长期、严重的后果。虽然大多数车祸伤患者能较快地恢复过来，但因车祸伤而累及颈部的患者中多达 42% 其症状要持续好几年。患者的症状一般在伤后 18～24 个月内可以得到改善，超过了这个时限而未改善者，症状往往会持续存在。

由于患者症状多样，同时也缺少特异性症状来支持挥鞭伤的诊断，这就使得很多人质疑挥鞭伤诊断的可靠性。有人认为挥鞭伤仅仅是一种功能障碍，而无任何生理学基础。Cassidy 等研究了加拿大 Saskatchewan 市法律修改后所产生的影响，在 Saskatchewan 市因疼痛或痛苦而索取赔偿的权利已被取消。研究结果表明，法律修改后挥鞭伤的发生率在男性下降了 46%，在女性下降了 15%。这项研究备受争议，被批评存在诸多的局限性，包括混杂因素和可疑的剔除标准。

挥鞭伤主要见于车祸伤，受伤者静止时受到来自后面的撞击所致。以往认为来自后面的撞击使得患者头颈被动地过度后伸，紧接着又过度前屈，但是近来的生物力学研究发现在遭受来自后部的撞击后，在上颈椎运动之前，C6 就已经后伸了，当 C6 达到最大后伸位置时，又引起了 C5 后伸。因此，下颈椎在后伸过程中，其上颈椎却处于一个相对前屈的位置上，这就使得颈椎呈现出"S"型。这种运动类型不同于正常的生理性运动，后者是从上往下依次运动的。这种异常运动类型可能在挥鞭伤的发展上起了某种作用。

据报道，小关节囊也是一个可能的受伤部位，特别是受撞击时患者的头转向一侧。生物力学研究表明，当椎骨一开始就处于旋转位时，颈椎前屈和后伸过程中的应力显著增加。这个结果与以前的报道相符，后者指出57%的挥鞭伤慢性症状患者称在受伤时他们的头正转向一侧。其他研究报道称受到来自后面的撞击后，胸锁乳突肌被拉长，椎旁肌被缩短，进而导致痉挛性肌肉损伤。

挥鞭伤的诊断比较棘手，因为患者的症状往往与临床检查结果不一致。影像学检查通常并不能发现特异性损伤。挥鞭伤患者在受伤的前两天内行头颈MRI检查，其结果与对照组相比并无差异。另一个以受伤时间在3周以内的挥鞭伤患者为研究对象的报道指出，在100多名研究对象当中，只有一名患者在MRI检查上表现出一些与损伤有关的异常（椎体前软组织水肿）。挥鞭伤患者最常见的影像学检查报告是在损伤前即已存在的退行性变和颈椎生理性前凸变得平直。

挥鞭伤患者常述头、颈、上胸部疼痛和颈椎活动度减少，以及其他一些多种多样的难以鉴别的症状。社会心理问题也很常见，特别是当患者存在慢性疼痛和活动能力下降时。长期的疼痛不适和不显著的临床治疗效果比临床检查结果更能加重患者生活的紧张程度。医患之间如果缺乏信任和理解，将会进一步加重患者的社会心理压力。然而，即使患者长期活动能力下降，但如能予以恰当治疗，包括心理治疗，就有可能使得患者康复。

对挥鞭伤患者的治疗也很困难，因为患者的主诉通常是主观感受到的，并不能通过影像学检查来证实。进行任何治疗时，均应首先告诉患者有关损伤（包括病因）、治疗方法的选择以及可能的预后等详细信息。对病情的客观认识有助于减少患者的无助感和防止进一步出现一些其他社会心理问题。

可以短期使用软性围领来改善症状，但长期使用将会引起肌肉萎缩和局部血流减少，并延长治愈时间。对挥鞭伤患者采用多模式治疗可获得最佳疗效。日常锻炼的目的在于使机体恢复到正常功能水平，其最终目标是完全康复，直至恢复工作。物理治疗用来减轻疼痛和增强肌力，当条件允许时就要及时去除围领。神经心理诊疗也很有必要，这使得患者能参与讨论其症状和治疗目标。职业诊疗可帮助患者恢复到良好的功能水平以回到工作岗位。物理治疗和康复治疗则有助于协调其他各种治疗方法以取得最佳疗效。

该患者存在慢性挥鞭伤相关性功能障碍。经过与患者深入交谈，讨论了其目前病情、可能的疼痛病因，决定首先予以物理治疗和职业治疗。患者接受了物理治疗和康复治疗，同时也进行神经心理治疗。患者在其后的 3 个月内症状逐渐好转，并能进行部分工作。6 个月后，患者完全回到了工作岗位。

临 床 要 点

1. 挥鞭伤的诊治比较困难，因为患者的症状常与检查结果不一致。影像学检查也往往是正常的。
2. 生物力学研究已经能区分引起这些症状的各种原因，但在临床检查上还做不到这点。
3. 治疗计划应该包括物理治疗和专业治疗，以恢复肌力和颈椎活动度，最终回到工作岗位。
4. 在医患交流过程中，要注意对患者抱有同情和理解的态度。应该尽可能完整地向患者解释其病情、病因和可能的治疗方法。
5. 即使患者的症状是慢性的，但通过合适的治疗（包括神经心理治疗）就能显著改善患者症状。

参 考 文 献

1. Radanov BP, DiStefano G, Schnidrig A, et al. Psychological stress, cognitive performance and disability after common whiplash. J Psychosom Res 1993; 37: 1-10.
2. Spitzer WO, Skovron ML, Salmi LR, et al. Scientific monograph of the Quebec Task Force on whiplash-associated disorders: Redefining "whiplash" and its management. Spine 1995; 20: 2S-73S.
3. Van Geothem JW, Biltjes IG, van den Hauwe L, et al. Whiplash injuries: Is there a role for imaging? Eur J Radiol 1996; 201: 93-96.
4. Grauer JN, Panjabi MM, Cholewicki J, et al. Whiplash produces an S-shaped curvature of the neck with hyperextension at lower levels. Spine 1997; 22: 2489-2494.
5. Heikkila H, Heikkila E, Eisemann M. Predictive factors for the outcome of a multidisciplinary pain rehabilitation programme on sick-leave and life satisfaction in patients with whiplash trauma and other myofascial pain: A follow-up study. Clin Rehab 1998; 12: 487-496.
6. Freeman MD. A review and methodologic critique of the literature refuting whiplash syndrome. Spine 1999; 24: 86-98.
7. Berry H. Chronic whiplash as a functional disorder. Act Neurol 2000; 57: 592-594.
8. Cassidy JD, Carroll LJ, Cote P, et al. Effect of eliminating compensation for pain and suffering on the outcome of insurance claims for whiplash injury. N Engl J Med 2000; 342: 1179-1186.
9. Freeman MD, Rossignol AM. Effects of eliminating compensation for pain and suffering on the outcome of insurance claims. N Engl J Med 2000; 343: 1118-1119.
10. Eck JC, Hodges SD, Humphreys SC. Whiplash: A review of a commonly misunderstood injury. Am J Med 2001; 110: 651-656.

病例 29　男孩，14 岁，腰部和左腿腓肠肌疼痛

患者自述腰部剧烈疼痛并向左腿放射，近 4 个月来疼痛进行性加重，休息后不能缓解，夜间加重。患者否认大小便功能改变、近期创伤、既往颈背部手术史以及背部其他异常。曾予以非甾体抗炎药治疗，疼痛无缓解。

体格检查

一般状况：独立行走。四肢：毛细血管充盈良好，未见杵状指、发绀和水肿。肌肉骨骼：腰椎主被动活动度减小；骶骨触痛；双足踇长伸肌肌力 4/5；S1 和 S2 皮区轻触觉和针刺觉减退；左侧跟腱反射无；肛门括约肌张力正常。皮肤：未见异常。

实验室检查

腰椎矢状位 MRI：见图 1；全身锝剂骨扫描：见图 2；手术骶骨组织学活检：肿瘤样类骨质大量形成，梭形细胞大量增殖伴不典型细胞核。CBC：正常；碱性磷酸酶：1408 IU/L（正常值：84～230IU/L），乳酸脱氢酶：806 IU/L（正常值：227～416IU/L），C 反应蛋白：1.91mg/dl（正常值：<0.3mg/dl）。

问题

患者疼痛的原因是什么？适宜采取何种治疗？

男孩，14岁，腰部和左腿腓肠肌疼痛

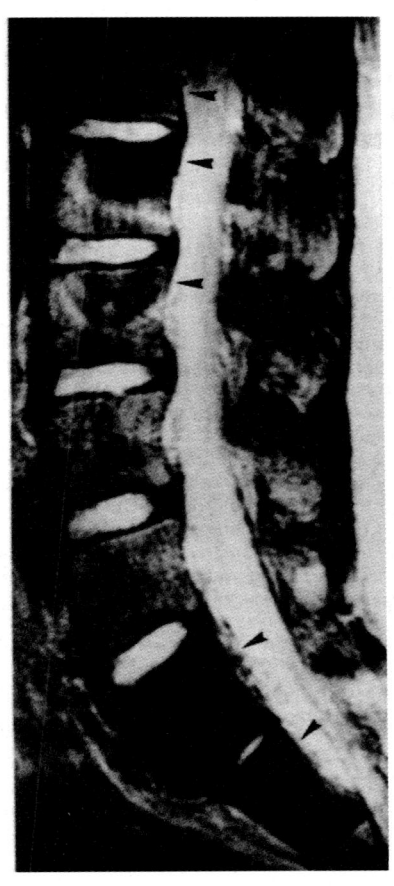

图 1

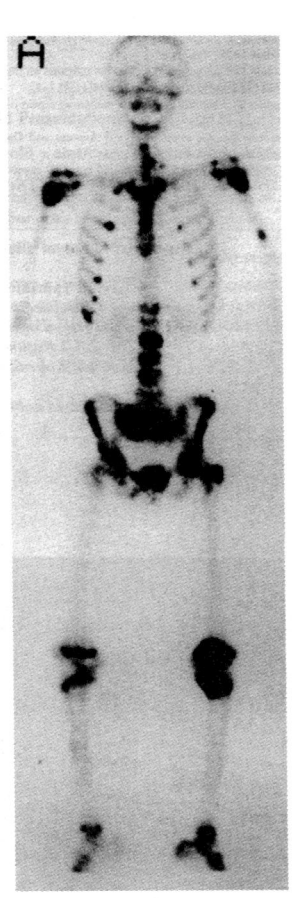

图 2

诊断

患者患有多中心骨肉瘤。应到肿瘤科寻求化疗。

讨论

骨肉瘤是最常见的恶性骨肿瘤，起源于原始间质骨形成细胞。这是一种具有潜在致死性的肿瘤，常伴有肺部转移，但其他部位的转移很少见。美国每年约有400例新诊断病例。最常见的病变部位是股骨远端、胫骨近端和肱骨近端。病灶常位于长骨干骺端邻近骺板的部位，不过，病灶可起源于包括脊柱在内的其他任何骨骼。非洲裔美国人骨肉瘤的发病率略高于白人，男孩的发病率也略高于女孩。骨肉瘤主要见于青少年患者。从儿童到青少年，随着年龄的增长，骨肉瘤的发病率也逐渐增加，且在正常的生长突增期发病率最高。骨肉瘤患者的五年存活率为63%。

1%~5%的骨肉瘤为多发性骨肉瘤，其全身骨骼多处受累。最常见的情况是位于肢体的较大的病灶，并引起严重疼痛。目前还不清楚多发性骨肉瘤到底是一开始就出现了多个病灶，还是单个病灶在早期就出现了转移。多发性骨肉瘤患者的预后差于单发性病灶患者。患者通常到肿瘤科予以化疗，药物包括甲氨蝶呤、多柔比星和顺铂等化疗药物。手术适应证为神经功能损害、马尾综合征或顽固性疼痛。

骨肉瘤的确切病因目前还不知晓，但已经确定多种因素与之有关。骨骼快速生长会使儿童易于罹患骨肉瘤，因为儿童处于正常的生长突增期时这种疾病的发病率最高，并且这种疾病好发于骺板附近部位。遗传因素也已有报道——当父母患有Paget病、纤维性结构不良、内生软骨瘤病和网织母细胞瘤等骨发育不良性疾病时，孩子患骨肉瘤的几率增加。

患者主要见于青少年，其症状为疼痛伴活动后加重。疼痛多位于病灶所在部位。当股骨或胫骨受累时，患者可出现因疼痛引起的跛行或身体倾斜。病理性骨折和发热、盗汗等全身性症状少见。颈椎受累时可引起颈部疼痛、斜颈和上肢神经根病。腰骶椎骨肉瘤可引起腰部疼痛和下肢神经根病，这类似于腰椎间盘突出症。任何一名年轻患者如果出现了椎间盘病症状，那么这就是一个提示可能患有全身性疾病的"危险信号"——包括恶性疾病。如果病灶靠近体表，则会有一些特征性表现，如病灶部位皮肤血管增多或出现可触及的肿块。局部淋巴结病少见。疼痛加重引起病变部位主动和被动活动度降低比较常见，所以体格检查中要检查患者的主被动活动度。

实验室检查应包括碱性磷酸酶、乳酸脱氢酶和CBC，以辅助鉴别诊断。根据化疗的需要，可进行其他一些必需的实验室检查。如果患者的碱性磷酸酶升高，则很有可能出现了肺部转移。如果患者没有出现转移，那么乳酸脱氢酶升高说明患者预后较差。

先对疼痛部位进行X线平片检查。若发现椎骨溶骨性病变、骨质硬化或混合性病变，可确诊脊柱受累，病变多位于椎体部分，但是后柱也可受累。平片并不是总能将骨肉瘤与其他一些良性病变区别开来，如动脉瘤样骨囊肿、骨巨细胞瘤和成骨细胞瘤等。长骨受累时可通过Codman三角来诊断，这是骨外膜被反应骨顶起来时，与正常骨皮质形成的三角区域。当肿瘤突破骨外膜时，会出现从云隙射下的日光现象。由于可能存在多处病灶，所以应进行全身骨骼扫描。对病灶部位进行CT检查能更好地查看病变的范围以及在术前对肿瘤进行正确的分期。为了了解肺部是否存在转移病灶，应该对胸部进行CT检查。MRI有助于检查病变是否累及软组织或压迫到了神经组织。

手术或细针穿刺活检组织应该由最终为该患者进行肿瘤切除术的大夫来操作。在手术前进行辅助化疗以缩小病灶，常用药物有甲氨蝶呤、顺铂和多柔比星。研究表明如果肿瘤对辅助化疗敏感，则长期预后较好，反之则预后较差。脊柱骨肉瘤手术切除术需要根据病变部位和肿瘤的正确的外科分期来制订具体的治疗计划。以往人们采用Enneking法来进行肌肉骨骼肿瘤的外科分期，但是最近人们开始采用WBB（Weinstein-Boriani-Biagini，WBB）法来对脊柱肿瘤进行分期（图3）。WBB分类法将椎骨在水平面位如同钟面一样按顺时针方向依次分成

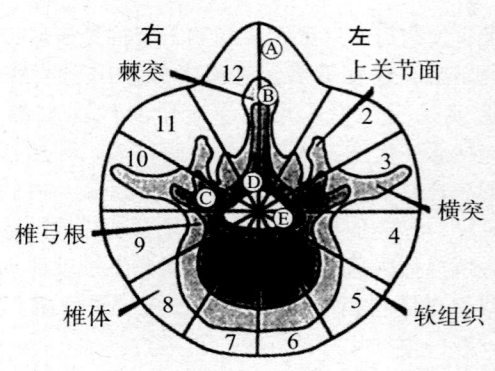

A. 骨外软组织　D. 骨外(硬膜外)
B. 骨内(浅表)　　E. 骨外(硬膜内)
C. 骨内(深部)　　M. 转移

图 3

12 部分（格），并由椎旁组织向内，直至硬脊膜依次分为五个同心圆，分别以 A～E 命名；肿瘤的纵向生长范围以脊柱受侵犯的平面来界定。为了完整地显现肿瘤范围和进行准确的分期，需要对患者进行平片、CT 和 MRI 检查。

单发性骨肉瘤的手术治疗目的是行广泛边界的完全肿瘤组织切除。大多数患者的病灶局限于椎体上，但后柱也可能被累及。对局限于 4-8 区或 5-9 区的患者，可行两期椎骨切除术，后路手术切除椎骨后柱、后纵韧带和椎间盘纤维环，前路手术结扎相应节段血管、切除近远侧椎间盘并将椎体整块切除，然后重建缺损部分。如果肿瘤位于椎体一侧、椎弓根或横突上（3-5 区或 8-10 区），可行矢状切除术，先进行后路手术，其方法如前所述，然后进行前路手术，切除范围除病变组织之外，至少还要包括一区正常椎体组织。如果肿瘤位于后部组织（10-3 区），可经后路做整块切除术。

如果在一开始诊断时就发现有肺部转移，可在行原发病灶切除术的同时，行胸外科手术，楔形切除病变肺组织或行肺叶切除术。

该患者骨扫描显示全身骨骼多发病灶。予以大剂量化疗药物治疗，但是患者还是不幸于 6 个月后去世。

临 床 要 点

1. 骨肉瘤是最常见的骨骼恶性肿瘤，主要发生于股骨远端、胫骨近端和肱骨近端。虽然脊柱骨肉瘤比较少见，但还是有一定发生概率的。
2. 这是一种致死性肿瘤，常见肺转移。
3. 外科治疗方法是在 WBB 外科分期基础上行广泛边界的完全肿瘤切除。
4. 主要通过化疗来治疗多中心性骨肉瘤。

参 考 文 献

1. Felding JW, Fietti VG, Hughes JEO, et al. Primary osteogenic sarcoma of the cervical spine. J Bone Joint Surg Am 1976；58：892-894.
2. Gandolfi A, Bordi C. Primary osteosarcoma of the cervical spine causing neurologic symptoms. Surg Neurol 1984；21：441-444.
3. Shives TC, Dahlin DC, Sim FH. Osteosarcoma of the spine. J Bone Joint Surg Am 1986；68：660-668.
4. Sundaresan N, Rosen G, Huvos AG, et al. Combined treatment of osteosarcoma of the spine. Neurosurgery 1988；23：714-719.
5. Geller TJ, Kotagal S. Myeloradicular features as the initial presentation of sarcomas of childhood. Pediatr Neurol 1996；14：297-300.
6. Boriani S, Weinstein JN, Biagini R. Primary bone tumors of the spine. Terminology and surgical staging. Spine 1997；22：1036-1044.
7. Sar C, Eralp L. Transoral resection and reconstruction for primary osteogenic sarcoma of the second cervical vertebra. Spine 2001；26：1936-1941.
8. Yamamoto T, Fujita I, Kurosaka M, et al. Sacral radiculopathy secondary to multicentric osteosarcoma. Spine 2001；26：1729-1732.

病例 30　男性，42 岁，腰部慢性疼痛 3 年

患者自述 3 年来腰部疼痛且逐渐加重，其主治医生诊断为腰肌劳损。疼痛呈持续性钝痛且在伸腰时加重，活动后有所改善，无放射痛。患者否认大小便功能改变、异常步态、发热、寒战、体重改变、近期创伤史和既往颈背部手术史。

体格检查

四肢：毛细血管充盈良好，未见杵状指、发绀和水肿。肌肉骨骼：腰椎生理性前凸中度平直；下肢肌力 5/5，左右对称；下肢轻触觉和针刺觉正常，深反射 2+，左右对称；FABER 试验阴性；双踝无阵挛；下腰椎椎旁局部触痛。皮肤：未见异常。

实验室检查

腰椎平片：正常；腰椎 MRI：正常，未见椎间盘突出。

问题

引起患者慢性疼痛的原因是什么？可通过什么检查来支持这个诊断？

诊断

患者患有腰椎小关节综合征。X线引导下小关节内注射麻醉药或类固醇类药物可治疗并辅助诊断。

讨论

小关节综合征是因小关节病损引起的腰痛。腰部慢性疼痛的患者中约有15%～40%与小关节有关。因为小关节综合征的体格检查和影像学检查通常无特征性表现，所以要做出该诊断是比较困难的。

小关节属于动关节，在其关节面上有一层透明软骨，上有滑膜。正如脊柱的其他结构一样，随着年龄的变化，小关节也经历着正常的退行性变，这些变化可以导致关节炎、关节面肥大和炎症反应。上关节突肥大能使神经孔变小并压迫神经根，进而引起神经根症状。这就使得小关节综合征与椎间盘突出症的鉴别诊断更为困难。小关节接受同一水平和相邻上一水平两个节段脊神经背侧根内侧支的双重支配，同时这些神经也支配其他一些组织，包括棘间肌和多裂肌，后两者如受损伤也可引起与小关节综合征相似的症状。

与椎间盘退变一样，小关节退变时也出现特异性炎症反应，这些反应会释放出一些化学介质，如P物质、磷脂酶A2、缓激肽、5-羟色胺、组胺和前列腺素等，这些物质会作用于神经根并引起疼痛。

小关节综合征患者常有腰部慢性疼痛史，常被诊为腰肌劳损。疼痛常呈持续性且局限于椎旁区域。疼痛在早上更严重，活动后可有一定程度的缓解。因为弯腰时椎间盘承受的压力增大，但在伸腰时小平面关节受到的压力增大，所以小关节综合征患者常在伸腰时疼痛加重。小关节综合征患者神经根症状较椎间盘突出患者少见，但是关节突肥大者也能压迫神经根引起神经根病。体格检查可能会发现患者正常的腰椎生理性前凸变得平直了，局限性点状触痛也可能存在。同时，还得检查一下患者腰椎的主被动活动度，因为有些患者在腰部过伸或旋转时可加重疼痛。小关节综合征患者的下肢感觉、肌力和反射通常是正常的。

除非有其他特异性危险信号提示患者的疼痛与全身性疾病有关,小关节综合征患者一般不需要进行实验室检查。影像学检查结果常常正常,或有正常的非特异性退行性变。对大多数患者来说,更加昂贵的影像学检查,如 CT 和 MRI,无助于该疾病的诊断。

正因为不能通过体格检查和实验室检查(或影像学检查)来做出诊断,所以小关节综合征的诊断通常要么被延误了,要么就没有诊断出来。向关节内注射麻醉药是确诊这种疾病最可靠的方法。由于小关节受双重神经支配,所以注射部位应包括疼痛部位所在水平及其上位相邻水平。如果注射后患者疼痛减轻 50% 以上,则可确定小关节综合征的诊断。内侧支神经阻滞也可用来诊断该疾病,但是这种方法不能除外因脊突间肌或多裂肌引起的相似的疼痛。

一旦诊断得以确定,即应开始保守治疗。常用镇痛剂和肌松药以及物理治疗。物理治疗包括积极的体位改变、合适的健身操和有助于增强腰肌肌力和腰椎稳定性的锻炼。X 线引导下关节内麻醉药或皮质类固醇药物注射不仅有助于诊断,也有助于治疗该疾病。有计划的注射能很好地缓解患者的疼痛,使之更好地参加功能锻炼。对上述方法疗效不佳的患者可以行内侧支神经射频切断术、化学药物神经阻断术或低温神经阻断术,这些方法能使支配病变关节的神经发生变性。但是,这些方法缓解疼痛的疗效是暂时性的,因为患者的神经轴突大多会再生。

在 X 线引导下对该患者行关节内注射治疗取得了显著疗效,患者疼痛显著缓解,这也证实了小关节综合征的诊断。患者还接受物理治疗并进行了健美操锻炼。患者后来又进行了一次关节内注射。在一年后的随访中,症状显著改善。

临 床 要 点

1. 腰部疼痛患者中有 15%~40% 是小关节疼痛。
2. 体格检查和 X 线平片检查常无异常，无法帮助诊断小关节综合征。
3. 小关节综合征最可靠的诊断方法是关节内麻醉药或皮质类固醇药物注射，如果注射后疼痛缓解，则支持该诊断。

参 考 文 献

1. Lilius G, Laasonen EM, Myllynen P, et al. Lumbar facet joint syndrome. A randomized clinical trial. J Bone Joint Surg Br 1989; 71: 681-684.
2. Carette S, Marcoux S, Truchon R, et al. A controlled trial of corticosteroid injections into facet joints for chronic low back pain. N Engl J Med 1991; 325: 1002-1007.
3. Dreyfuss PH, Dreyer SJ, Herring SA. Lumbar zygapophysial (facet) joint injections. Spine 1995; 20: 2040-2047.
4. Bogduk N. International spinal injection society guidelines for the performance of spinal injection procedures. Part 1: Zygapophysial joint blocks. Clin J Pain 1997; 13: 285-302.
5. Maldjian C, Mesgarzadeh M, Tehranzadeh J. Diagnostic and therapeutic features of facet and sacroiliac joint injection. Anatomy, pathophysiology, and technique. Radiol Clin North Am 1998; 36: 497-508.
6. Revel M, Poiraudeau S, Auleley GR, et al. Capacity of the clinical picture to characterize low back pain relieved by facet joint anesthesia. Proposed criteria to identify patients with painful facet joints. Spine 1998; 23: 1972-1976.
7. van Kleef M, Barendse GAM, Kessels A, et al. Randomized trial of radiofrequency lumbar facet denervation for chronic low back pain. Spine 1999; 24: 1937-1942.

病例 31　男性，65岁，车祸伤后颈部疼痛

患者驾车时与另一辆车迎面相撞发生车祸，事后随即被送往医院急诊。患者车祸发生时佩戴有安全带，患者否认意识丧失，诉及上颈部疼痛和上肢麻木，否定虚弱无力。既往无颈部或背部手术史。

体格检查

五官：头面部正常，无创伤痕迹。四肢：毛细血管充盈良好，未见杵状指、发绀和水肿。肌肉骨骼：上颈部中线明显触痛；上肢肌力 5/5，左右对称，针刺觉和轻触觉减退，深肌腱反射 2+，左右对称。皮肤：未见异常。

实验室检查

颈椎侧位 X 线平片：如图所示。

问题

患者的诊断什么？应采取何种合适的治疗措施？

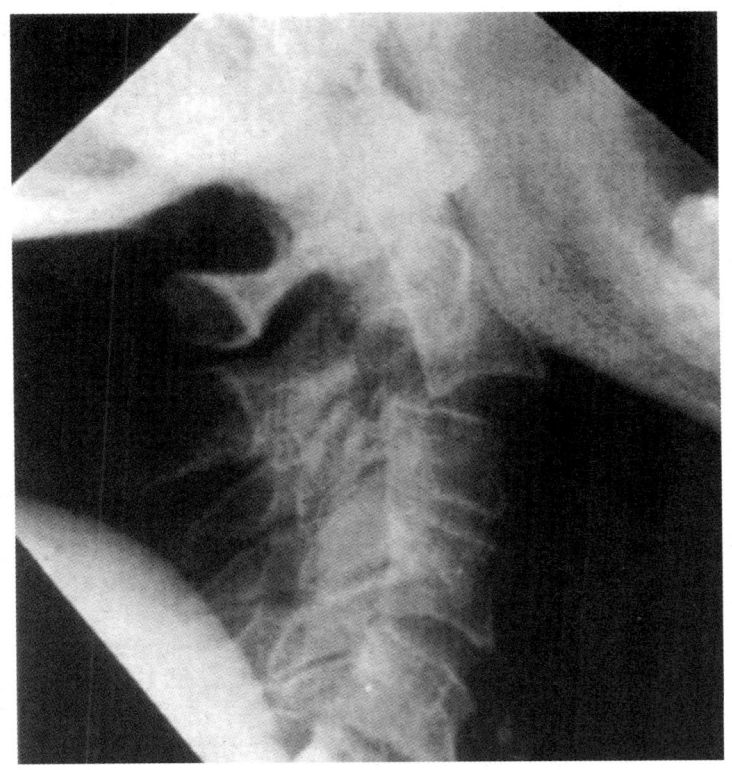

图 1

诊断

患者的诊断为绞刑骨折（hangman 骨折），或称 C2 创伤性颈椎滑脱。平片检查显示颈椎不稳，所以应行前路颈椎融合术。

讨论

绞刑骨折是指 C2 外伤性颈椎滑脱，这是车祸伤或高处跌落伤后比较常见的上颈椎损伤。犯人被处以绞刑后的绞刑骨折属不稳定型，其 C2 两侧椎弓根骨折移位，C2 和 C3 之间的椎间盘和韧带破裂，导致 C2 与 C3 分离。但是车祸伤或高处跌落伤引起的 C2 创伤性颈椎滑脱可为稳定型，也可为不稳定型，这取决于椎间盘和支持韧带是否损伤。

C2 创伤性颈椎滑脱的损伤机制涉及多种因素，包括颈椎过伸、分离、轴向负荷和过屈。目前有多种分类体系，但使用最广泛的是由 Eddendi 最先提出来，后来又由 Edwards 和 Levine 改进的方法。这种方法根据损伤机制、骨折和软组织损伤来对损伤进行分型，如表所示。

车祸后或高处跌落后，患者通常被立即送往急诊室。失去意识的车祸伤患者中多达 10% 存在 C2 骨折，C2 损伤引起的神经组织严重损伤较枢椎以下的骨折少见，这是因为在 C2 水平脊髓的有效空间相对较大，同时也因为该处神经组织的严重损伤常为致死性，故大多数患者往往在送往医院抢救之前就已死亡。询问病史时要收集所有有关损伤的详细情况，包括如何受伤的、有无意识丧失（如果是车祸伤的话）、患者当时在车内的位置和是否使用了安全带或安全气囊。患者可能诉及颈部疼痛、颈部活动度减小或活动时疼痛。体格检查时，要进行全面的神经系统检查，包括检查胸锁乳突肌和斜方肌的肌力、有无斜颈和检查耸肩力量。感觉检查范围包括枕部、颈部前外侧和外耳前下部和后下部皮肤。此外，还要检查上肢的肌力和感觉，以及肛门括约肌张力和肛周感觉。

影像学检查要先拍摄颈椎前后位、侧位和开口齿状突位平片。仔细检查颈椎全长，因为 C2 骨折引发颈椎其他部位并发损伤的几率很高。注意有无颈椎不稳的体征：前方移位 > 3.5mm 或成角 > 11°。如果怀疑存在骨折，但又不能被平片证实时，就应进行 CT 检查。CT 能更好地显示骨折，并能观察骨折的范围。三维 CT 扫描重建能更加清楚地显示上颈椎损伤。如存在神经功能损害，行 MRI 检查，看有无脊髓和神经根损伤。

C2 创伤性滑脱的治疗应依据软组织损伤程度和是否存在颈椎不稳。Ⅰ型损伤通常是稳定型，可戴硬围领或 halo 制动 8 周或直到影像学检查证实骨折愈合。Ⅱ型损伤由于前纵韧带和后纵韧带及椎间盘都被破坏，所以属于不稳定型。但是在Ⅱ型损伤患者中软组织并没有被完全破坏，所以有些研究者建议早期予以保守治疗，于后伸位行 halo 制动或颅骨牵引 1 周，然后再检查骨折是否复位。如果骨折得到了很好的复位,继续 halo 制动 12~16 周;如果牵引 1 周后效果不是很好,可以再接着牵引 6 周,然后再行 halo 制动 6 周。如果患者保守治疗失败,则需行前路钢板颈椎融合术。也有一些研究者建议牵引复位后行 C2 经椎弓根螺钉内固定术。

Ⅱ-A 型损伤的特点是后纵韧带破裂,这种损伤会导致颈椎不稳。可先予复位,然后 halo 制动治疗,或早期手术治疗,行前路颈椎钢板内固定术或经 C2 椎弓根螺钉内固定术。Ⅱ型损伤如果骨折从前延伸到小关节,则应早期手术治疗,行经侧块钢板螺钉内固定术和棘突钢丝捆扎术,然后经 C2 椎弓根螺钉内固定术。有些研究者建议术后予以 halo 制动。所有通过保守治疗的骨折患者均应定期复诊,以检查复位情况和骨折愈合程度。如果损伤好转不明显,则应考虑手术治疗。

通过颈椎平片进行确诊,患者 C2 向前滑脱明显,但颈椎其他部位未见损伤。因为这种损伤导致颈椎不稳,所以予以手术治疗。经前路行 C2-C3 器械融合术(图 2)。手术顺利,无并发症,术后患者疼痛缓解明显。

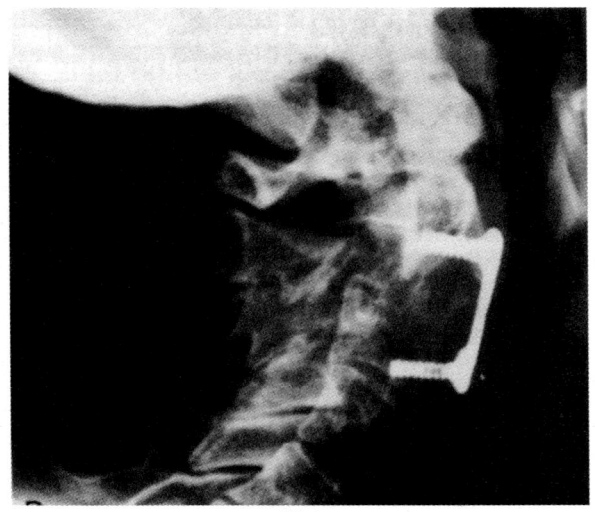

图 2

C2 创伤性颈椎滑脱的分类方法

损伤类型	损伤机制	损伤特点	稳定性
Ⅰ型（29%）	过伸伴轴向压缩；微小移位，无成角	骨折，无软组织损伤	稳定
Ⅱ型（56%）	过伸伴轴向压缩，然后前屈伴轴向压缩；明显移位伴成角	骨折，前/后纵韧带和椎间盘轻微破裂	不稳定
Ⅱ-A型（6%）	屈曲伴分离；无移位，严重成角	骨折，后纵韧带破裂	不稳定
Ⅲ型（9%）	屈曲伴轴向压缩；严重移位、成角	骨折，椎间盘破裂，小关节脱位	不稳定

ALL/PLL，前/后纵韧带。

临 床 要 点

1. C2 创伤性滑脱在车祸伤或高处跌落伤中是比较常见的一类损伤。
2. 多数患者可先予以 halo 或颅骨牵引等保守治疗，然后戴硬围领或 halo 制动。
3. 椎间盘和支持韧带损伤致颈椎不稳。

参 考 文 献

1. Effendi B, Roy D, Cornish B, et al. Fractures of the ring of the axis: A classification based on the analysis of 131 cases. J Bone Joint Surg Br 1981; 63: 319-327.
2. Francis W, Fielding W, Hawkins R. Traumatic spondylolisthesis of the axis. J Bone Joint Surg Br 1981; 63: 313-318.

3. Hadley M, Browner C, Sonntag VKH. Axis fractures: A comprehensive review of management and treatment in 107 cases. Neurosurg 1985; 17: 281-290.
4. Levine AM, Edwards CC. The management of traumatic spondylolisthesis of the axis. J Bone Joint Surg Am 1985; 67: 217-226.
5. Wilson AJ, Marshall RW, Ewart M. Transoral fusion with internal fixation in a displaced hangman's fracture. Spine 1999; 24: 295-298.
6. Samaha C, Lazennec JY, Laporte C, et al. Hangman's fracture: The relationship between asymmetry and instability. J Bone Joint Surg Br 2000; 82: 1046-1052.

病例 32　女性，40 岁，腰腿痛多年，逐渐加重

患者近几年来腰部疼痛，且逐渐加重，最近臀部和大腿后侧也出现疼痛。此前一直没有因此而就诊过。此次前来就诊是因为患者自上周起出现大便失禁。患者否认发热、寒战、体重明显改变，也否认背部外伤史和既往颈背部手术史。曾服用非甾体抗炎药来缓解背部疼痛，但疗效甚微。

体格检查
四肢：毛细血管充盈良好，未见杵状指、发绀和水肿。肌肉骨骼：左右大腿前侧感觉减退；左足背屈肌肌力 3/5；深肌腱反射 2+，左右对称；FABER 试验阴性；直腿抬高试验阴性；双踝无阵挛；腰椎主被动活动度正常。胃肠道：肛门括约肌张力下降。皮肤：未见异常。

实验室检查
腰椎平片：正常；腰椎矢状位 MRI：见图；CBC：正常；ESR：30（正常值：0~20）。

问题
患者疼痛的原因是什么？其大便失禁的原因又是什么？

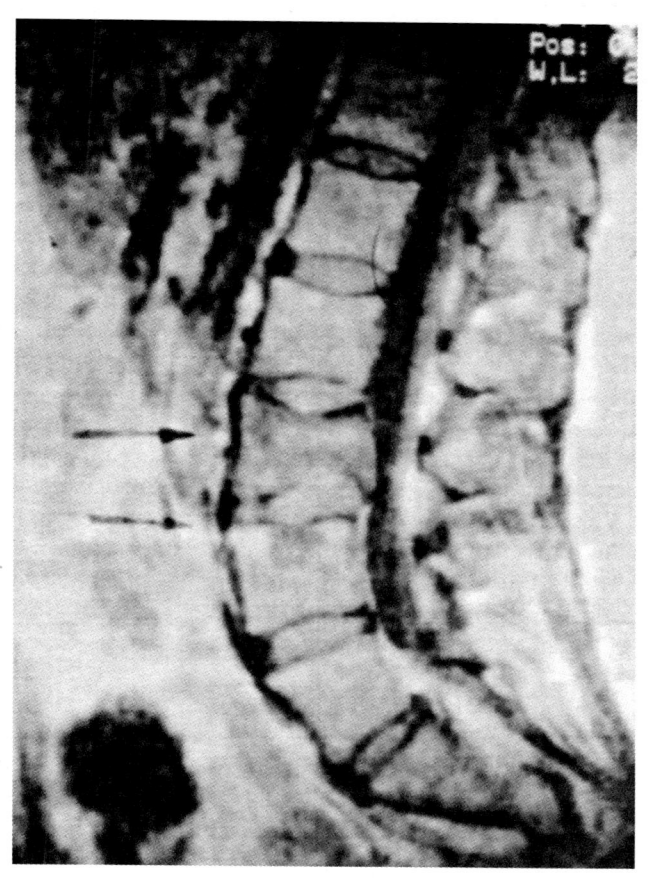

诊断

患者患有腰椎脊索瘤，其肿瘤生长膨大并压迫马尾，引起急性马尾综合征。

讨论

脊索瘤是一种少见的骨骼肿瘤，起源于胚胎脊索结构残余组织，约占原发性骨肿瘤的4%。脊索发育成为椎间盘的髓核，在发育过程中残留一个无细胞结构的鞘，但在颅侧和尾侧还保留有细胞,而脊索瘤就最易发生于这些细胞。脊索瘤的好发部位是颅内斜坡和骶骨,也可见于颈椎,但很少见。男性发病率约为女性的 2 倍,发病年龄主要在 40～60 岁之间。约 60% 的病例是致命性的,5 年生存率为 50%,10 年生存率为 30%。

脊索瘤的特点是生长缓慢,肿瘤局部浸润邻近骨骼和软组织。转移虽然少见,但也可转移至骨、皮肤、大脑、肺和淋巴结等组织或器官。即使已经出现了转移的患者,其原发病灶引起的危害仍然是最为严重的,并且是引起患者死亡的最大原因。

患者的症状取决于病损部位。骶骨受累的主诉通常是腰痛,可伴有下肢神经根病,半数患者会出现大小便功能障碍。颅内病损可引起头痛、复视和脑神经麻痹。椎体受累可导致肢体无力和局限性疼痛,颈椎受累还会出现声嘶和言语困难。

体格检查应包括全身神经学检查和脑神经检查。评价患者四肢的肌力、感觉和反射。骶骨受累的患者半数可在骶骨前触及肿块,所以应该进行直肠指诊。实验室检查通常显示正常,所以不宜用于诊断。

平片检查常见溶骨性损害伴钙化灶,病灶边界清楚,伴有反应性骨质硬化。CT 扫描能更好地检查病损范围,而 MRI 则有助于判断软组织是否被累及或神经组织是否受压。脊索瘤在 T1 加权像呈低信号影,在 T2 加权像呈高信号影。骨扫描检查可鉴别其他骨骼是否受累。

脊索瘤的治疗可通过手术整块切除肿瘤,但由于脊索瘤有膨胀性生长的特性并常会延误诊断,因此整块切除肿瘤变得很困难。椎骨受累患者如要切除全部病灶,那么要求至少有一个椎弓根未被肿瘤累及,并且病灶也未侵犯至硬膜外腔。如果硬膜外腔已被累及,则不仅要切除病灶,同时还要切除被累及的硬脊膜和神经根。这些组织的具体切除范围和程度因患者而易。如果肿瘤局部侵害范围过大,可以通过前后联合入路行肿瘤全切术。由于脊索瘤的复发率很高,所以术后应辅以放疗,但化疗对预防脊索瘤复发帮助不大。即使整块切除肿瘤后,脊索瘤的平均复发时间也不到 4 年。

就像很多其他脊索瘤患者一样，该患者的平片检查和大多数实验室检查也是正常的。但 MRI 检查显示 L3 和 L4 椎体病损。L3 压迫硬膜囊，从而引起了急性马尾综合征。对该患者紧急手术减压，并经前后联合入路切除全部肿瘤组织，最后行腰椎器械融合术。标本活检证实了脊索瘤的诊断。术后患者恢复了大便功能。1 年后随访，患者自述疼痛明显缓解，但下肢还有无力症状，检查未发现肿瘤复发或转移。

临 床 要 点

1. 脊索瘤少见转移，但原发病灶引起的局部骨质破坏或向邻近软组织侵犯往往是致命性的。
2. 情况许可时，手术切除整块肿瘤，或者行肿瘤全切术后辅以放疗。
3. 按治疗方法不同，术后脊索瘤复发的时间约为 8 个月至 4 年。

参 考 文 献

1. Amendola BE, Amendola MA, Oliver E, et al. Chordoma: Role of radiation therapy. Radiology 1986; 158: 839-843.
2. Smith J, Ludwig RL, Marcove RC. Sacrococcygeal chordoma: A clinicoradiological study of 60 patients. Skeletal Radiol 1987; 16: 37-44.
3. Healey JH, Lane JM. Chordoma: A critical review of diagnosis and treatment. Orthop Clin North Am 1989; 20: 3-9.
4. Bjornsson J, Wold LE, Ebersold MJ, et al. Chordoma of the mobile spine: A clinicopathologic analysis of 40 patients. Cancer 1993; 71: 735-740.
5. Boriani S, Chevalley F, Weinstein JN, et al. Chordoma of the spine above the sacrum. Treatment and outcome in 21 cases. Spine 1996; 21: 1569-1577.

6. Wippold FJ 2nd, Koeller KK, Smirniotopoulos JG. Clinical and imaging features of cervical chordoma. AJR Am J Roentgenol 1999; 172: 1423-1426.
7. York JE, Kaczaraj A, Abi-Said D, et al. Sacral chordoma: 40-year experience at a major cancer center. Neurosurgery 1999; 44: 74-79.
8. Hsu KY, Zucherman JF, Mortensen N, et al. Follow-up evaluation of resected lumbar vertebral chordoma over 11 years. A case report. Spine 2000; 25: 2537-2540.

病例 33 3 岁女孩，出生后脊柱明显畸形至今

患者因自出生后脊柱畸形至今且进展性加重，转诊于脊柱外科。否认疼痛、神经系统症状和呼吸系统症状，其父母亦证实患者既往无脊柱手术史，也未对脊柱畸形采取过任何治疗措施。

体格检查

一般状况：冠状面可见脊柱明显畸形（图 1），独立行走。四肢：毛细血管充盈良好，未见杵状指、发绀和水肿。神经肌肉：针刺觉和轻触觉正常；肌力 5/5，左右对称；深肌腱反射 2+，左右对称；Hoffmann 征阴性；双踝无阵挛。皮肤：未见异常。

实验室检查

前后位脊柱侧弯平片：T1~L3 侧弯 60°（图 2）；侧位脊柱侧弯平片：胸椎前凸-7°（图 3）。

问题

该患者最合适的治疗措施是什么？

3岁女孩，出生后脊柱明显畸形至今

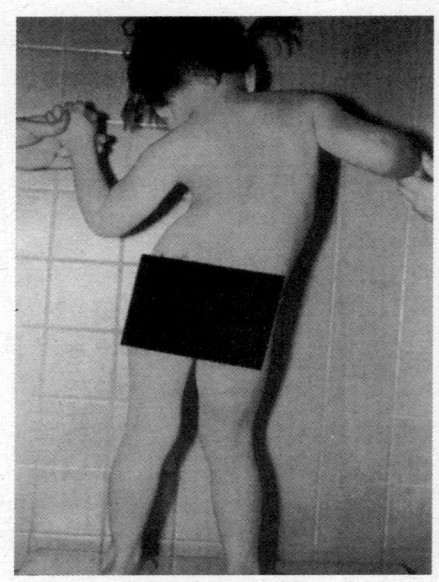

图 1

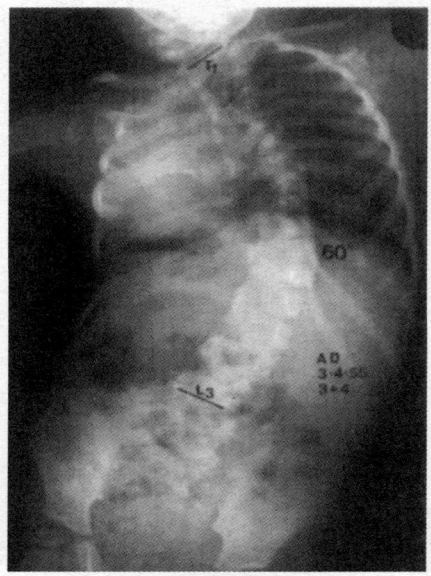

图 2

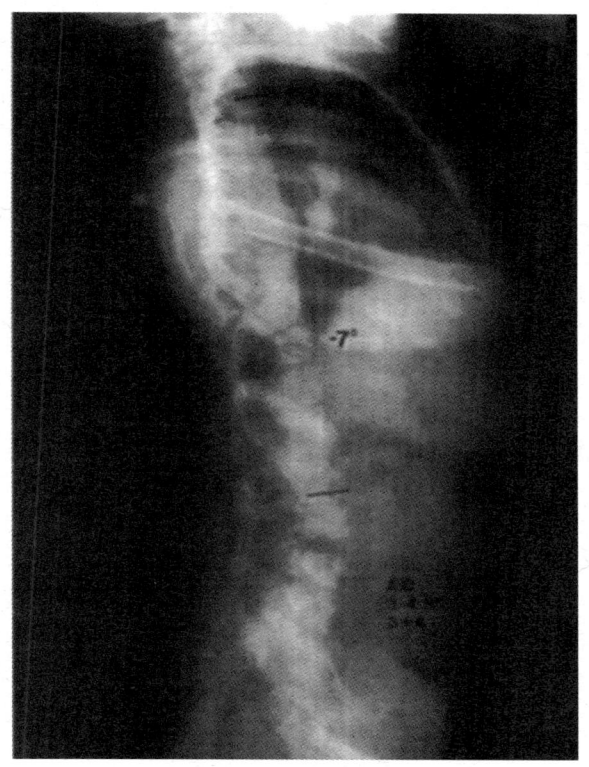

图 3

诊断

患者患有先天性脊柱侧凸,应该行脊柱融合术,以防止脊柱畸形进一步加重。

讨论

先天性脊柱侧凸是因为椎骨出现特异性先天性发育异常而引起的脊柱畸形,可分为两类:形成障碍和分节不良。形成障碍是指在发育过程中椎骨部分或全部形成不全,从而导致一个或多个椎骨出现畸形,如椎骨发育不全(椎体缺失)或半椎体。半椎体是指椎体的一半存在缺陷而不能正常生长，但是另一半却能正常生长，这种生长上的不平衡使受累椎骨一侧楔形变。分节不良可分为单侧未分节和阻滞椎两种。前者是指多个相邻椎骨的同一侧未分节，而对侧分节良好可以正常生长，其结果是脊柱发生侧凸且凹向未分节的一侧；后者是指椎体的各个侧面都未分节，这时不会出现脊柱异常弯曲，仅仅是受累椎骨的垂直生长减少了。

根据畸形的严重程度，有些脊柱畸形在出生前就可通过 B 超检查，而另外一些脊柱畸形直到出生后才得以诊断。先天性脊柱侧凸患者出现其他多种先天性异常的风险更高。所以，应该对患者进行详细彻底的检查，以除外以下异常：生殖泌尿系统缺陷、神经管缺陷、Sprengel 畸形、Klippel-Feil 综合征、骶骨发育不良、肛门闭锁和先天性心脏病。

患者第一次就诊时，拍摄平片评估其脊柱弯曲的程度。如果患者太小不能独自站立，可拍摄仰卧位平片。脊柱弯曲程度可以通过下面的方法来测量：头侧端椎椎弓根上界与尾侧端椎椎弓根下界的夹角，即为脊柱侧凸的弯曲度。每次检查都要采用相同标记线，以资前后对比。很多患者由于椎骨异常使得在平片上对曲线进行测量变得困难，但 CT 扫描却能更好地检查椎骨异常。近来，三维或多维 CT 扫描重建技术已被用来检查先天性脊柱侧凸，据 Newton 等报道，这种检查方法可比平片多发现 50% 以上的异常。此外，重建图像还能同时检查冠状面和矢状面。MRI 有助于诊断是否同时存在神经组织缺陷，后者在先天性脊柱侧凸患者身上很常见。

先天性脊柱侧凸治疗方法的选择取决于预测的脊柱侧凸进展的可能性。然而，需要注意的是，这些预测通常很难做到准确无误。在摄片检查时，注意椎体两侧生长能力是否已经达到平衡了。楔形椎或单侧未分节患者由于患侧椎体不能正常生长，导致了健侧相对来说生长得更快，并继发脊柱侧凸。此前有人研究了各种脊柱侧凸的自然病程，结果发现单侧未分节患者每年脊柱侧凸进展 27.2°，半椎体伴未分节患者每年进展 19°，多节段同时存在异常者每年进展 10.7°，非箝闭型半椎体患者每年进展 10.5°，箝闭型半椎体患者每年进展 9.5°，两侧生长平衡的半椎体患者每年进展 6°，两侧未分节者每年进展 2°。半椎体伴未分节型被认为是最应该予以手术治疗的一类脊柱侧凸，但其临床治疗效果却最差。与特发性脊柱侧凸不一样，先天性脊柱侧凸对保守治疗疗效有限，支具治疗一般不起作用。

临床上有许多手术方法用来矫正脊柱侧凸，但具体采用哪种方法则需要根据患者的病情特点和外科大夫的水平及偏好来作出决定。一般来说，最常用手术方法是经后路脊柱矫形融合术，但不采用器械融合。与其他脊柱疾患的治疗不一样，器械融合术并不常用于先天性脊柱侧弯的治疗，因为这类患者的软骨还未发育完全，并且器械融合术还引起神经组织损害的风险性增加。在行后路融合术时，要在切除小关节和刮除椎板皮质后植入一块大的移植骨。术后患者戴一年以上的支具或石膏背心直到脊柱融合。后路脊柱融合术也可合并使用钩-棒系统固定，这样能降低某些患者术后严格制动的要求，但是由于患者的软骨还未成熟，这就加大了坚强内固定的困难。

有些医师采用前后联合入路手术，以避免单纯后路手术术后出现"曲轴样并发症"，这种并发症是指后路融合术后由于椎体前侧生长板仍正常生长，导致患者脊柱出现新的弯曲或旋转等畸形，其发生率约为 30%。前后联合入路手术先从前路开始，要求切除椎间盘和邻近的生长板，然后再进行脊柱融合术。

前后联合入路脊柱融合术的改进术式是凸侧生长阻滞术，在这一术式中，只融合椎体的凸侧部分，融合长度包括全部受累椎体及其上下各一个正常节段。这样就抑制了弯曲的凸侧——也就是椎体正常部分的继续生长，但是不影响凹侧——也就是椎体异常部分的继续生长。这种术式还可联合使用凹侧撑开牵引术。有报道说联合使用这两种方法对存在严重畸形的儿童患者疗效很好，并且引起神经组织损害的风险比半椎体切除术更小。

其他可采用的手术方法有半椎体切除术和椎体切除术，这两种方法均直接切除引起脊柱弯曲进行性加重的椎体。但这两种方法在技术上还存在异议，因为它们引起神经组织损害的可能性很高，并且在手术过程中失血很多。半椎体切除术既可经前后联合入路来实施，也可只经后路来实施，最后经后路行节段性器械融合术。

该患者接受手术治疗，经后路行 T2~L3 非器械性脊柱融合术，术后支具固定 1 年。随访检查，脊柱已经融合，脊柱弯曲已被矫正至 39°，未发现与手术相关的并发症，生活质量大大改善。

临 床 要 点

1. 三维或多维 CT 扫描重建技术能比常规平片检查多发现 50% 以上的异常。
2. 通过对脊柱两侧的生长能力进行估计，可以预测弯曲程度是否还会进展。半椎体或者单侧未分节形成骨桥可以使脊柱一侧的正常生长受到限制，另外一侧还可以继续正常生长，从而使脊柱侧凸的程度增加。
3. 支具疗法或其他形式的保守治疗对大多数先天性脊柱侧凸患者来说疗效不佳。
4. 手术治疗方法包括后路脊柱融合术（经或不经器械融合）、前后联合入路脊柱融合术、凸侧生长阻滞术、半椎体切除术和椎骨切除术。

参 考 文 献

1. McMaster JF, Ohtsuka K. The natural history of congenital scoliosis: A study of 251 patients. J Bone Joint Surg Am 1982; 64: 1128-1147.
2. Winter RB, Moe JH, Lonstein JE. Posterior spinal arthrodesis for congenital scoliosis: An analysis of the cases of 290 patients 5-19 years old. J Bone Joint Surg Am 1984; 66: 1188-1197.
3. Beals RK, Robbings JR, Rolfe B. Anomalies associated with verte-

bral malformations. Spine 1993; 18: 1329-1332.
4. Holte D, Winter RB, Lonstein JE, et al. Excision of hemivertebrae and wedge resection in the treatment of congenital scoliosis. J Bone Joint Surg Am 1995; 77: 159-171.
5. Winter RB, Lonstein JE. Congenital scoliosis with posterior spinal arthrodesis T2-L3 at age 3 years with 41-year follow-up. A case report. Spine 1999; 24: 194-197.
6. Mikles MR, Graziano GP, Hensinger RN. Transpedicular eggshell osteotomies for congenital scoliosis using frameless stereotactic guidance. Spine 2001; 26: 2289-2296.
7. Goldberg CJ, Moore DP, Fogarty EF, et al. Long-term results from in situ fusion for congenital vertebral deformity. Spine 2002; 27: 619-628.
8. Newton PO, Hahn GW, Fricka KB, et al. Utility of three-dimensional and multiplanar reformatted computed tomography for evaluation of pediatric congenital spine abnormalities. Spine 2002; 27: 844-850.

病例 34　男孩，16 岁，腰痛

患者近两三年来患有腰痛，既往无创伤。活动时加重，服用镇痛药后无缓解。患者否认四肢麻木或刺痛、大小便功能改变、发热或寒战，以及体重改变，否认既往颈背部手术史。

体格检查
一般状况：独立行走，无防痛步态，未见脊柱明显异常。四肢：毛细血管充盈良好，未见杵状指、发绀和水肿。肌肉骨骼：无肌肉痉挛或萎缩；无脊柱偏移；无触痛；坐位和仰卧位直腿抬高试验阴性；腰椎活动受限：前屈 60°，后伸 20°，且后伸时疼痛加重；下肢肌力 5/5，左右对称；腘绳肌腱紧张；股神经牵拉试验阴性；无骨盆倾斜；深肌腱反射 2+，左右对称；双踝无阵挛；轻触觉和针刺觉正常。皮肤：未见异常。

实验室检查
骶骨 CT 扫描检查：如图所示。

问题
引起患者这些症状的原因是什么？应采取哪些适宜的治疗措施？

男孩,16岁,腰痛

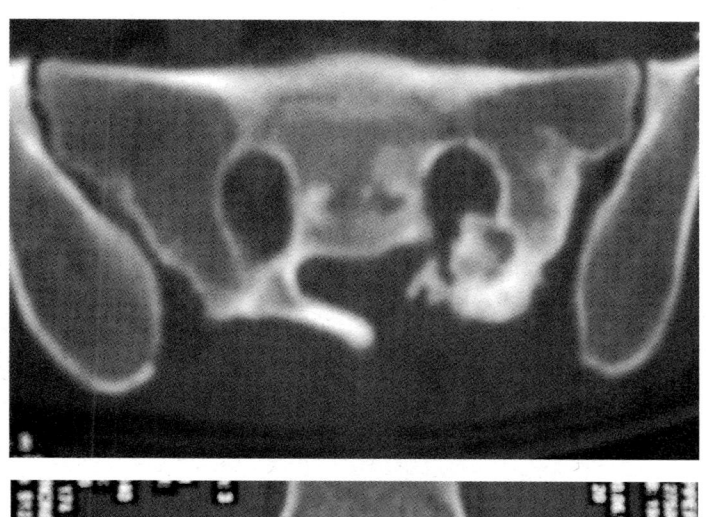

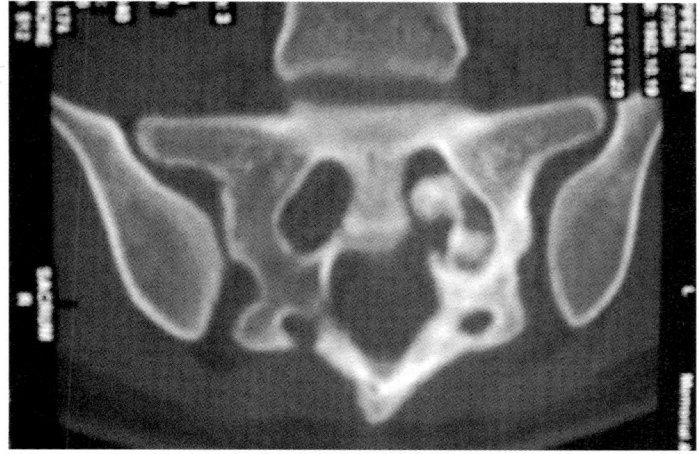

诊断

患者患有骶骨成骨细胞瘤，治疗应采取手术切除肿物。

讨论

成骨细胞瘤是由异常成骨细胞形成的类似于骨样骨瘤的一种良性肿瘤。约40%的成骨细胞瘤患者累及脊柱，且主要累及脊柱后部组织。虽然这是一种良性肿瘤，但却有明显的膨胀性生长特点，并能导致脊柱侧凸。这种肿瘤常见于青少年和年轻人。

与骨样骨瘤一样，引起继发性脊柱畸形的主要原因是肿瘤累及脊柱外侧，以及邻近软组织的炎症反应。其结果是肌肉严重痉挛，引起继发性脊柱侧凸。

成骨细胞瘤的常见症状是腰部疼痛。疼痛缓慢发作，呈持久性，夜间加重，休息后不能缓解，疼痛特点模糊不清，这些特点常使患者延误就诊。部分患者可新发脊柱侧凸。如果青少年患者新发脊柱侧凸并伴有腰痛，应评估肿瘤的可能。出现脊柱侧凸时，体格检查结果包括触痛和明显的肌肉痉挛。

平片检查可见骨皮质膨胀，病灶与其周围软组织之间常有一条由反应骨形成的界线。因为成骨细胞瘤的病灶比骨样骨瘤大，所以在病程早期即可通过平片检查出来。椎骨最常受累的部位是椎弓根，椎体受累被认为是由椎弓根直接蔓延过去而造成的。检查脊柱全长看是否存在脊柱异常。CT扫描能更好地检查骨骼被累及的程度。有神经功能损害的患者要进行MRI检查，因为MRI能更清楚地显示神经组织。

成骨细胞瘤的治疗目标是手术切除全部病变组织，但是当肿瘤位于脊柱时，并不总是能做到这一点。如果没有完全切除病灶，则局部复发的可能很高。脊柱畸形通常在术后即可得到矫正，因为术后肌肉痉挛已被解除。术前脊柱畸形存在的时间越长，则术后脊柱畸形完全恢复的可能性就越小。

CT检查显示该患者骶骨存在一个直径6cm的肿物。手术切除肿瘤。术后6个月时，患者又出现腰部疼痛症状，再次

CT 检查显示成骨细胞瘤复发，再次手术切除肿瘤。1 年后随访，患者症状明显缓解，检查未见肿瘤复发征象。

临 床 要 点

1. 成骨细胞瘤是类似于骨样骨瘤的一种良性肿瘤。
2. 成骨细胞瘤主要累及脊柱的后部结构。
3. 成骨细胞瘤主要见于青少年和年轻成年患者，主要症状是腰部疼痛。
4. 治疗措施是手术切除肿瘤。

参 考 文 献

1. Marsh BW, Bonfiglio M, Brady LP, et al. Benign osteoblastoma: Range of manifestations. J Bone Joint Surg [Am] 1975; 57: 1-9.
2. Griffin JB. Benign osteoblastoma of the thoracic spine. J Bone Joint Surg [Am] 1978; 60: 833-835.
3. Azouz EM, Kozlowski K, Marton D, et al. Osteoid osteoma and osteoblastoma of the spine in children. Pediatr Radiol 1986; 16: 25-31.
4. Raskas DS, Graziano GP, Herzenberg JE, et al. Osteoid osteoma and osteoblastoma of the spine. J Spinal Disord 1992; 5: 204-211.
5. Saifuddin A, White J, Sherazi Z, et al. Osteoid osteoma and osteoblastoma of the spine. Factors associated with the presence of scoliosis. Spine 1998; 23: 47-53.

病例 35　男性，42 岁，足球比赛后出现头痛和颈部疼痛

患者 1 周来头痛和颈部疼痛。1 周前在一场足球比赛中患者防守时受伤，出现颈部疼痛，但这一症状很快就缓解了，并且完成了剩余的比赛。第二天早晨患者发现疼痛加重，并且在颈部活动时更加严重。患者自述受伤以来枕骨下头痛。患者否认大小便功能改变、四肢无力或疼痛，否认既往颈背部受伤史和手术史。曾服用非甾体抗炎药，症状有中等程度的缓解。

体格检查
一般状况：独立行走，无防痛步态，脊柱无明显异常。四肢：毛细血管充盈良好，未见杵状指、发绀和水肿。肌肉骨骼：颈椎椎旁肌痉挛；无斜颈，无肌肉萎缩，无脊柱偏移；颈椎主被动活动范围减少，且活动时疼痛加重；上肢肌力 5/5，左右对称；深肌腱反射 2＋，左右对称；双踝无阵挛；Hoffmann 征阴性；针刺觉和轻触觉正常。皮肤：未见异常。

实验室检查
颈椎前后位、侧位、过伸过屈位平片：正常。

问题
引起患者这些症状的原因是什么？此时还需要进行其他影像学检查吗？

诊断

该患者为单纯颈椎劳损/扭伤。此时无需进行其他影像学检查，除非有其他严重或系统性疾病引起疼痛。

讨论

颈椎劳损是指由于肌腱负荷过大导致与其相连的肌肉损伤，而颈椎扭伤是指颈椎韧带组织损伤，通常在临床上没有必要也不可能把这两种损伤完全区别开来。虽然这两种损伤具有自限性的特点，并且几乎不可能导致患者死亡，但还是给人们带来了很大的社会经济负担，因为它们常常导致患者无法参加工作或降低了工作效率。

颈椎劳损既可以由急性创伤引起（如本例患者），也可由慢性重复性动作引起。这些损伤行为导致颈部肌腱或韧带被拉长或部分撕裂。椎间盘和小关节对颈椎不仅起支持作用，还可使之保持稳定。所有上述组织共同保障了颈部正常的生理性运动，但当这些组织的活动超出它们所能承受的限度时，就会引起明显疼痛。椎间盘由中央的髓核和外周的纤维环组成，髓核能吸收轴向压力，而纤维环则抵抗张力。纤维环的纤维与水平约成45°角斜向走行。当脊柱轴向旋转伴前屈或后伸时，纤维环最易受损。小关节常在过屈时损伤。早先的研究已经证实，椎间盘的纤维环和小关节的关节囊存在"疼痛纤维"，所以纤维环和关节囊的损伤都会产生疼痛。小关节引起的疼痛常被当作枕骨下头痛。

颈椎劳损的患者长期重复某一个动作，或曾有过某个创伤性损害。如果是由创伤引起的颈椎劳损，则往往在创伤后马上就出现疼痛，然后有一段时间的缓解，接着在当天晚些时候或第二天早上又出现疼痛。局部水肿、出血和炎症反应是产生再次疼痛的原因。检查时要仔细询问患者是否存在其他引起疼痛严重或系统性疾病的危险信号。发热、寒战或体重明显改变提示肿瘤或感染。按皮区分布的神经根痛很可能是椎间盘突出引起的。仔细评价年轻或老年患者的疼痛，以排查肿瘤可能。检查有无任何脊髓病体征。

体格检查时还要进行完整的神经学检查。检查患者的肌力、感觉和反射,看是否存在神经损害。进行有关脊髓病的试验,包括 Hoffmann 征试验。

对于大多数病例来说,除非要鉴别诊断除外其他疾病,否则没有必要在一开始就进行影像学和实验室检查。如有脊髓或者神经根损害体征,则需行 MRI 检查。如果怀疑有骨折,可拍摄平片或进行 CT 检查。如果怀疑肿瘤或感染,则需进行实验室检查,包括 CBC、ESR 和 CRP,同时还要进行影像学检查。

颈椎劳损予以保守治疗即可,早期治疗目标是缓解疼痛以恢复正常的颈部活动范围。常用非甾体抗炎药、镇痛药和肌松剂来减轻疼痛,以便于患者进行物理治疗。短期卧床休息对缓解症状很有用,但一般控制在 24~48 小时之内。过长时间休息或不运动会导致肌肉失用和萎缩,进而使得病情更加复杂和延缓康复。一旦疼痛得到了有效控制,患者就可以进行功能锻炼或物理治疗了,其目标是恢复患者的颈部活动范围和加强对姿势的控制。首先进行等长运动(静力训练)和物理治疗。一旦疼痛得到了较大控制,就应该进行颈部主动活动训练以避免出现肌肉萎缩。轻柔的被动牵拉训练也很有用。当患者的症状进一步好转时,就可以锻炼颈部肌力和训练,以提高颈部灵活性了。如果患者对上述方法效果不佳,行痛点注射治疗可获得更好疗效。

该患者接受物理治疗,首先进行等长运动和改善颈部活动范围,在物理治疗的同时服用镇痛药和肌松药以缓解疼痛和减轻肌肉痉挛。经过上述治疗 6 周后,患者颈部疼痛和头痛明显缓解。

临 床 要 点

1. 怀疑患者颈椎劳损时,首先要排除其他可引起患者疼痛的严重或系统性疾病的可能性。
2. 颈椎劳损并不引起按皮区分布的神经根痛,后者提示椎间盘突出。
3. 颈椎劳损予以保守治疗即可,可使用镇痛药和肌松药来缓解疼痛,这样患者就能进行物理治疗和功能锻炼了。

参 考 文 献

1. Sawyer M, Zbieranek CK. The treatment of soft tissue after spinal injury. Clin Sports Med 1986; 5: 387-405.
2. Dwyer A, April C, Bogduk N. Cervical zygapophyseal joint pain patterns. I: A study in normal volunteers. Spine 1990; 15: 453-457.
3. Dreyer SJ, Boden SD. Nonoperative treatment of neck and arm pain. Spine 1998; 23: 2746-2754.
4. Leone M, D' Amico D, Grazzi L. Cervicogenic headache: A critical review of the current diagnostic criteria. Pain 1998; 78: 1-5.
5. Mercer S, Bogduk N. The ligaments and annulus fibrosus of human adult cervical intervertebral discs. Spine 1999; 24: 619-628.

病例 36　女性，71 岁，顽固性腰腿痛伴大便失禁

患者因腰部和双腿顽固性疼痛入院。几天来，患者腰部疼痛加重，双腿疼痛伴大腿麻木，疼痛程度 10/10，且在活动时加重，无有效措施来缓解疼痛，今天早上又出现大便失禁。患者否认发热、寒战、体重改变和外伤。既往患有乳腺癌、慢性阻塞性肺病和冠心病。

体格检查

一般状况：神志清楚，查体合作，定向力良好。四肢：毛细血管充盈良好，未见杵状指、发绀和水肿。腹部：腹软，无腹膜刺激征，肠鸣音阳性。肌肉骨骼：腰部触痛明显，无脊柱偏移，无椎旁肌痉挛；双踝无阵挛；膝腱和跟腱反射亢进；双侧腹股沟和大腿内侧区域针刺觉和轻触觉减退；双下肢肌力 5/5，左右对称；肛周感觉减退。皮肤：未见异常。

实验室检查

MRI：胸椎矢状位：图 1；腰椎矢状位 T1 加权像：图 2；腰椎矢状位 T2 加权像：图 3；L3 轴状位：图 4。

问题

患者突然腰痛加重并出现大便失禁的原因是什么？

女性,71岁,顽固性腰腿痛伴大便失禁

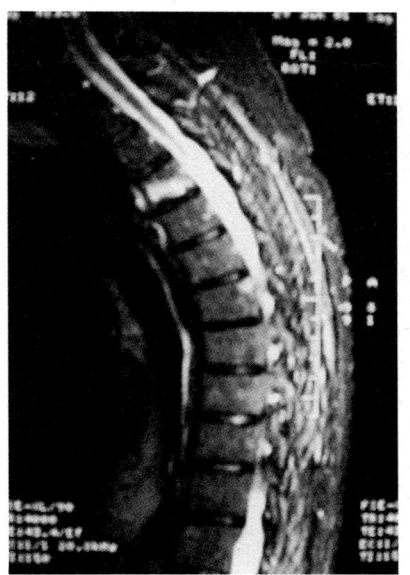

图 1

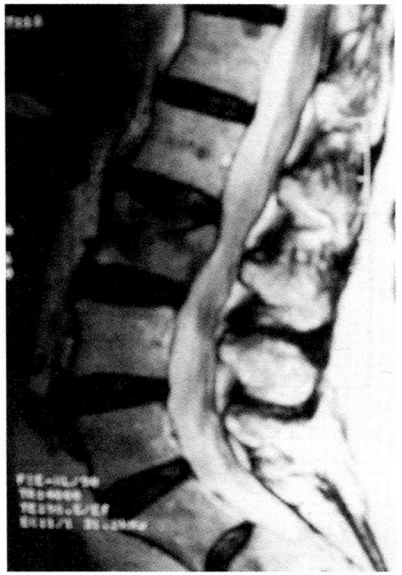

图 2

女性，71岁，顽固性腰腿痛伴大便失禁

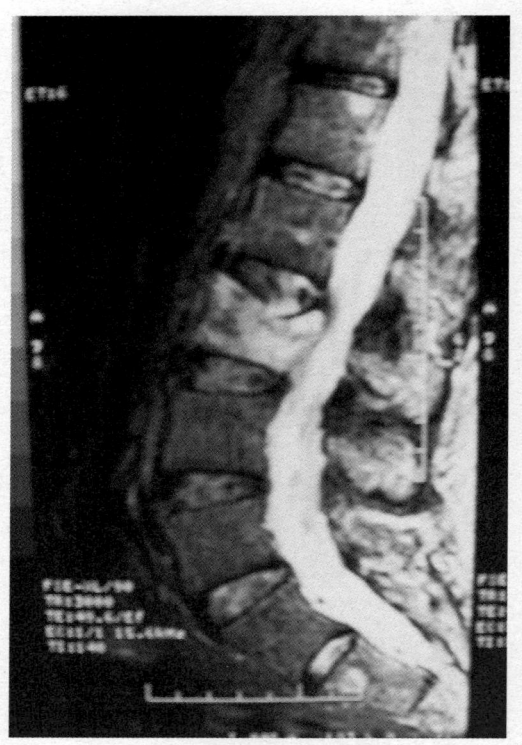

图 3

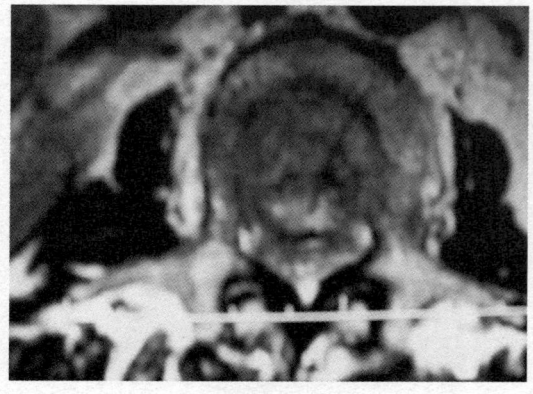

图 4

诊断

患者 L3 粉碎性骨折,严重压迫椎管,导致急性马尾综合征。考虑到患者既往有乳腺癌病史,所以最可能的诊断是乳腺癌腰椎转移。

讨论

对患者紧急手术减压,行 L2 椎板切除、L2-4 关节突关节切除、L3-4 椎体次全切和后路 L1-5 器械融合术。活检标本显示转移癌伴浸润和反应性纤维化,镜检可见管型和筛孔型两种组织形态,提示鳞状上皮细胞分化。最后的病理检查确诊乳腺癌腰椎转移。

乳腺癌是女性最常见的恶性肿瘤,是导致女性死亡的第二大原因。导致乳腺癌发生的危险因素包括年龄增大、乳腺癌家族史、初潮早、绝经晚以及高脂肪饮食等。

约 50%～85% 的癌症患者死于癌组织骨转移,其中脊柱是最常见的转移部位。最易发生脊柱转移的肿瘤有乳腺癌、肺癌、前列腺癌、肾癌和甲状腺癌,这些癌症脊柱转移的最常见症状是脊柱局限性疼痛。当转移灶累及神经组织时,患者可出现神经根症状或脊髓病症状。乳腺癌通常予以内分泌治疗和化疗,如有骨转移可辅以放疗。然而,放疗并不能阻止病理性骨折后所引起的椎体塌陷,也不能减少塌陷所引起的脊髓压迫。据报道,在胸椎,造成骨折的关键危险因素是肋椎关节受累,其次是椎体里转移灶的大小;在腰椎,关键危险因素是椎体里转移灶的大小和椎弓根的破坏。椎体塌陷是指腰椎压缩＞35%～40% 或胸椎压缩＞50%～60%。

乳腺癌转移的手术适应证有椎体塌陷、病理性骨折、顽固性疼痛、放疗无效、神经组织受累、获取组织学标本以及脊柱不稳。手术目的是解除神经组织受压、缓解疼痛、广泛切除肿瘤组织和恢复脊柱稳定性。手术目的并不是治愈乳腺癌转移。

该患者 MRI 检查显示胸腰椎受累,L3 水平椎管明显受累。患者在被诊断出乳腺癌后,曾行乳腺切除术和乳腺周边淋巴清扫，术后继续放疗和化疗。此后患者未再进行随访护理治疗。自述在此次背部疼痛发作之前，健康状况一直良好。此次患者接受手术减压并重建脊柱稳定性，术后安排了辅助放疗，但是由于患者病情急剧进展，只好转至临终关怀医院，3周后死亡。

在该病例中，行手术治疗是为了解除马尾受压引起的马尾综合征。在其他乳腺癌转移病例中，手术并非绝对的选择，应该根据患者的病情和生活期望值来作出临床决策。化疗、放疗、手术切除和（或）重建脊柱稳定性都可能有一定的作用，但具体的治疗措施应因患者而异。

临 床 要 点

1. 乳腺癌是女性最常见的恶性肿瘤，是女性第二大死亡原因。
2. 约50%～85%的癌症患者死于癌组织骨转移。
3. 脊柱是乳腺癌骨转移最常见的部位，仅次于肺癌和肝癌，居所有脊柱转移癌的第三位。
4. 手术适应证包括顽固性疼痛、即将出现或已经出现的病理性骨折、脊柱不稳定、需要获取活检标本和神经组织受累。

参 考 文 献

1. Siegal T, Tiqva P, Siegal T. Vertebral body resection for epidural compression by malignant tumors. J Bone Joint Surg [Am] 1985; 67: 375-382.
2. Asdourian PL, Mardjetko S, Rauchning W, et al. An evaluation of spinal deformity in metastatic breast cancer. J Spinal Disord 1990; 3: 119-134.
3. Asdourian PL, Weidenbaum M, DeWald RL, et al. The pattern of vertebral involvement in metastatic vertebral breast disease. Clin Orthop 1990; 250: 164-170.

4. Hammerberg KW. Surgical treatment of metastatic spine disease. Spine 1992; 17: 1148-1153.
5. Taneichi H, Kaneda K, Takeda N, et al. Risk factors and probability of vertebral body collapse in metastases of the thoracic and lumbar spine. Spine 1997; 22: 239-245.

病例 37　男性，43 岁，严重腰痛伴根性疼痛

患者 2 周来腰部严重疼痛。疼痛在患者搬运重物后突然发作，起初仅有腰部局限性疼痛，但左腿神经根性疼痛后来逐渐加重。咳嗽或弯腰时疼痛加重，休息可部分缓解。患者否认步态和身体平衡改变，否认大小便功能改变，否认既往颈背部手术史。

体格检查
四肢：毛细血管充盈良好，未见杵状指、发绀和水肿。肌肉骨骼：无中线和椎旁肌触痛；左侧直腿抬高试验阳性；下部躯干和左下肢针刺觉和轻触觉减退；左踇长伸肌肌力 3/5；左跟腱反射引不出；FABER 试验阴性；双踝无阵挛。皮肤：未见异常。

实验室检查
胸腰椎矢状面 MRI：如图所示。

问题
引起患者疼痛的原因是什么？需要紧急手术吗？

男性,43岁,严重腰痛伴根性疼痛

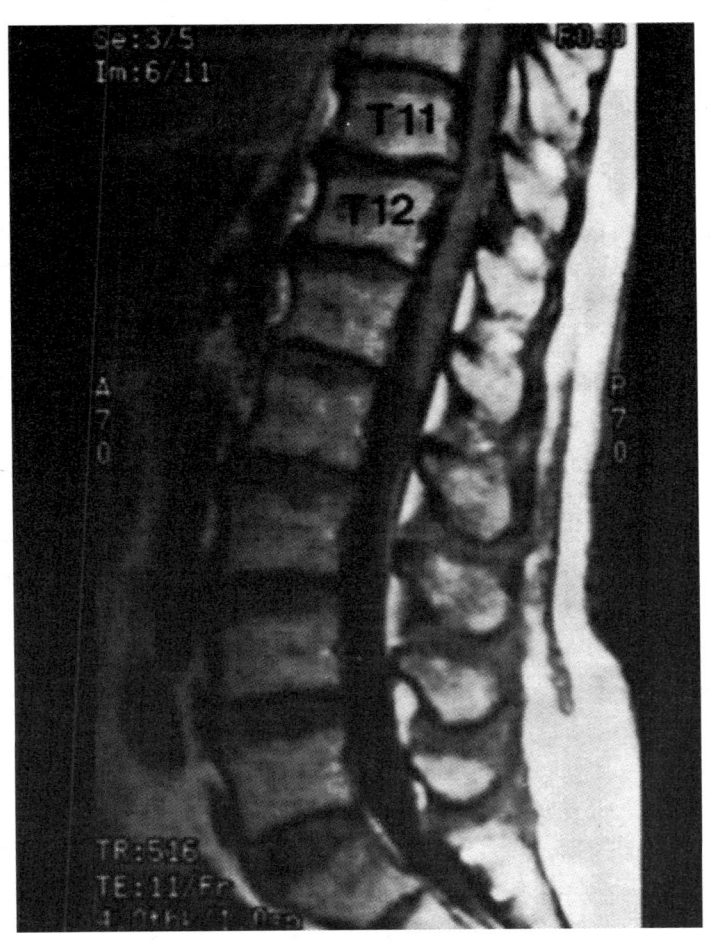

诊断

诊断胸椎间盘突出症。由于患者没有任何马尾综合征症状,所以可以先行保守治疗。

讨论

症状性胸椎间盘突出症远比颈或腰椎间盘突出症少见,约占所有椎间盘突出症的2%。发病率较低被认为与肋骨胸廓稳定性作用有关,从而不仅减少了胸椎间盘的活动,也减少了胸椎间盘所承受的压力。然而无症状性胸椎间盘突出却很常见,人群发病率近40%,且中胸部椎间盘突出比下胸部更常见,最常见于T6-T7和T8-T9。以前对无症状性胸椎间盘突出症自然病程的研究发现,虽然这些患者没有相关症状出现,但是突出的椎间盘组织的体积却都发生了改变。随着时间的变化,大的椎间盘突出组织变小,而小的则变大。椎间盘突出组织穿过椎间盘纤维环和后纵韧带,会导致其体积减小。椎间盘的移动会使毛细血管长入,并形成肉芽组织,经过不断的吞噬作用,最终被吸收掉,而小的椎间盘突出组织由于未能穿过椎间盘纤维环和后纵韧带,所以还是被局限在内部,这样毛细血管就无法长入,使得它们还能不断增大。

症状性胸椎间盘突出症患者有着多种多样的临床表现,其中最常见的症状有背中央部腰痛,下肢麻木、无力和感觉异常,以及括约肌功能障碍。由于其发病率很低,所以常延误诊断。鉴别诊断包括脊髓或脊椎的肿瘤和感染、胰腺炎以及脑血管病。当明确诊断时,70%的患者已经出现了脊髓压迫征象,而只有不到10%的患者仅有神经根受压症状,约有30%的患者出现大小便功能障碍。所以,胸椎间盘突出症可引起上下运动神经元损害症状,以及马尾综合征。

病史检查应询问有无任何下肢无力或感觉异常症状。注意大小便功能的任何改变。检查有关脊髓病的症状,如步态失调等。此外,体格检查还要检查下肢肌力、反射、直腿抬高试验以及感觉。按皮节分布检查躯干各部分的感觉。检查上运动神经元症状,包括反射亢进、Babinski征和阵挛。最后还要检查肛门括约肌张力和肛周感觉。

胸椎间盘突出症临床症状多样是由该节段脊髓的解剖特点造成的,特别是下胸椎。脊髓通常止于L1-2之间,其下移行为脊髓圆锥,并有众多马尾围绕其外。脊髓腰膨大位于下胸椎部位,此处椎管比较狭窄,没有足够的空间容纳突出的椎间盘组织,使得突出的椎间盘组织不可避免地压迫到神经组织。当突出的椎间盘压迫神经根时，可引起相应的神经根症状。正因为此处椎管狭窄，所以可引起很严重的甚至是出现两侧的椎间盘突出症状。当突出的椎间盘位于腰膨大部位时，可产生类似于腰骶神经根病的症状，压迫脊髓时可产生脊髓病症状，压迫马尾时出现典型的马尾综合征，包括大小便功能障碍和鞍区麻木。

MRI 是诊断胸椎间盘突出的金标准，检查时要拍摄轴位和矢状位 T1 加权像和矢状位 T2 加权像。如果患者还要行手术治疗，建议做脊髓造影 CT 检查，以观察骨骼的解剖特点和有无骨质增生。

胸椎间盘突出症的保守治疗与颈和腰椎间盘突出症类似，包括物理治疗和非甾体抗炎药。但是两者之间的一个重要差别是，当胸椎间盘突出症获得诊断时，患者往往已经出现了明显的脊髓病症状，有些患者可能还会出现马尾综合征。此时，为了防止出现永久性的神经组织损害，适宜行手术减压。以前的手术方法是后路椎板切除减压术并切除突出的椎间盘组织。由于损伤脊髓的风险很高，所以现在这种方法已经被抛弃了。狭窄的椎管使得对神经组织任何轻微的触动都有可能产生严重后果，所以现在已经有了多种改良术式，如前外侧、经胸、后外侧、经椎弓根、外侧胸腔外入路等，这些方法可更为安全、有效地切除突出的椎间盘和减轻相应症状。

本例患者一开始就出现了腰部严重疼痛，并且逐渐出现了神经根痛——典型的椎间盘突出症状。MRI 检查显示 T11-T12 椎间盘突出。予以物理治疗和服用非甾体抗炎药治疗，但疗效不佳。患者选择手术治疗，行椎间盘切除术。1 年后随访，症状明显改善。

临床要点

1. 人群中有很大一部分人存在胸椎间盘突出，但却无任何症状。
2. 胸椎间盘突出症的临床表现多种多样，包括神经根病、脊髓病和马尾综合征。
3. 当获得正确诊断时，患者往往已经出现了脊髓病症状和马尾综合征。
4. 为了避免出现永久性神经损害，通常适宜行手术减压。

参考文献

1. Ross JS, Perez-reyes N, Masaryk TJ, et al. Thoracic disc herniation: MR imaging. Radiology 1987; 165: 511-515.
2. Russell T. Thoracic intervertebral disc protrusion: Experience of 67 cases and review of the literature. Br J Neurosurg 1989; 3: 153-160.
3. Brown CW, Deffer PA, Akmakjian J, et al. The natural history of thoracic disc herniation. Spine 1992; 17: 97-102.
4. Wood KB, Garvey TA, Gundry C, et al. Thoracic MRI evaluation of asymptomatic individuals. J Bone Joint Surg Am 1995; 77: 1634-1638.
5. Wood KB, Blair JM, Aepple DM, et al. The natural history of asymptomatic thoracic disc herniations. Spine 1997; 22: 525-529.
6. Lyu RK, Chang HS, Tang LM, et al. Thoracic disc herniation mimicking acute lumbar disc disease. Spine 1999; 24: 416-418.
7. Tokuhashi Y, Matsuzaki H, Uematsu Y, et al. Symptoms of thoracolumbar junctional disc herniation. Spine 2001; 26: E512-E518.

病例 38　男性，51 岁，车祸伤

患者是卡车司机，在 10 个月前的一场车祸中受伤，当时他的车被另一辆车从后部撞上，接着又被一辆小型货车从侧面撞上。当时患者没有出现意识丧失，但却突然出现了颈、胸、腰部疼痛。在随后就诊时患者颈部疼痛有所好转，但是腰痛仍然存在。患者的职业要求他能举起 100 磅、推动 75 磅的重物，并且要求他每周出车两次，行程约 1800～2500 英里。目前患者已经停止了工作。他已经提出了一项要求获得工伤赔偿的申请，并正在进行一场结果未定的诉讼。患者的初始症状是疼痛在驾车时加重。否认发热和寒战、体重减轻和大小便功能改变，否认既往颈背部手术史。家族史：患者的哥哥因长期腰痛于 2 年前自杀。

体格检查

一般状况：独立行走，无防痛步态，无明显脊柱畸形。四肢：毛细血管充盈良好，未见杵状指、发绀和水肿。肌肉骨骼：无肌肉痉挛和萎缩，无脊柱偏移，无触痛；颈椎活动轻度受限；Spurling 检查阴性，Lhermitte 征阴性，颈牵拉试验阴性，Hoffmann 征阴性；上肢肌力 5/5，左右对称；上肢深肌腱反射 2+，左右对称；腰椎前屈受限；屈曲外展外旋试验阴性；下肢肌力 5/5，左右对称；下肢深肌腱反射 2+，左右对称；坐位和卧位直腿抬高试验阴性；Waddell 征（±）；无骨盆倾斜；双踝无阵挛；针刺觉和轻触觉正常。皮肤：未见异常。

实验室检查

脑 CT 检查：正常；颈椎 CT 检查：正常；胸腰椎平片检查：正常；骨扫描：右肩锁关节摄取增加，其余正常；椎间盘造影激发试验：L3-L4 和 L4-L5 正常，L5-S1 产生与症状不一致的疼痛。

患者接受腰椎硬膜外类固醇类药物注射和物理治疗，但患者不能耐受物理治疗且其疼痛还继续加重。患者又接受小关节阻滞疗法，但疼痛缓解仍不明显。在接受治疗后的第 5 个月，患者的疼痛还继续存在，且 Waddell 征 2/5，患者又到疼痛专家处接受治疗。5 个月后，又因为颈部和腰部疼痛再次就诊，Waddell 征 3/5。当检查者的手放于患者头顶时，患者就出现疼痛并表现出愁眉苦脸的样子。患者还述有呈袜套样分布的麻木，其颈椎活动度明显减少，但颈分离试验却为阴性。建议患者行功能检查（functional capacity examination，FCE）。

问题

患者持续性疼痛的原因是什么？应该对他采取何种治疗措施？

诊断

患者患有非器质性疼痛综合征，或者可能是"工伤代偿性神经症"。FCE证实后，患者已获得最大医学改善，建议其再次到疼痛专家处诊疗以控制慢性疼痛和进行心理治疗。

讨论

工作相关性背部损伤是脊柱外科医生的一大挑战。美国每年约有2%的劳动力经历着与工作有关的背部损伤。背部损伤约占所有背部疾患的1/5，且以劳损或扭伤占大多数，但大多数劳损或扭伤患者会痊愈。然而，工作相关性背部损伤还可分出一种亚型，这种亚型患者并无器质性疼痛症状，予以治疗也没有什么疗效。这种患者停止工作的时间越长，再次回到工作岗位的可能性就越小，如果因为损伤而停止工作超过6个月，则再次回到全额工资工作岗位的可能性将小于50%。这些情况不仅占用了大量社会医疗和司法资源，而且还降低了社会工业生产率。

引起工作相关性背部损伤的危险因素包括男性、恶劣的工作环境、吸烟、重体力工作、长时间坐位、长时间暴露于震动环境下，以及对工作本身或工作环境不满意。很难确定这些背部损伤患者哪些是无需治疗即可恢复的，哪些又将发展为慢性疼痛。停止工作的时间长短与损伤的严重程度和类型、精神压力、受教育水平低下、低收入、无家庭支持系统、独立生活、与损伤相关的赔偿纠纷，以及代理人之间的联系等有关。

并非所有非器质性疼痛都属于工作相关性损伤。有些患者可能会因为某些原因而夸大了症状或故意耽误了病情的恢复。然而，一般来说，患者第一次就诊时所述说的症状都是比较客观实际的。常规检查就有可能发现引起患者症状产生的原因，当然有些时候并不总是如此简单。当患者出现了非器质性疼痛时，就需要对所有检查结果作出一个合理解释，并告诉患者没有发现引起其症状的确切原因。Waddell征有助于引出患者产生非器质性症状的原因。FCE有助于鉴别患者经过治疗后还无法参加工作的原因,因为这种检查方法能够发现患者是否夸大了症状、未尽最大努力进行治疗和诈病。如果患者的持续性疼痛经过治疗无效,可建议其到疼痛专家处进行诊治,疼痛专家能更好地控制他们的疼痛,不管这种疼痛是病理性的,还是心理性的。

非器质性疼痛的诊断是一种除外性诊断,目前还没有一种特异性检查方法可用来证实非器质性疼痛的诊断。此外,非器质性疼痛患者往往还共存一些其他疾病,所以应该进行所有适当的检查,以除外鉴别诊断中其他一些可能的疾病,最后才能做出非器质性疼痛的诊断。

影像学检查没有发现本例患者存在任何可引起其疼痛的生理性异常。椎间盘造影发现患者有非一致性的疼痛反应。患者对物理治疗、镇痛药、腰椎硬膜外类固醇类药物注射、小关节阻滞以及疼痛治疗都没有疗效。虽然经过了充分治疗,但患者的 Waddell 征却越来越严重,并且出现了非器质性疼痛综合征。FCE 证实患者夸大了他的症状和疼痛程度以及未尽最大努力进行治疗。患者被告知已经为他做了所有有必要的检查,但还是没有发现能引起他产生疼痛的原因,嘱患者继续疼痛治疗以控制慢性疼痛,如有必要可再次来就诊。

临 床 要 点

1. 非器质性疼痛患者通常可通过 Waddell 征来确诊。
2. 经过适当治疗后还无法回到工作岗位的患者可进行 FCE,这有助于鉴别患者是否夸大了症状或者是未能尽最大努力配合治疗。
3. 对治疗无效的患者或者无法确定其症状是否由心理因素引起的患者,可建议其到疼痛专家处诊治。
4. 非器质性疼痛是一种除外性诊断,目前尚无一项检查可单独确诊非器质性疼痛。应该仔细检查,不要被患者的表面征象所迷惑,而遗漏了对更为严重疾病的诊断。

参 考 文 献

1. Beals RK. Compensation and recovery from injury. West J Med 1984; 140: 233-237.
2. Waddell G, Main CJ, Morris EW, et al. Chronic low back pain, psychologic distress and illness behavior. Spine 1984; 9: 209-213.
3. Bigos SJ, Spengler DM, Martin NA, et al. Back injuries in industry: A retrospective study II. Injury factors. Spine 1986; 11: 246-251.
4. Bigos SJ, Spengler DM, Martin NA, et al. Back injuries in industry: A retrospective study III. Employee-related factors. Spine 1986; 11: 252-256.
5. Klein BP, Jensen RC, Sanderson LM. Assessment of workers' compensation claims for back strains/sprains. J Occup Med 1984; 26: 443-448.
6. Abenhaim L, Suiss S. Importance and economic burden of occupational back pain: A study of 2500 cases representative of Quebec. J Occup Med 1987; 29: 670-674.
7. Webster BS, Snook SH. The cost of 1989 workers' compensation low back pain claims. Spine 1994; 19: 1111-1116.

病例 39　女性，69 岁，冠状动脉旁路移植术后感染，突发截瘫

患者不久前行冠状动脉旁路移植（coronary artery bypass graft，CABG），术后出现胸骨感染，已经进行过两次胸骨清创术，目前已安排了第三次胸骨清创术，但患者突然出现双腿伴右髋无力，之后又出现了大小便失禁。

体格检查
　　一般状况：反应敏捷，定向力良好。胸部检查：近期手术瘢痕红肿、触痛、暖湿，符合胸骨感染特征。四肢：毛细血管充盈良好，未见杵状指、发绀和水肿。肌肉骨骼：下肢明显轻瘫，髋外展肌、髋内收肌和髂腰肌肌力 2/5，下肢远端肌力 3/5；下肢反射亢进；L1 水平针刺觉缺失；肛门括约肌张力减退。皮肤：除胸骨处手术伤口外，无其他异常。

实验室检查
　　WBC：24 000/µl（正常值：4000～10 500/µl）；胸椎矢状位 MRI：见图 1。

问题
　　患者突发下肢轻瘫的原因是什么？

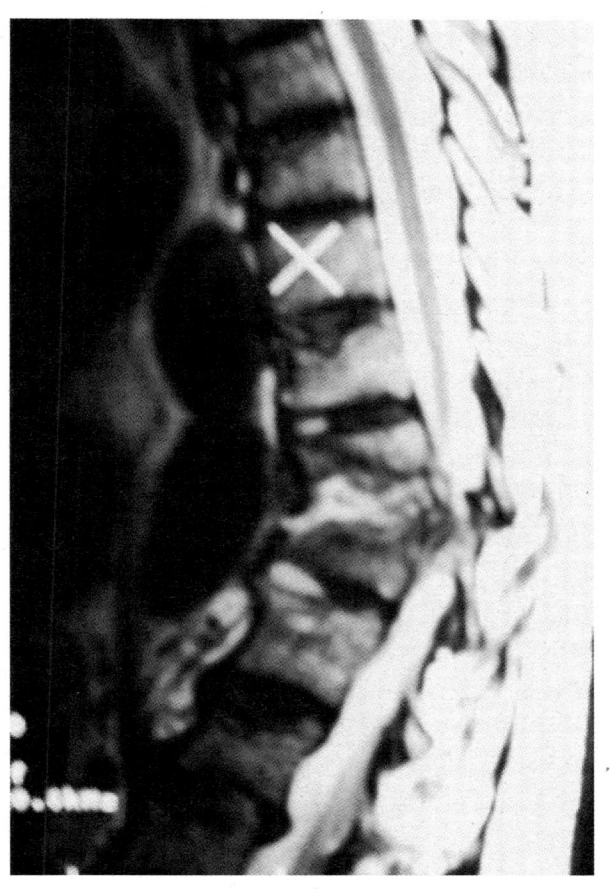

图 1

诊断

患者冠状动脉搭桥术后并发骨髓炎,蔓延至胸椎并引起 T10-11 病理性粉碎骨折和 T10-11 脓肿。

讨论

脊椎骨髓炎约占所有骨髓炎的 2%～7%,常见于老年患者和男性患者，但也可发生于任何群体。所有能引起菌血症的疾病都能通过血源播散引起脊椎骨髓炎。最常见的病因是近期泌尿道感染，其他病因有泌尿生殖系统检查、贯穿伤、手术、化学髓核溶解术和椎间盘造影术。腰椎是脊柱骨髓炎最常见的部位，其次是胸椎和颈椎。脓肿则多见于颈椎和胸椎，腰椎相对少见。

大多数患者的致病菌是金黄色葡萄球菌，但因患者具体情况而异。镰状细胞贫血患者易感染沙门菌，外伤或褥疮感染患者易感染放线菌，静脉吸毒者易感染假单胞菌或念珠菌。免疫缺陷患者（如糖尿病患者、静脉吸毒者、酗酒者、恶性肿瘤患者和镰状细胞贫血患者）容易罹患感染性疾病，如脊椎骨髓炎。

致病菌是通过骨骼前面的滋养小动脉和后面的主滋养动脉进入软骨下骨组织。感染可通过椎间盘周边组织，或直接通过破损的椎体终板和椎间盘，波及相邻脊椎。如果感染累及邻近软组织，则可导致硬膜外脓肿产生。椎体破裂能导致严重脊柱畸形或脊柱不稳定。

脊椎骨髓炎患者最常见的症状是背部局限性疼痛，隐袭发作长达数周。患者可能曾有近期感染史或有创检查。90%以上的患者会出现疼痛，而发热、肌肉痉挛和脊柱活动度减少等症状相对较少见。体格检查可能会发现存在脊柱活动度减少、肌肉明显痉挛和叩痛，如神经根或脊髓受损则会出现神经功能障碍。

实验室检查通常无特异性，并且价值有限。血沉检查结果常升高，并可用来监视治疗过程中病程的变化。然而，血沉是一项非特异性检查，它并无助于诊断。

在感染的最初1~2个月中，感染灶在平片上可能并不明显。早期感染征象包括椎间隙变窄和椎体前部破坏或溶骨性变。骨扫描比X线平片能更早地发现脊椎感染，且镓扫描比锝扫描发现得更早。CT检查有助于确定受累骨骼的范围，而MRI则是早期诊断脊椎骨髓炎和评估神经组织受累的金标准，感染灶在T1加权像上呈低信号影，在T2加权像上呈高信号影。

治疗措施包括抗生素治疗、卧床休息和制动。在对标本进行敏感菌培养和试验后就应该马上进行抗生素治疗。手术适应证包括要求切开取活检、脊髓受压、神经功能障碍、脓肿形成、脊柱严重畸形或不稳定、症状持续不缓解和保守治疗无效血沉持续升高。大多数病例建议采用前侧入路，因为这样可直接到达被感染的组织，以彻底清创和进行椎体间融合术。如果患者有脊柱畸形或不稳定，则需进行后路器械融合术。

胸椎 MRI 显示该患者骨髓炎已经扩散到脊柱。紧急手术，行 T10-T11 椎体切除术和椎间盘切除术、前路椎体间 cage 融合术、后路 T7-L1 融合术（图 2 和图 3）。手术样本病理检查证实了骨髓炎的诊断。患者手术耐受性良好，未出现其他并发

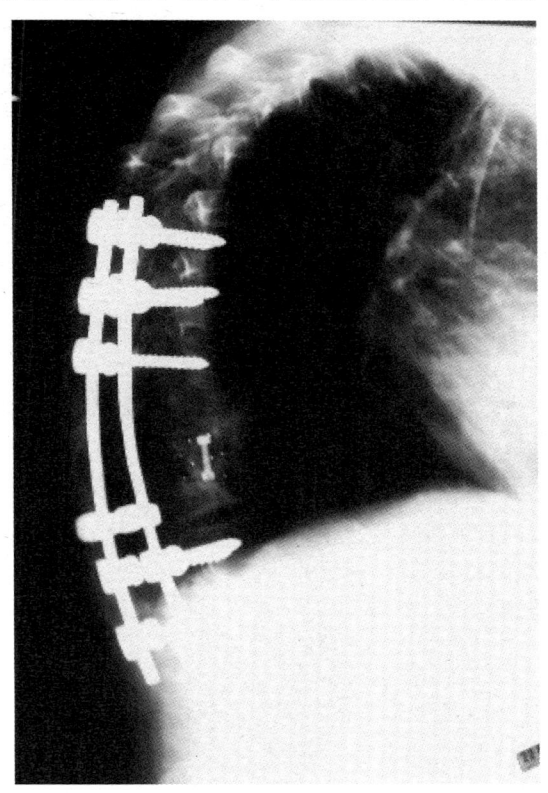

图 2

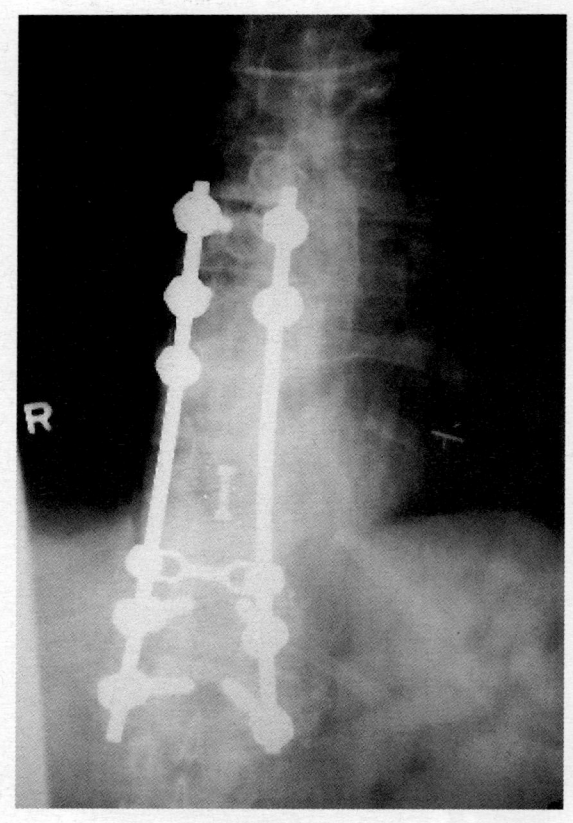

图 3

症。术后患者继续接受抗生素治疗。术后 4 个月,患者又接受康复治疗和物理治疗。但是患者最终没有恢复行走功能和自主大小便功能。

临 床 要 点

1. 脊椎骨髓炎的最常见症状是局部疼痛,仅约有半数患者出现发热。
2. 在最初的 1~2 个月中,感染灶在平片上可能并不明显。MRI 检查是诊断脊椎骨髓炎的金标准。
3. 如果患者没有明显的近期感染史和 X 线平片检查阴性,则诊断有可能被延误长达 12 个月,所以在鉴别诊断中应高度警惕。
4. 手术适应证包括获取活检样本、脓肿形成、感染持久保守治疗无效、脊柱严重畸形或椎体骨折。

参 考 文 献

1. Modic MT, Feiglin DH, Piraino DW, et al. Vertebral osteomyelitis: Assessment using MR. Radiology 1985; 157: 157-166.
2. Emery SE, Chan DPK, Woodward HR. Treatment of hematogenous pyogenic vertebral osteomyelitis with anterior debridement and primary bone grafting. Spine 1989; 14: 284-291.
3. Graziano GP, Sidhu KS. Salvage reconstruction in acute and late sequelae from pyogenic thoracolumbar infection. J Spinal Disord 1993; 6: 199-207.
4. Riley LH, Banovac K, Martinez OV, et al. Tissue distribution of antibiotics in the intervertebral disc. Spine 1994; 19: 2619-2625.
5. Schulitz KP, Assheuer J. Discitis after procedures on the intervertebral disc. Spine 1994; 19: 1172-1174.
6. Dagirmanjian A, Schils J, McHenry M, et al. Vertebral osteomyelitis revisited. Am J Roentgenol 1996; 167: 1539-1543.
7. Carragee EJ. The clinical use of magnetic resonance imaging in pyogenic vertebral osteomyelitis. Spine 1997; 22: 780-785.

病例 40　男性，68 岁，腰部和右腿疼痛 3 个月

患者 3 个月来腰部和右腿疼痛。以前患者也有过背部疼痛发作，但这次与以往不同的是患者右足底出现了麻木和刺痛。疼痛在从坐位站起时和行走时加重，坐位时减轻。患者否认近期创伤、大小便功能改变和既往颈背部手术史。堵鼻鼓气法（Valsalva maneuver）不能引出疼痛。既往右臂曾因恶性纤维组织细胞瘤而多次手术。

体格检查

一般状况：神志清楚，查体配合度良好，独立行走伴有右侧防痛步态。四肢：毛细血管充盈良好，未见杵状指、发绀和水肿。神经肌肉：无椎旁肌触痛，无肌肉痉挛和萎缩；FABER 试验阴性；无中线台阶感；坐位和卧位直腿抬高试验：右腿抬高 40°时阳性；双踝无阵挛；双下肢腓肠肌和比目鱼肌肌力 4/5，余正常；股神经牵拉试验阴性；右跟腱反射消失；S1 皮区针刺觉和轻触觉减退；肛门括约肌张力和肛周感觉正常；骶骨右前区触痛。皮肤：右臂手术瘢痕，愈合良好；其余正常。

实验室检查

骶骨 CT 检查：见图 1；腰椎前后位平片：见图 2。

问题

引起患者疼痛的原因是什么？

男性，68岁，腰部和右腿疼痛3个月

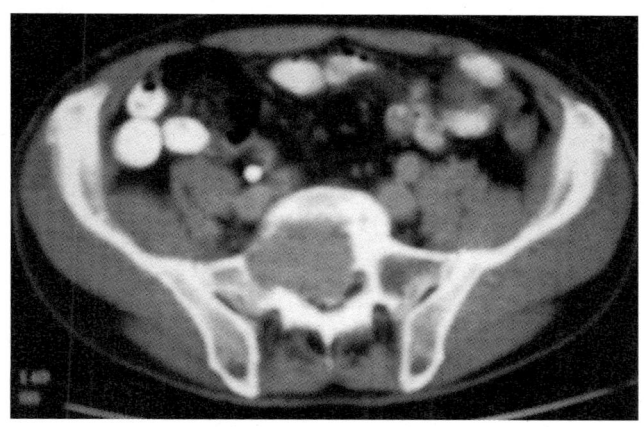

图 1

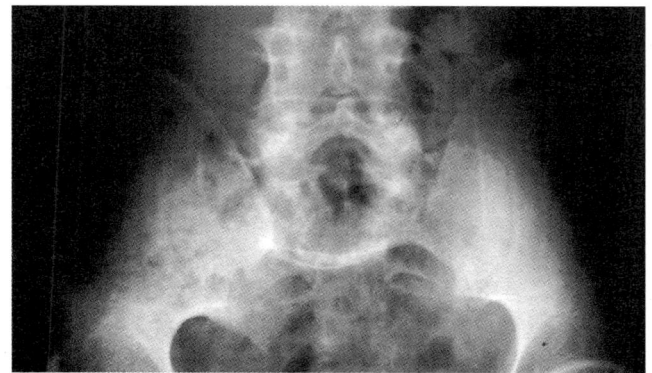

图 2

诊断

患者恶性纤维组织细胞瘤骶骨转移并压迫 S1 神经根。

讨论

恶性纤维组织细胞瘤是一种由成纤维细胞样细胞和组织细胞样细胞构成的具有侵袭性特点的恶性肿瘤，常见于高加索人，且男性患病率约为女性的 2 倍。其 5 年生存率为 36%～58%。远处转移主要见于肺部，但也可见于骨骼和肝。诊断年龄一般在 50～60 岁。大多数患者的首发症状是逐渐增大的无痛性软组织肿块，原发于脊柱的恶行肿瘤很少见。骨骼受累主要是长骨，多见于股骨、胫骨和肱骨。

当患者出现骨转移时，局部疼痛是最常见的症状。脊柱受累时，由于肿瘤不断扩展而压迫神经组织，可出现神经组织受压症状。平片检查有可能会发现骨膜反应、骨皮质侵蚀和病理性骨折。CT 检查能更好地确定骨骼受累的范围，并且也有助于制订手术计划。如患者出现神经症状，则要进行 MRI 检查，看是否存在神经组织受压。骨扫描也有助于确定肿瘤扩散范围。组织学检查可发现成排的恶性组织细胞伴有间变的席纹状成纤维细胞，常伴有多核巨细胞。

病史检查常可发现患者有过恶性纤维组织细胞瘤病史，近期出现新发症状。神经系统症状提示膨胀性生长的肿瘤组织压迫神经根。体格检查应该包括完整的神经系统检查以发现任何可能存在的神经功能缺失和更好地定位病灶。C 反应蛋白升高在早期检查中很常见，并可用来监视病程变化。

治疗目标是手术切除病灶。由于肿瘤的侵袭性特点和术后高复发率，建议采用广泛或者根治性切除术。但对于脊柱受累患者来说，广泛或者根治性切除显得比较困难。肿瘤切除术后，还可能需要行器械融合术以增强脊柱稳定性。术后还常辅以放疗，但是术后化疗的疗效还在试验中。

在本例患者中，CT 扫描显示骶骨有一个 5cm×4cm 大小的溶骨性病灶。病理检查证实了恶性纤维组织细胞瘤骶骨转移的诊断。患者接受手术治疗，行 L5-S1 椎板切除术和 S1 椎体部分切除术，术后辅以放疗。考虑到生活质量问题，患者拒绝接受化疗。术后检查肝功能升高，腹部 CT 检查发现肝多发小转移灶。患者还出现了胃轻瘫伴幽门狭窄。患者拒绝接受进一步治疗，所以只予以姑息性治疗。有过癌症史的患者如果新近出现背部疼痛，则在鉴别诊断中务必考虑到癌症转移扩散的可能。

临 床 要 点

1. 恶性纤维组织细胞瘤是一种侵袭性肿瘤，好发于软组织中，但也可发生于其他任何部位。
2. 治疗目标是手术切除肿瘤，术后辅以放疗。
3. 局部复发很常见，患者的五年生存率不到 60%。

参 考 文 献

1. Feldman F, Lattes R. Primary malignant fibrous histiocytoma (fibrous xanthoma) of bone. Skeletal Radiol 1977; 1: 145-160.
2. Teddy PJ, Esiri MM. Malignant fibrous histiocytoma producing spinal cord compression. J Neurol Neurosurg Psychiatry 1979; 42: 838-842.
3. Kearney MM, Soule EH, Ivins JC. Malignant fibrous histiocytoma: A retrospective study of 167 cases. Cancer 1980; 45: 167-178.
4. Capanna R, Bertoni F, Bacchini P, et al. Malignant fibrous histiocytoma of bone. Cancer 1984; 54: 177-187.
5. Rechtine GR, Hassan MO, Bohlman HH. Malignant fibrous histiocytoma of the cervical spine. Spine 1984; 9: 824-830.
6. Bridwell JK, Young JWR, Saylor L. Malignant fibrous histiocytoma of the spine: Computed tomography appearance and review of the literature. J Comput Tomogr 1987; 11: 355-358.
7. Sturm PF, Abramovitz J, Wagner C, et al. Malignant fibrous histiocytoma of the spine. A case report and revie of the litera-

ture. Spine 1992; 17: 975-979.
8. Maillefert JF, Guy F, Coudert B, et al. Multifocal malignant fibrous histiocytoma of the spine. Rev Rhum Engl Ed 1997; 64: 274-277.

病例 41　女性，68 岁，因败血症入院

患者因背部剧烈疼痛来医院急诊。患者两日来发烧、寒战并伴有下肢无力，否认近期创伤史、大小便失禁和既往颈背部手术史。急诊入院以除外败血症，并请脊柱外科会诊。

体格检查

一般状况：神志清楚，查体合作，独立行走。四肢：毛细血管充盈良好，未见杵状指、发绀和水肿。肌肉骨骼：胸椎及其椎旁肌明显触痛，无中线台阶感和肌肉萎缩；下肢肌力 4/5，左右对称；针刺觉和轻触觉正常；双踝无阵挛；深肌腱反射亢进。皮肤：胸椎正中部位红斑。

实验室检查

WBC：15 000/μl（正常值：4000～10 500/μl）；ESR：85mm/h（正常值：0～20mm/h）。胸椎 MRI：矢状位（图 1 和图 2），轴位（图 3）。

问题

引起患者症状的原因什么？应采取何种合适的治疗措施？

女性，68岁，因败血症入院

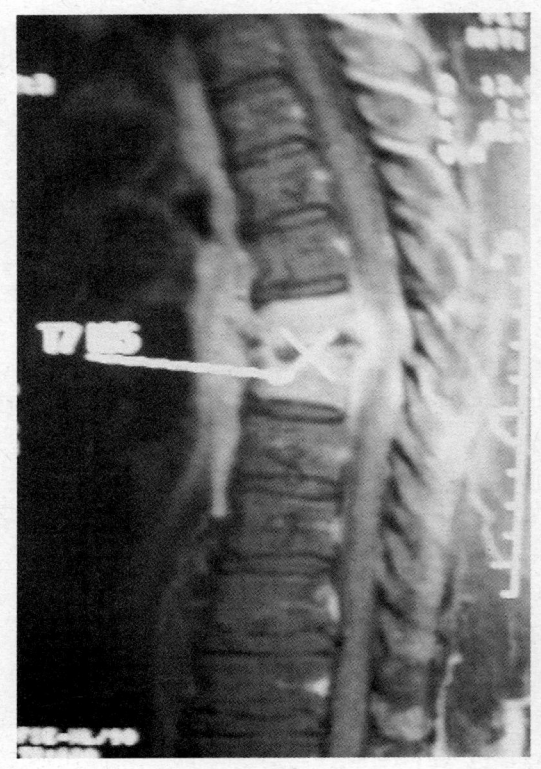

图1

女性,68岁,因败血症入院

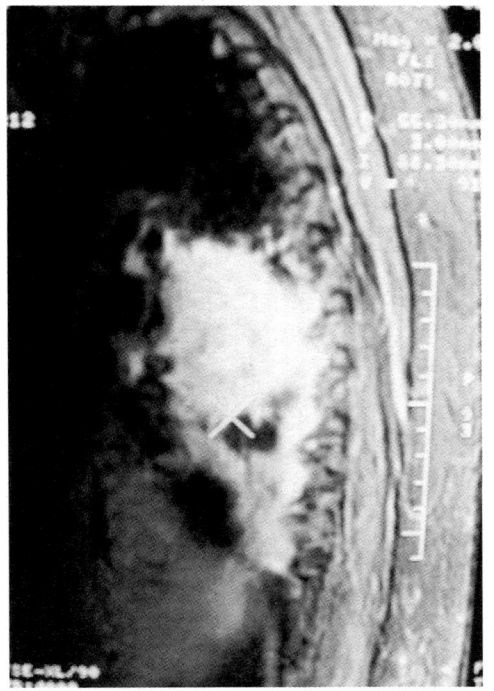

图 2

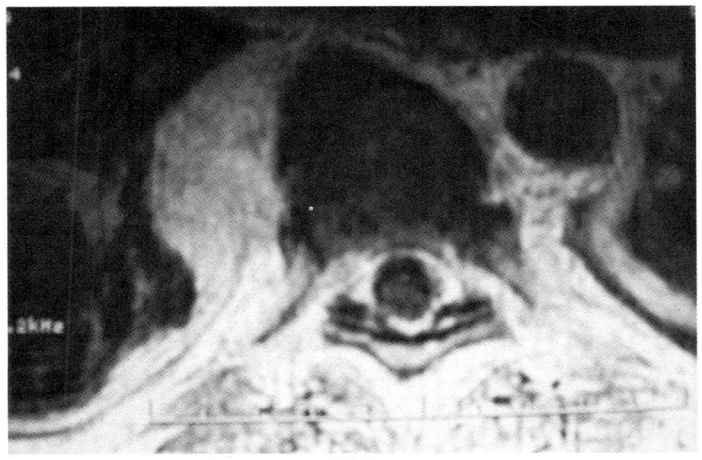

图 3

诊断

患者胸椎硬膜外脓肿并继发病理性骨折。应手术切开并引流硬膜外脓肿，然后行椎体切除术和椎体间器械融合术。

讨论

硬膜外脓肿是指发生于硬脊膜/脑膜及其周围骨骼之间的感染。大多数病例是由于远处感染灶通过血源播散所致。致病原因包括腰椎外伤和腰椎穿刺、椎间盘造影、腰麻等引起的医源性感染，但最常见的原发感染是皮肤感染、泌尿道感染、肺炎和心内膜炎。硬膜外脓肿好发于老年患者，并且男性略占多数。最常见的致病菌是金黄色葡萄球菌，但也可能是其他致病菌——特别是在某些特定患者人群中，如镰状细胞贫血患者易感染沙门菌。

根据感染部位的不同和感染范围的大小，患者可出现多种多样的临床症状。背部局部疼痛是最常见的症状。疼痛发作通常比较隐袭，可持续几周。发热也很常见，但并非诊断所必需。随着病程的进展，患者可出现不同程度的神经功能损害，从疼痛到无力乃至瘫痪，都有可能出现。体格检查应该包括彻底的神经系统检查。患者常有肌力减退，感觉功能也可能受损，但相对少见。反射亢进也是比较常见的症状。

实验室检查常无特异性结果，但是可支持硬膜外脓肿的诊断。常见的异常检查结果有白细胞数增多并左移和血沉加快，血沉检查还被用来监视治疗后患者病情的进展。此外，还可对病灶抽吸液进行革兰染色和培养以确定病原菌。

X线平片检查通常无助于硬膜外脓肿的诊断。MRI是诊断的金标准，并且T2加权像能最早显示感染灶的信号改变。应该注意的是，神经功能损害可能早于任何影像学结果出现，所以硬膜外脓肿的诊断应基于临床表现。

治疗措施包括前路切开减压引流术、椎体间融合术和后路器械融合术。在确定致病菌之前，可经验性使用广谱抗生素治疗，要用对革兰阳性球菌和革兰阴性杆菌敏感的抗生素，常用第三代头孢菌素类抗生素。

　　本例患者因背部剧烈疼痛和发热 2 天到急诊就诊。MRI 检查发现 T6-T7 椎体间存在一个巨大的硬膜外脓肿，并导致病理性骨折。患者接受手术治疗，切开引流脓肿，并行 T6 和 T7 椎体切除术，前路 T5-T8 椎体间融合术。在稍后的另一次手术中行后路 T3-T9 节段性器械融合术（图 4，前后位；图 5，侧位）。患者手术耐受和恢复良好，未出现并发症。在随访中，患者疼痛明显缓解，不再发热。

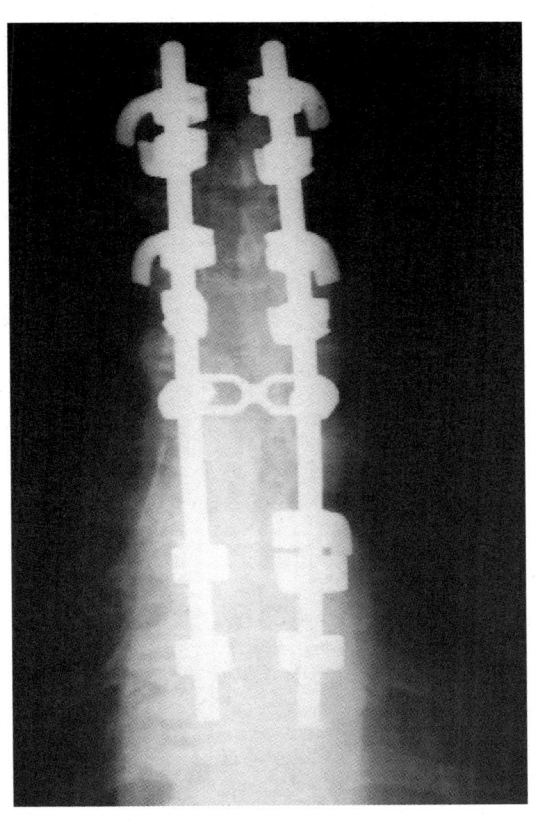

图 4

女性，68岁，因败血症入院

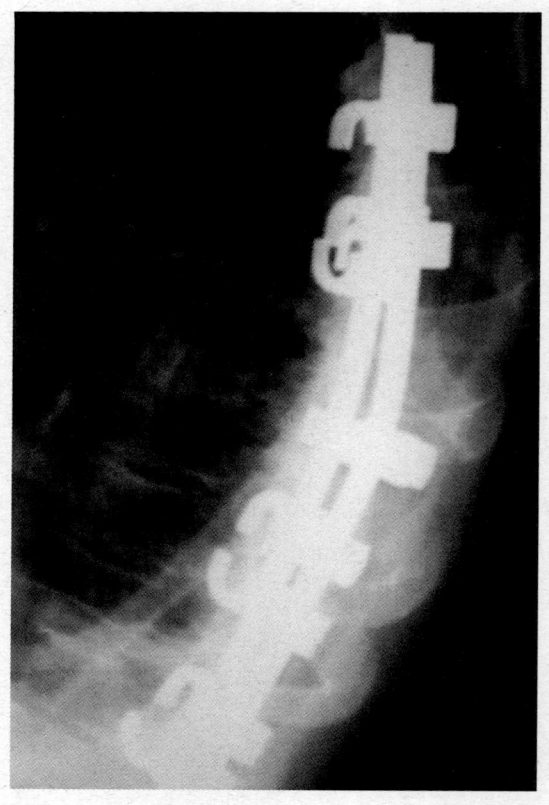

图 5

临 床 要 点

1. 硬膜外脓肿患者最常见的症状是背部局限性疼痛。发热也比较常见，但并不总是存在。
2. 大多数患者是由于远处感染灶通过血源播散所致，最常见的致病菌是金黄色葡萄球菌。
3. 治疗措施包括前路手术切开减压引流术，椎体间融合术，然后行后路器械融合术。

参 考 文 献

1. Del Curling O Jr, Gower DJ, McWhorter JM. Changing concepts in spinal epidural abscess: A report of 29 cases. Neurosurgery 1990; 27: 185-192.
2. Hlavin ML, Kaminski HJ, Ross JS. Spinal epidural abscess: A 10-year perspective. Neurosurgery 1990; 27: 177-184.
3. Nussbaum ES, Rigamonti D, Standiford H. Spinal epidural abscess: A report of 40 cases and review. Surg Neurol 1992; 38: 225-231.
4. Kuker W, Mull M, Mayfrank L, et al. Epidural spinal infection variability of clinical and magnetic resonance imaging findings. Spine 1997; 22: 544-550.
5. Hadjipavlou AG, Mader JT, Necessary JT, et al. Hematogeneous pyogenic spinal infections and their surgical management. Spine 2000; 25: 1668-1679.

病例42 男性，84岁，背部和右前侧肋骨疼痛

患者4周来背部疼痛伴右前下肋骨痛，咳嗽和打喷嚏时也伴有疼痛。疼痛呈持续性，休息后不缓解。此前没有因此而就诊过。患者否认近期创伤史、四肢麻木和刺痛、大小便功能改变、发热和寒战以及体重改变等症状。既往史无明显异常。个人生活史：曾有吸烟史，但已戒断多年。

体格检查

一般状况：神志清楚，查体合作，无防痛步态，无明显脊柱畸形。四肢：毛细血管充盈良好，未见杵状指、发绀和水肿。肌肉骨骼：L2叩痛，肌肉严重痉挛，无萎缩；无中线台阶感；直腿抬高试验阴性；肌力5/5，左右对称；无骨盆倾斜；FABER试验阴性；双侧膝腱、跟腱反射无；双踝无阵挛；针刺觉和轻触觉正常。腹部检查：腹软，无触痛，肠鸣音正常，未及肿块和器官肿大。皮肤：未见异常。

实验室检查

胸椎CT检查：轴位（图1），冠状位（图2）；胸椎和胸廓骨扫描：图3。

问题

患者疼痛的原因是什么？还需要进行何种影像学检查？还应请哪科专家会诊？

男性，84岁，背部和右前侧肋骨疼痛

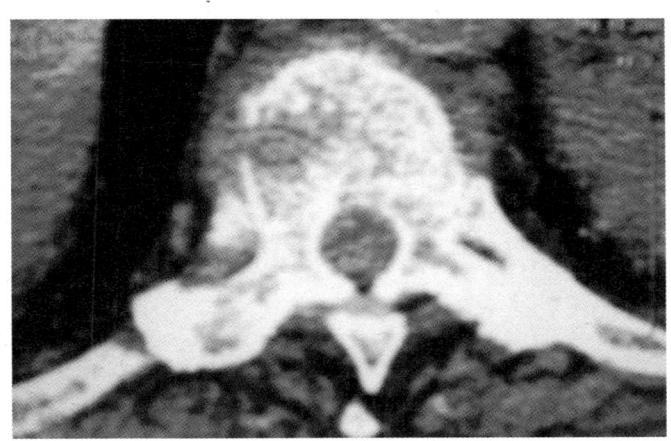

图 1

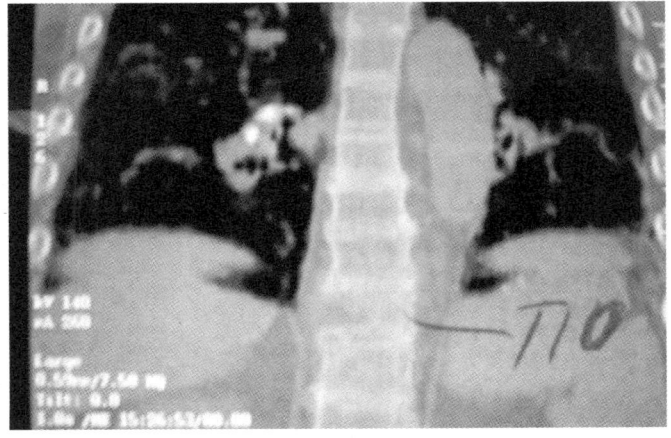

图 2

男性，84岁，背部和右前侧肋骨疼痛

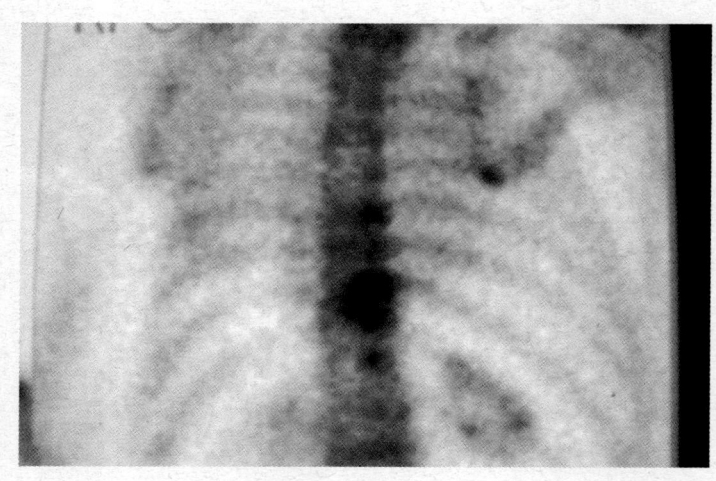

图 3

诊断

患者小细胞肺癌脊柱转移。还要进行胸部平片和 CT 检查。还应该请放射肿瘤科专家和内科肿瘤专家会诊。

讨论

小细胞肺癌是一种侵袭性癌症，具有早期转移的特点，一般起源于支气管周围组织，易转移至纵隔淋巴结、肝、骨骼、肾上腺和大脑等部位。小细胞肺癌患者易出现副肿瘤综合征，导致体内肽类激素水平发生变化。在男女患者中，肺癌死亡率都居第二位。小细胞肺癌约占所有肺癌的 25%，5 年生存率不到 20%，男性发病率为女性的 2 倍，并随年龄增加。

患者常有短期的全身症状，常见的有疲劳、厌食、体重减轻、咳嗽、呼吸困难和咯血。与转移灶有关的症状有声嘶、膈神经麻痹、吞咽困难、喘鸣、神经功能损害、骨痛和腹痛。患者初诊时其症状往往已存在 8~12 周之久了。

很多发生骨转移的小细胞肺癌都累及脊柱。由于肿瘤具有浸润性，脊柱受累时可很快出现神经系统症状，未经治疗的患者依转移部位的不同，还可能会出现马尾综合征、截瘫和四肢瘫。

影像学检查包括胸部平片、胸腹部和大脑 CT 扫描。如果患者有神经功能损害或怀疑脊髓受压，则需要进行 MRI 检查。骨扫描检查能确定骨骼受累的范围。

早期患者的内科治疗包括联合应用化疗和胸部放疗，预防性颅脑放疗也比较常用。对已经发生明显转移的患者，目前尚无能够将之治愈的措施，最常用的治疗方法还是联合使用多种化疗药物。手术切除肿瘤对于大多数患者来说并无多大疗效，除非患者还处于早期，肿瘤仅局限于肺部且无淋巴结转移。即使是通过手术治疗的患者，也需要辅以化疗。手术治疗的另外一些作用是解除患者神经组织受到的损害和对发生脊柱转移产生顽固性疼痛的患者进行姑息性治疗。脊髓受压患者需要手术切除肿瘤和重建脊柱稳定性，以避免出现马尾综合征或瘫痪。对口服或注射给药无效的患者，可行鞘内吗啡注射，这是一种已经被证明对恶性或良性疼痛有效的治疗方法。

本例患者无神经功能损害，其疼痛仅局限于背部。胸椎 CT 扫描显示 T10 椎体出现溶骨性破坏，提示可能是转移性病变。骨扫描显示退行性变。胸部 CT 检查发现一个 4.0mm×2.3mm 大小的肿块，附近还有一个直径 6mm 的肉芽肿。患者入院治疗以控制疼痛，放置吗啡泵鞘内输注并辅以放疗，戴胸腰骶椎支架。经上述治疗后，患者转入一家专业性护理机构进行护理。

临 床 要 点

1. 小细胞肺癌约占所有肺癌的 25%，具有侵袭性生长和早期远处转移（包括脊柱转移）的特点。
2. 大多数患者在"初诊"时其症状已经存在 8~12 周之久了，这些症状包括一些全身性症状、体重减轻和咳嗽，骨骼受累时还会出现骨痛和神经功能损害症状。
3. 大多数患者常联合应用化疗和放疗，一般无手术指征。
4. 对于脊髓受损患者，为了避免出现马尾综合征或瘫痪，需要进行手术治疗。

参 考 文 献

1. Wynder EL, Graham EA. Tobacco smoking as a possible etiologic factor in bronchial carcinoma: A study of 684 proved cases. JAMA 1950; 143: 329-336.
2. Johnson BE, Grayson J, Makuch RW. Ten-year survival of patients with small-cell lung cancer treated with combination chemotherapy with or without radiation. J Clin Oncol 1990; 8: 396-401.
3. Klasa RJ, Murray N, Coldman AJ. Dose-intensity meta-analysis of chemotherapy regimens in small-cell carcinoma of the lung. J Clin Oncol 1991; 9: 499-508.
4. Gilmer-Hill HS, Boggan JE, Smith KA, et al. Intrathecal morphine delivered via subcutaneous pump for intractable cancer pain: A review of the literature. Surg Neurol 1999; 51: 12-15.
5. Hildebrand KR, Elsberry DD, Deer TR. Stability, compatibility, and safety of intrathecal bupivacaine administered chronically via an implantable delivery system. Clin J Pain 2001; 17: 239-244.
6. Rainov NG, Heidecke V, Burkert W. Long-term intrathecal infusion of drug combinations for chronic back and leg pain. J Pain Symptom Manage 2001; 22: 862-871.

病例 43 男性，56 岁，亚洲人，颈部活动度减少伴进展性疼痛

患者 56 岁，亚洲人，因颈部进行性疼痛和活动受限就诊，此外还诉上肢无力，且逐渐加重。患者已不能忆及症状第一次发作的具体时间，但在过去一年里，这些症状是逐渐加重的。患者否认创伤史、发热或寒战、体重改变、大小便功能异常和既往颈背部手术史。

体格检查
一般状况：神志清楚，查体合作，独立行走，无脊柱明显畸形。四肢：毛细血管充盈良好，未见杵状指、发绀和水肿。肌肉骨骼：颈部活动度减少；双上肢肌力减退，针刺觉和轻触觉正常；Hoffmann 征阳性，Spurling 征阴性，颈牵拉试验阴性，Lhermitte 征阴性；无肌肉萎缩。皮肤：未见异常。

实验室检查
颈椎侧位片：见图 1；颈椎轴位 CT 扫描：见图 2。

问题
引起患者产生这些症状的原因是什么？应采取哪些合适的治疗措施？

男性，56岁，亚洲人，颈部活动度减少伴进展性疼痛

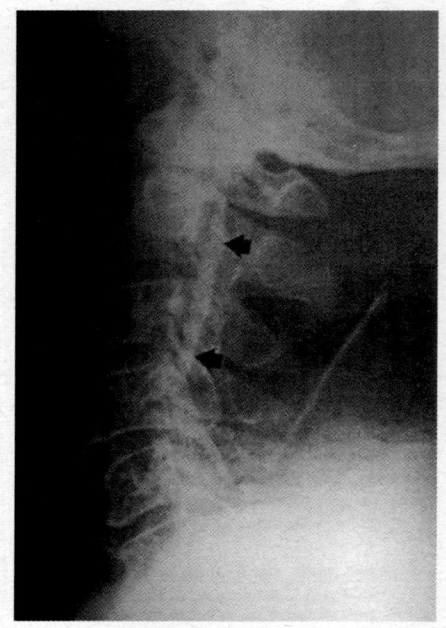

图 1

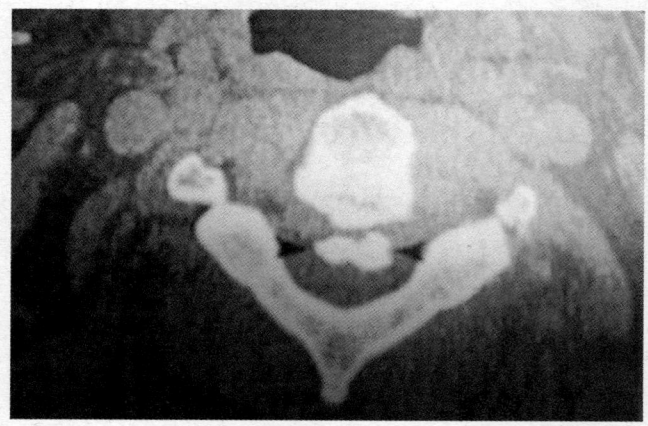

图 2

诊断

患者患有后纵韧带骨化症。由于患者无力症状进行性加重，所以应行手术减压治疗。

讨论

后纵韧带骨化症（ossification of the posterior longitudinal ligament，OPLL）是脊柱的一种进展性疾病，其特点是椎体后缘异常增厚。这种疾病最常见于东亚人，发病率约为2%～3%，而在美国发病率仅为0.2%。虽然很多患者无相应的临床症状出现，但也有一部分患者会发展为显著疼痛、受累部位活动度减少，甚至是脊髓病。

OPLL的确切病因目前尚不清楚，但已提出了几种假说。有报道说这是一种常染色体显性遗传病。OPLL患者患有其他增生的可能性增加，特别是弥漫性特发性骨肥厚症和强直性脊柱炎。也有报道说糖钙代谢性疾病患者发生OPLL的概率也增加了。OPLL的发病率在糖尿病患者中为16%，而在甲状旁腺功能减退症和家族性低血磷酸盐佝偻病患者中较高。

后纵韧带由深浅两层组成，厚约2mm，紧贴于椎体后缘并贯穿椎管全长。骨化灶最初往往发生于后纵韧带与椎体的连接处，由板层骨和外面包绕着编织骨的纤维软骨组成。目前已经发现几种骨骼生长因子对骨化灶的形成起着一定作用，包括骨形成蛋白和β-转化生长因子。病情较严重者可压迫脊髓前部组织和脊髓前后动脉的分支，造成脊髓组织缺血性坏死。

OPLL患者常发生于41～50多岁，表现为既往渐进性加重的颈部疼痛、颈部活动度减少以及上肢麻木。这种疾病最常累及颈椎，但也能发生于脊柱其他任何部位。男女发病率之比为2∶1。脊髓受压较重者可能存在脊髓病症状，如果脊髓进一步受压，则可出现步态不稳和灵活性下降。脊髓能承受非常明显的逐渐加重的压迫，有些患者直到脊髓受压达60%时才出现相应症状。

平片检查往往就足以做出OPLL的诊断，在平片上可见位于椎体后缘的一条密度增高的骨化带。根据平片检查结果可将 OPLL 分为四种类型（见表）。后纵韧带骨化最常见于 C4～C6。CT 扫描能更好地检查椎管脊髓是否受压。虽然 MRI 在检查后纵韧带骨化范围时不是很有优势，但对检查脊髓是否受压却很有帮助，所以任何一名出现脊髓病症状的患者都应例行 MRI 检查。

基于影像学检查结果的 OPLL 分型

分型	特点	比例
节段型	后纵韧带骨化累及多个椎体，但受累椎体之间的椎间盘后部不被累及，呈节段性	39%
连续型	后纵韧带骨化累及多个椎体，且受累椎体之间的椎间盘后部也被累及，呈连续性	27%
混合型	节段型和连续型同时出现	29%
局限型	仅累及椎间盘后部	7%

保守治疗包括 Halo 固定牵引和颈椎支架，其目的是减少脊髓受到的压力，以避免继发性脊髓局部缺血和损害。伴或不伴脊髓病的轻度患者接受保守治疗即可，但出现中重度脊髓病的患者手术治疗效果好。然而，重度脊髓病患者治疗后获得明显改善的可能性小于那些在病程早期就接受治疗的患者。

手术治疗是经前路或后路减压，以去除脊髓所受的压力。前路手术要求切除或漂浮骨化灶，然后行前路脊柱融合术。后路术式是单开门椎板成形术，这种方法能降低椎板切除术引起的术后脊柱后凸风险。

平片检查发现本例患者椎体后缘有一条密度增高的骨化带，符合后纵韧带骨化的影像学表现。CT 检查进一步确诊 OPLL。因为患者出现了逐渐加重的无力症状，所以他接受手术减压治疗。术后患者的肌力有了一定改善，但是还存在着运动功能损害。应当注意的是，手术减压虽能防止患者脊髓病的进一步发展，但已经出现的功能损害能否恢复不一定。

临 床 要 点

1. OPLL 最常见于东亚人,发病率为 2%~3%,而在美国发病率仅为 0.2%。
2. 大多数 OPLL 患者无相应临床症状出现,但有些患者却会出现进展性疼痛,甚至出现脊髓病。
3. 伴或不伴脊髓病的轻度患者可予以保守治疗,包括牵引和 Halo 固定,但出现中重度脊髓病的患者应该接受手术减压治疗。

参 考 文 献

1. Resnick D, Guerra J Jr, Robinson CA, et al. Association of diffuse idiopathic skeletal hyperostosis (DISH) and calcification and ossification of the posterior longitudinal ligament. Am J Roentgenol 1978; 131: 1049-1053.
2. McAfee PC, Regan JJ, Bohlman HH. Cervical cord compression from ossification of the posterior longitudinal ligament in non-orientals. J Bone Joint Surg Br 1987; 69: 569-573.
3. Hirabayashi K, Satomi K. Operative procedure and results of expansive open-door laminoplasty. Spine 1988; 13: 870-876.
4. Matsunaga S, Sakou T, Taketomi E, et al. The natural course of myelopathy caused by ossification of the posterior longitudinal ligament in the cervical spine Clin Orthop 1994; 305: 184-189.
5. Hurakayoshi K, Toyama Y, Chiba K. Expansive laminoplasty for myelopathy on ossification of the longitudinal ligament. Clin Orthop 1999; 359: 35-48.
6. Mizuno J, Naxagawa H, Hashizume Y. Pathology for the spinal cord damaged by ossification of the posterior longitudinal ligament associated with spinal cord injury. Spinal Cord 1999; 37: 224-227.
7. Ono K, Yonenobu K, Miyamoto S, et al. Pathology of ossification of the posterior longitudinal ligament and ligamentum flavum. Clin

Orthop 1999; 359: 18-26.
8. Matsunaga S, Sakou T, Arisima Y, et al. Quality of life in elderly patients with ossification of the posterior longitudinal ligament. Spine 2001; 26: 494-498.
9. Santanello SA, Falcone R, Poka A, et al. Incomplete quadriplegia resulting from minor trauma: Initial presentation of ossification of the posterior longitudinal ligament. J Trauma 2001; 50: 578-580.

病例 44　女性，35 岁，腰部疼痛伴双下肢神经根痛

患者 1 年来腰部疼痛伴双下肢神经根痛。疼痛在活动时加重，休息时减轻。患者否认创伤史和大小便功能改变，否认发热、寒战、体重改变。既往无颈背部手术史。既往史：15 个月前生产时打过腰麻，无并发症出现。

体格检查

一般状况：独立行走，正常步态。四肢：毛细血管充盈良好，未见杵状指、发绀和水肿。神经肌肉：双踝无阵挛；下肢肌力 5/5，深肌腱反射 2+，左右对称；针刺觉和轻触觉正常；Babinski 征阴性。皮肤：未见异常。

实验室检查

腰椎轴状 MRI：见图。

问题

患者腰部疼痛的原因是什么？可以手术治疗吗？

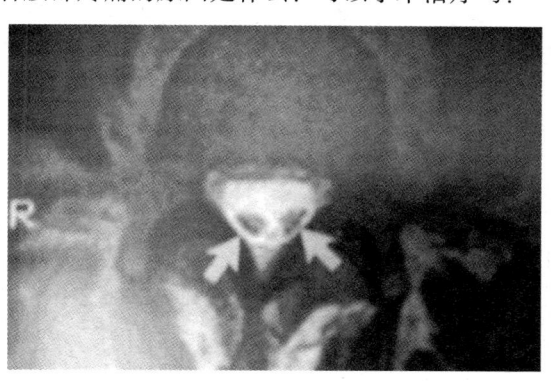

诊断

患者患有粘连性蛛网膜炎。这种疾病应该避免手术治疗，因为手术可能会导致出现新的瘢痕组织。很多粘连性蛛网膜炎患者会出现一些慢性症状，可予以保守治疗。

讨论

粘连性蛛网膜炎是覆盖在脊髓、马尾和神经根表面的软脊膜的炎症。这是一种进展性疾病，多见于腰椎。病程初始往往表现为软脊膜轻度增厚，然后逐渐发展为瘢痕组织；病情严重者，其瘢痕组织可阻碍脑脊液循环。

粘连性蛛网膜炎可能的病因有若干个，包括脊髓造影剂、化学刺激物、脊髓麻醉、脊柱手术、硬脊膜撕裂、中枢神经系统（central nervous system，CNS）感染和创伤等。因脊髓造影引起的粘连性蛛网膜炎与使用油溶性造影剂有关，这种造影剂现在已不再使用，而改为使用新型的水溶性造影剂，后者大大降低了引起粘连性蛛网膜炎的风险。化学刺激物主要是指硬脊膜内化疗药物和重复多次脊髓麻醉。当硬脊膜内组织暴露于这些刺激物中时，就会引起炎症性反应。在很多患者身上这是一种正常的自限性反应，但在易于罹患粘连性蛛网膜炎的患者身上，这种反应却呈慢性过程并且导致蛛网膜增厚，最终形成瘢痕组织。瘢痕组织会影响神经根血液供应，进而使之缺乏营养。静脉回流受阻会造成血管内皮损害，导致神经纤维化。瘢痕组织也影响脑脊液的正常流动，并与脊髓空洞的形成有关。

患者常常有非特异性的腰部疼痛症状伴一侧或双侧下肢神经根痛。疼痛常呈灼痛样，可间断发作也可呈持续性，活动时加重，休息时减轻。询问患者大小便功能有无变化，检查患者下肢的肌力、感觉和反射。临床检查结果与瘢痕组织的部位和范围有关。如果蛛网膜炎发生于腰部，累及到了马尾，则患者可能会出现明显的马尾综合征。如果累及神经根，患者就会出现神经根痛，并在相应部位出现肌力和感觉下降。患者也可能出现脊髓病症状，如高肌张力和反射亢进。患者直腿抬高试验通常呈阳性。

由于患者的症状一般为非特异性，故粘连性蛛网膜炎的诊断常根据影像学检查。脊髓造影 MRI 是发现粘连性蛛网膜炎炎性变化最有效的方法，尤以轴位 T2 加权像最为敏感。诸如瘢痕组织、感染、椎管狭窄、椎间盘突出等其他诊断必须在鉴别诊断中予以排除，所以需要根据临床症状（绝大多数是慢性灼痛）和 MRI 检查结果共同作出诊断。粘连性蛛网膜炎有多种分类方法，包括 Wilkinson 分类法和 Delamarter 分类法（见表）。

令人遗憾的是，目前尚无有效方法可治愈这种慢性疾病。保守治疗的目的在于控制疼痛，可使用非甾体抗炎药、肌松药、物理治疗、经皮电神经刺激、脊髓刺激器、植入吗啡泵鞘内输注。如果患者有慢性顽固性疼痛，可到疼痛专家处寻求诊治。如果患者对保守治疗效果不佳，可考虑手术治疗，但是一定要充分意识到手术治疗成功率很低且有可能加重症状的风险。

粘连性蛛网膜炎分类系统和类型

分类系统	类型	检查结果
Wilkinson 分类法	Ⅰ型	瘢痕组织局限于蛛网膜和硬脊膜；单神经根痛症状
	Ⅱ型	环形受累；神经根与蛛网膜和硬脊膜粘连在一起；脊髓中央管通畅
	Ⅲ型	蛛网膜下腔完全横断闭塞或环形闭塞，累及一个或多个节段
Delamarter 分类法	Ⅰ型	粘连的神经根团块位于鞘内中央
	Ⅱ型	神经根与周围脑/脊膜粘连在一起，形成空囊征
	Ⅲ型	软组织肿块占据蛛网膜下腔

手术方法为广泛切除并松解蛛网膜瘢痕组织，重建存活的CNS通道。大多数患者术后仍有慢性疼痛症状、腰部显著灼痛和神经根痛。

本例患者没有任何马尾综合征或脊髓受压的症状或体征，MRI发现其腰椎有符合粘连性蛛网膜炎的炎性变化，这可能是她生产时进行腰麻引起的。患者接受物理治疗并服用非甾体抗炎药和肌松药，但是疼痛症状却持续加重。患者又被转诊到疼痛治疗中心进行治疗以控制慢性疼痛，接受植入性吗啡泵鞘内输注，疼痛有了明显缓解。

临 床 要 点

1. 粘连性蛛网膜炎是一种慢性炎症性疾病，其特点是蛛网膜逐渐变厚，并最终在脊髓、马尾或神经根外形成瘢痕组织。
2. 由于手术治疗成功率较低，并且可能加重症状，所以患者一般接受保守治疗。
3. 大多数患者有腰部慢性灼痛和神经根痛的症状。转诊到疼痛治疗专家处常有帮助。

参 考 文 献

1. Donaldson I, Gibson R. Spinal cord atrophy associated with arachnoiditis as demonstrated by computed tomography. Neuroradiology 1982; 24: 101-105.
2. Lynch C, Moraes GP. Spinal arachnoiditis ossificans: Case report. Neurosurgery 1983; 12: 321-324.
3. Jaspan T, Preston BJ, Mulholland RC, et al. The CT appearances of arachnoiditis ossificans. Spine 1990; 15: 148-151.
4. Ng P, Lorentz I, Soo YS. Arachnoiditis ossificans of the cauda equina demonstrated on computed tomography scanogram. Spine 1996; 21: 2504-2507.
5. Revilla TY, Ramos A, Gonzalez P, et al. Arachnoiditis ossificans:

Diagnosis withhelical computed tomography. Clin Imaging 1999; 23: 1-4.
6. Cosan TE, Kabukcuoglu S, Arslantas A, et al. Spinal toxoplasmic arachnoiditis associated with osteoid formation. A rare presentation of toxoplasmosis. Spine 2001; 26: 1726-1728.

病例 45 男性，66岁，颈部和右上肢疼痛，伴颈部姿势控制困难

患者颈部和右上肢疼痛且逐渐加重，颈部姿势控制困难，诉双手无力感。10年前因"颈椎间盘突出"行"颈椎椎板切除术"，术后患者完全康复，未出现并发症，且症状完全消失。直到6个月前，患者开始出现目前的症状。否认外伤、发热、寒战、体重变化和步态异常，但近期出现大便失禁。

体格检查
一般状况：神志清楚，查体合作，独立行走，颈部前屈；四肢：无杵状指、发绀和水肿，毛细血管充盈良好；肌肉骨骼：颈椎活动度受限并伴有疼痛，双上肢 Hoffmann 征阳性、肌力减退，Spurling 征阴性，针刺觉和轻触觉正常，深肌腱反射 2+、左右对称，踝阵挛阴性；皮肤：颈后正中术后瘢痕，愈合良好。

实验室检查
颈椎侧位 X 线摄影：如图。

问题
患者出现这些症状的原因是什么？

男性，66岁，颈部和右上肢疼痛，伴颈部姿势控制困难

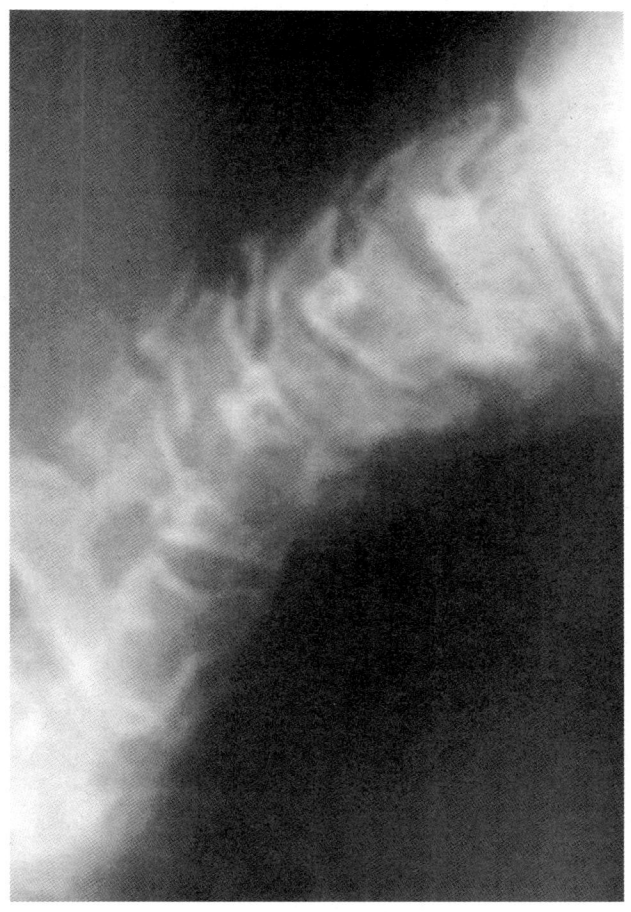

诊断

患者椎板切除术后颈椎后凸畸形伴脊髓受压。

讨论

颈椎椎板切除术常用来对受压的脊髓和神经根进行减压，可用于治疗成人因颈椎退变引起的神经根病或脊髓病和儿童的颈椎肿瘤。儿童施行椎板切除术后发生颈椎后凸畸形的风险较

高，但对于成人来说，其风险却少得多。

在侧位片上，正常颈椎通常存在一个约 14° 的生理前凸。头部重力线经过 C1 和 C7 椎体的后缘，这增强了颈椎的前凸，并降低了作用于颈后肌肉组织的张力。通过生物力学研究评价颈椎椎板切除术对后颈椎稳定性的影响：当部分颈后组织被切除后，头部重力线前移，加大了颈后肌肉的张力，久之引起这些肌肉劳损，这又进一步使得重力线前移，然后又加重颈后肌肉的劳损，如此循环，直至出现颈椎后凸。

还有一些研究发现颈后组织切除与颈椎不稳有关。White 和 Panjabi 发现颈椎不稳的程度与小关节突关节被切除的多少成正比。Zdeblick 报告小关节突关节被切除 50% 以上会导致颈椎不稳；Satio 认为颈后韧带组织和棘突对维持颈椎的稳定性起着极为重要的作用。切除颈后组织将使得小关节突承担更多的张力，进而使得周围肌肉失衡，并增加椎体所承受的压力，最终导致椎体前向楔形变。

儿童行椎板切除术后颈椎后凸畸形的发生率约为 40%～100%，导致儿童风险提高的因素包括颈后韧带和小关节关节囊松弛、小关节突关节面低平、椎体前向楔形变，逐渐增加的头部躯干体重比和颈部肌肉组织薄弱。儿童椎板切除术后颈椎后凸畸形主要见于因颈椎肿瘤行多节段椎板切除术并行术后放疗的患者。放疗被认为是导致儿童脊柱畸形的一个独立危险因素。

目前，椎板切除术后颈椎后凸畸形的治疗还是脊柱外科面临的一个挑战。最好的治疗是预防。对于多节段椎板切除术或小关节突关节大部切除的患者，特别是骨骼未发育完全的儿童，可以考虑行颈椎融合术。此外，对于术前就已经存在颈椎后凸的患者，也可以进行预防性颈椎融合术。

这类患者常有既往颈椎手术史，之后症状消失，然后颈部疼痛逐渐起病，伴或不伴有神经根症状或脊髓症状。患者也可能诉及颈部肌力下降，难以维持颈椎在直立位。应当仔细询问患者的步态和大小便有无改变，这往往反映脊髓有无受压。当脊髓受到来自椎体后缘的压迫时，就会出现步态或大小便的变化。查体时要检查患者颈部的主被动活动范围和颈部肌力有无异常、颈椎序列正常与否以及维持颈椎在正常位置的能力。检查双侧上肢的肌力、反射和感觉，以确定有无神经根受累。

影像学检查应先检查颈椎侧位片以评估颈椎序列正常与否。颈椎过伸过屈位 X 线片可发现有无颈椎不稳：相邻椎体平移>3.5mm 或相邻节段成角>11°，提示颈椎不稳。通常拍摄颈椎斜位片以决定是否需要行小关节突融合术。CT 扫描能更好地评估小关节突融合和局部骨性解剖关系。有脊髓病症状的患者需要行 MRI 检查以明确有无脊髓受压，其他更为严重的脊髓损害（如脊髓萎缩、脊髓软化和脊髓空洞形成）也可通过 MRI 检查来发现。一旦决定手术治疗，就要详细了解患者椎动脉的解剖位置和椎弓根的解剖形态，必要时行 CT 脊髓造影，明确小关节突融合情况。

这类患者的治疗目标是重建不稳定节段的稳定性和阻止神经组织的进一步损害，并依据畸形的类型来决定手术方式。尤为重要的是，术前应当通过颈椎过伸过屈位片明确畸形可否复位和小关节突是否已经融合：如果畸形可以复位，则术前就可尽早应用 Halo 固定器以使畸形得到最大的矫正；如果畸形不可复位且小关节突也没有融合，那么就要先行颈椎前路松解术，包括前纵韧带的完全松解、椎体切除和神经组织充分减压，最后行椎体间融合术；如果畸形不可复位且小关节已经融合，首先行后路截骨术以松解侧块关节，然后再行前路松解、减压和融合术。

椎体间融合术的术式选择在目前还存在争议。当只需要融合 1~2 个节段时，大多数医师选择使用自体髂骨移植；当需要融合更多节段时，同种异体腓骨移植更为常用。考虑到移植骨可能会产生移位，可以在移植骨的前面放置支持物：前路板或前路连接支撑板。有些医师还建议术后使用 Halo 固定器，但是对于那些使用前路板的患者，通常并不需要如此。对于那些有骨不连风险因素的患者（如吸烟），应当使用带血管腓骨移植以提高融合率。

对脊髓已明显受压的患者，有些大夫更愿意行"多节段矫正术",而不用"椎体切除植骨术",因为前者既考虑到畸形矫正,又不会过度牵拉脊髓和神经组织。

为了增加融合率和降低术后椎体塌陷的风险,有些术者还进行后路融合术:后路侧块螺钉内固定术或后路椎弓根螺钉内固定术。是否采用这种术式应当根据患者的病情特点和术者的个人偏好和经验来作出决定。

影像学检查显示本例患者出现椎板切除术后颈椎后凸畸形,并且其畸形是可复位的,所以先行术前Halo固定以获得最大矫正,然后行前路减压和器械融合术。术后患者颈臂部疼痛缓解,上肢肌力改善,但在随访期间还残留大便功能障碍。

临 床 要 点

1. 椎板切除术后颈椎后凸畸形主要见于儿童患者,因颈椎肿瘤行颈椎椎板切除术并行放疗的儿童患者其发生率为40%~100%。
2. 手术切除小关节突关节面50%以上时,将导致颈椎不稳、颈后肌肉劳损和继发后凸畸形。
3. 术前颈椎过伸过屈位X线片可确定畸形可否复位,CT扫描可评估小关节突关节有无融合。如果畸形可复位,术前先行halo固定和牵引可使手术获得最大的矫正。
4. 如果小关节突关节已经融合,则要先行后路截骨术,然后再行前路松解、减压和融合术。并可行后路融合术,以提供额外支撑。

参 考 文 献

1. Callahan RA, Johnson RM, Margolis RN, et al. Cervical facet fusion for control of instability following laminectomy. J Bone Joint Surg Am 1977; 59: 991-1002.
2. Cusick JF, Yoganandan N, Pintar F, et al. Biomechanics of cervical spine facetectomy and fixation techniques. Spine 1988; 13: 808-812.

3. Nolan JP, Sherk HH. Biomechanical evaluation of the extensor musculature of the cervical spine. Spine 1988; 13: 9-11.
4. White AA, Panjabi MM. Biomechanics considerations in the surgical management of cervical spondylytic myelopathy. Spine 1988; 13: 856-860.
5. Saito T, Yamamuro T, Shilata J, et al. Analysis and prevention of spinal column deformity following cervical laminectomy. I. Pathogenetic analysis of postlaminectomy deformities. Spine 1991; 16: 494-502.
6. Zdeblick TA, Zou D, Warden KE, et al. Cervical stability after foraminotomy: A biomechanical *in vitro* analysis. J Bone Joint Surg Am 1992; 74: 22-27.
7. Yasouka S, Peterson HA, Laws ER, et al. Pathogenesis and prophylaxis of postlaminectomy deformity of the spine after multiple level laminectomy: Difference between children and adults. Neurosurgery 1995; 9: 145-152.
8. Albert TJ, Vacarro A. Postlaminectomy kyphosis. Spine 1998; 23: 2738-2745.

病例 46 女孩，16 岁，脊柱侧凸融合术后，腰背部疼痛进行性加重 1 年

患者因青少年特发性脊柱侧弯行融合术后 1 年左右到脊柱外科就诊。13 岁时第一次出现背部疼痛和脊柱侧畸形，T11～L3 左侧成角 36°，Riser 征Ⅲ度。1 年后，侧发展为 45°，行前路 T10～L3 椎间盘切除，自体肋骨椎体间融合，前路 T11～L3 Kaneda 器械内固定术。术后患者症状缓解明显。不过，近 8 个月以来，患者逐渐出现背部疼痛并进行性加重，伴活动后背部肌肉痉挛。患者否认近期外伤史、神经症状和大小便异常，无发热、寒战和体重改变。

体格检查
一般状况：神志清楚，查体合作，独立行走；四肢：毛细血管充盈良好，无杵状指、发绀和水肿；肌肉骨骼：椎旁肌无明显触痛，无明显肌肉痉挛和萎缩，四肢肌力 5 级并左右对称，针刺觉和轻触觉正常，深肌腱反射 2＋、左右对称，双侧直腿抬高试验阴性，踝阵挛阴性；皮肤：背部正中术后瘢痕，愈合良好。

实验室检查
胸腰段 X 线检查（显示前路器械融合）：前后位：见图 1，侧位：见图 2。

问题
引起患者背部进行性疼痛的最可能原因什么？应采取什么措施？

女孩，16岁，脊柱侧凸融合术后，腰背部疼痛进行性加重1年

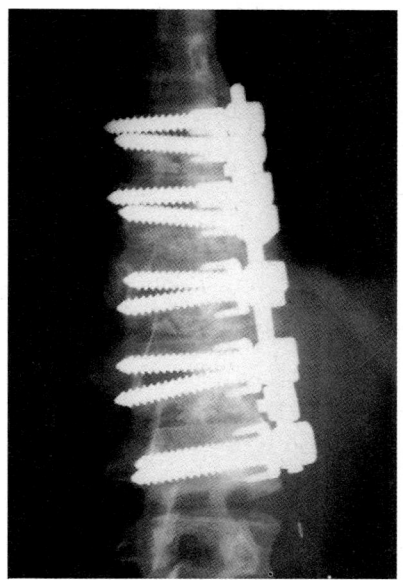

图 1

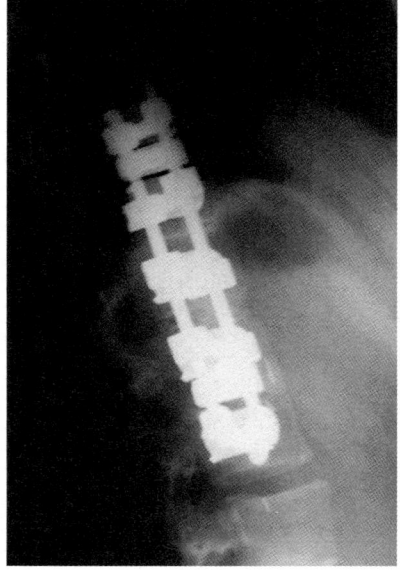

图 2

诊断

最可能的原因是患者脊柱侧凸前路融合术腰椎假关节形成。X线检查示局部骨形成不完全，患者需要再次手术行"后路脊柱融合、器械内固定术"。

讨论

假关节是植骨融合术后融合部位新骨形成不良或骨基质缺乏所引起的一种骨间异常活动，亦可指新骨形成后未能达到生理活动所需要的强度。假关节的发生率取决于多种因素，包括手术入路、融合节段的数目、骨移植材料、是否应用器械固定、术区血供是否充分以及患者自身特征（如既往手术史和吸烟史）。此外，用于评价有无融合的影像学诊断标准亦会影响研究结果。假关节的发生率约为35%，因为并不是所有假关节都具有症状表现，所以实际发生率可能会高于此值。

要想获得良好的融合，就必须对融合部位进行良好的准备。其关键因素包括融合节段要有充分的血液供应，对宿主骨的破坏要尽可能地小，以及足够大的可利用的宿主骨和移植骨间的接触面积。融合节段必须要有充足的血供，以提供足够的氧气、维持正常的pH，并为炎性物质、内分泌物和成骨祖细胞提供通道。因此，尽可能地减少对软组织床的损伤非常重要，同时应该清除那些可能影响血液供应的无血管组织或坏死组织。

融合节段术后将出现免疫反应，不过间充质细胞仍会积聚。低氧分压、低pH和骨间活动将使间充质细胞向软骨细胞分化，进而在融合部位或潜在的假关节处形成软骨组织；高氧分压、高pH和坚强固定有助于间充质细胞向成骨细胞分化，进而在融合部位形成骨性融合。尼古丁会降低组织内有效血流量和血氧含量，也将有助于假关节的发生。此外，融合术后即刻应用抗炎药物会干扰机体正常的炎症反应，并抑制骨质融合。

假关节的诊断主要依据患者的临床症状和影像学检查结

果。患者通常出现融合部位局部疼痛和触痛。相反，融合良好的患者即使出现疼痛，也是弥散性的，而不一定会局限于融合部位。如果有证据表明存在进行性加重的畸形，则提示融合部位已形成假关节。

目前还没有一种理想的影像学标准可用于诊断假关节。通常先行融合节段的前后位、侧位和斜位X线检查。由于斜位片能更好地观察小关节突关节，所以它能更好地评价后侧或后外侧融合。很多研究者喜欢通过比较前屈位和后伸位片来判断是否存在假关节，然而事实上那些仅有微动的假关节在影像学上可以毫无阳性表现。闪烁照相法可以测量融合部位增加的血流量，而后者与组织的愈合或重建过程相一致，这种方法需要在术后一年以上才能应用，以避免出现假阳性结果。断层摄像法较少应用，但是有报道说这种方法在诊断假关节上更为准确。CT扫描冠状位重建可以诊断大多数假关节，但对于使用了内固定器械的患者，其使用受到一定的限制。

人们在寻找促进脊柱融合刺激物的研究上已经有了很大进展，如电刺激和生物因子的使用等。如果患者存在较高的假关节形成风险，可应用这些技术以降低风险。

电刺激方法主要有以下三种：（1）通过手术放入内置电极，进行直流电刺激；（2）脉冲电磁场；（3）电容耦合电刺激。20世纪60年代，人们发现骨压缩产生的电位可以引起骨质沉积。压电效应理论认为骨负荷可以在骨受压区域及其周边分别产生负电位和正电位，其电位差将产生一个小电流，刺激受压部位发生成骨反应。直流电刺激法要求在进行融合术时植入负极片，并且负极片要和移植骨及去掉骨皮质的椎体直接接触。此外，在进行后外侧融合时，要求导管紧贴去掉皮质的横突。负极片可以缠绕成圈，以增加与骨的接触面积。然后，通过包有绝缘材料的电线与植入皮下的电池相连。通常要持续电刺激，直到术后6~9个月。1994年，Meril研究了放与不放直流电刺激的两组椎体间融合术的成功率，发现直流电刺激对骨融合有很大帮助，更为重要的是这个研究证实直流电刺激显著提高了存在各种引起不融合高风险因素的患者的融合率，如吸烟者和未使用内固定器械的患者。

也可以通过外置脉冲电磁场对融合部位进行电刺激。外置电极产生的脉冲电磁场可以使融合部位产生电流。因为这种技术具有无创的特点，所以很受患者欢迎。通常要求患者每天使用 8~10 小时，连续使用 6~8 个月，其疗效与患者的依从性高度相关。

电容耦合电刺激使用微电脑控制的刺激器，该刺激器通过一根柔软的电缆，向皮肤表面的水凝胶电极发送正弦波状电流，电极贴于与融合节段同一水平的脊柱两侧。这种方法要求患者每天 24 小时不间断使用刺激器，直至脊柱融合。与脉冲电磁场一样，这种方法也是无创的，其疗效取决于患者的依从性。

现在也有好多生物刺激因子应用于临床以促进脊柱融合。骨是一种不断进行破骨和成骨这两种相反作用的组织，其构成取决于成骨细胞的成骨作用和破骨细胞的骨吸收作用，谁占主导作用则由各种生长因子，如胰岛素样生长因子、转化生长因子 β、造血因子和骨形态发生蛋白等控制。这些生长因子可诱导骨形成，近来也被用于促进脊柱融合。生物刺激因子是一个非常具有发展前景的研究领域。

本例患者 X 线检查提示融合节段存在假关节，体层摄影检查也证实存在假关节。故予手术治疗，行后路 T10-L2 脊柱融合，器械内固定术，并电刺激。1 年后复查，患者症状明显缓解，活动无明显受限，X 线片显示脊柱融合良好。

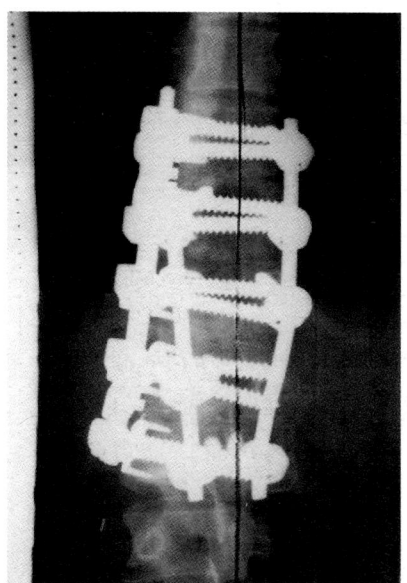

图 3

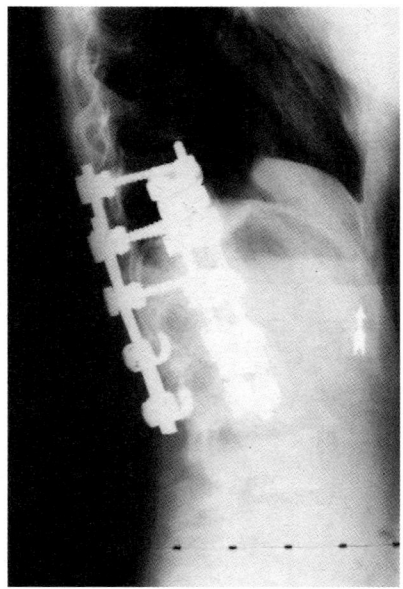

图 4

临床要点

1. 假关节形成是脊柱融合术失败的首要原因。
2. 融合部位局限性疼痛和触痛是假关节最常见的临床表现。
3. 很多影像学检查方法可用于假关节的诊断,包括动态位片、斜位片、闪烁照相法、断层摄像法、CT 扫描和超声检查等。
4. 有些因素使患者发生假关节的风险增加,如吸烟、多节段融合术、翻修术和糖尿病。

参 考 文 献

1. Slizofski WJ, Collier BD, Flatley TJ, et al. Painful pseudoarthrosis following lumbar spinal fusion: Detection by combined SPECT and planar bone scintigraphy. Skeletal Radiol 1987; 16: 136-141.
2. Brodsky AE, Kovalsky ES, Khalil MA. Correlation of radiologic assessment of lumbar spine fusions with surgical exploration. Spine 1991; 16: S261-S265.
3. Lauerman WC, Bradford DS, Transfeldt EE, et al. Management of pseudoarthrosis after arthrodesis of the spine for idiopathic scoliosis. J Bone Joint Surg [Am] 1991; 74A: 222-236.
4. Meril AJ. Direct current stimulation of allograft in anterior and posterior lumbar interbody fusions. Spine 1994; 19: 2393-2398.
5. Larson JM, Rimoldi RL, Capen DA, et al. Assessment of pseudoarthrosis in pedicle screw fusion: a prospective study comparing plain radiographs, CT scanning, and bone scintigraphy with operative findings. J Spinal Disord 1995; 9: 117-120.
6. Carpenter CT, Dietz JW, Leung KYK, et al. Repair of pseudoarthrosis of the lumbar spine. J Bone Joint Surg [Am] 1996; 78A: 712-720.
7. Raiszadeh R, Heggeness M, Esses SI. Thoracolumbar pseudoar-

throsis. Am J Orthop 2000; 29: 513-520.
8. Eck JC, Hodges SD, Humphreys SC. Techniques for stimulating spinal fusion: Efficacy of electricity, ultrasound, and biologic factors in achieving fusion. Am J Orthop 2001; 30: 535-541.

病例 47　男性，21 岁，车外伤后双下肢弥漫性麻木

患者被摩托车撞伤后急诊，诉双下肢弥漫性麻木刺痛，伴双下肢活动不能。患者不能确定事故发生后有无意识丧失。患者否认既往颈背部手术史。

体格检查

一般状况：清醒，定向力良好，平躺于硬板上，颈托固定颈部；五官：右前额 2cm 皮肤裂伤，头面部无压痛；胸部：无肋骨触痛，双肺呼吸音正常；腹部：柔软，无触痛、腹胀和肠鸣音亢进，未及肿块；四肢：双侧足背动脉、胫后动脉和桡动脉搏动 2+，毛细血管充盈良好，无杵状指、发绀和水肿；神经肌肉：第Ⅱ～Ⅻ对脑神经功能正常，颈部活动正常，无皮下捻发音，双大腿前侧轻触觉轻度减退，四肢轻触觉和针刺觉正常，双侧膝反射 1+，双侧跟腱反射 0，双侧屈髋肌和伸膝肌肌力 1/5，双侧踝背屈肌、踝跖屈肌、踇长伸肌、踇长屈肌肌力均 0/5。肛门括约肌张力正常，球海绵体反射弱。

实验室检查

腰椎 MRI 检查：轴位（图 1），侧位（图 2）。

问题

产生这些症状的原因是什么？应如何治疗？

男性，21岁，车外伤后双下肢弥漫性麻木

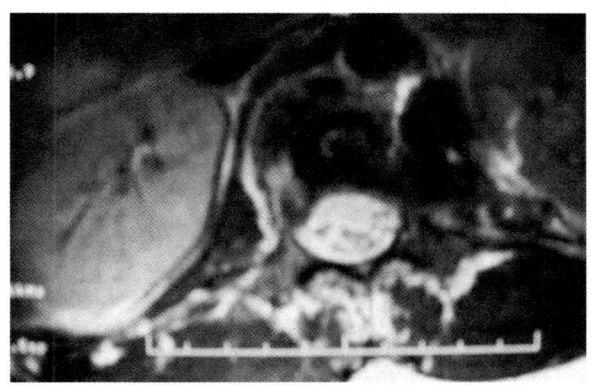

图 1

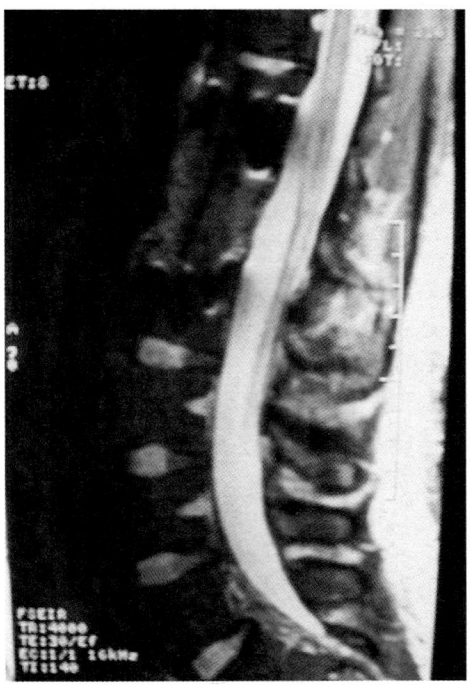

图 2

诊断

患者车祸伤 L1 椎体粉碎性骨折伴椎管 90% 受累，行 "L1 椎体切除、前路 T12-L2 脊柱融合内固定术"治疗。

讨论

粉碎性骨折是由高速运动伤引起的椎体粉碎性骨折，常伴有严重的椎管损伤和神经组织损伤，多见于高处坠落伤和车祸伤的年轻患者，常伴有其他组织器官合并伤。粉碎性骨折的病理过程通常用 Denis 提出的脊柱三柱理论来解释。前柱包括前纵韧带、纤维环和椎体的前半部分，中柱包括后纵韧带、纤维环和椎体的后半部分，后柱为脊柱后部骨和韧带组织。中后柱损伤可引起脊柱不稳定。轴向压缩暴力引起脊柱前中柱损伤，可产生粉碎性骨折。合并脊柱后柱损伤的粉碎性骨折为脊柱不稳定损伤。

粉碎性骨折的损伤机制被认为是高速轴向压力导致椎间盘压力增高，这个压力一旦超过临界值就可引起椎体终板骨折。随即椎间盘髓核被挤入椎体，使得椎体内压力增大。一旦达到某一临界值，会导致椎体骨折并伴有骨折片突向椎管。Ochia 和 Ching 在最近的研究中提出了椎体内压力增高的概念，认为髓核呈楔形突入椎体，引起后者骨折。目前，粉碎性骨折的确切损伤机制还在研究之中。

影像学检查时，先行 X 线平片检查，然后进行 CT 检查，以更好地观察骨折和椎管损害程度。对于存在神经系统症状的患者，应该行 MRI 检查，观察是否累及神经根和脊髓。

有些研究人员正试图预测哪些类型的粉碎性骨折可能引起神经系统损伤。此外，也有专家正在研究如何用损伤前椎管的结构特点来预测神经组织损伤。数据表明椎管的横截面积与粉碎性骨折所致神经组织损伤并无明显相关性。据 Vaccaro 等的报告，损伤后的椎管形状比损伤前椎管横截面积能更好地预测神经组织损伤。长横径的扁椭圆形椎管是引起神经组织损伤的一个危险因素，这与颈椎节段粉碎性骨折的研究结果相一致。

Panjabi 等认为损伤后椎管形状与神经组织损伤的风险缺少相关性。他们认为损伤发生时椎管动态损害的程度远高于损伤后影像学检查所观察到的椎管静态损害程度。通过影像学检查并不能确定损伤时脊髓所受到的损伤。很多情况下,损伤发生时脊髓受到了严重损伤,但是只有一部分可以通过影像学检查观察到。一个极端例子就是患者有明显的脊髓损伤表现(如瘫痪),却无影像学异常发现。

患者的预后与神经组织损伤程度密切相关,所以要对患者进行全面的神经系统检查,包括肌力、轻触觉和针刺觉、深肌腱反射、病理征和骶神经功能。骶髓幸免提示脊髓损伤为不完全性。在很多病例中,脊髓休克(脊髓功能和生理反射的抑制)可以持续几个小时至几天。如果出现了球海绵体反射或肛门反射,则表明脊髓休克结束。脊髓休克期后仍有脊髓完全性损害表现的患者预后不良。

粉碎性骨折的治疗方法取决于受伤后有无脊柱不稳定和神经组织损伤。如存在椎管严重受损和神经组织损伤,则要行手术减压和融合内固定术。如椎管损伤轻微且不伴神经症状,可予保守治疗并严密观察。

本例患者 MRI 检查示 L1 粉碎性骨折伴椎管受累 90% 以上。故予手术治疗,急诊行"前路 T_{12}-L_1 和 L_1-L_2 之间椎间盘切除、L1 椎体切除、前路 T12-L2 胫骨块及自体松质骨移植、前路 T12-L2 器械融合内固定术"。术后请理疗康复科、泌尿科、神经科以及呼吸科会诊。患者术后出现肠梗阻,对症处理后好转。术后患者转至脊柱康复中心进一步治疗,取得显著疗效,术后 3 个月患者不借助助行器可独立短距离行走,但由于疲劳,患者常需借助轮椅代步。患者坚持物理治疗,术后 2 年随访,患者已经可以完全独立行走,右下肢肌力 5/5 级,左下肢腘绳肌、腓肠肌和比目鱼肌肌力 4/5 级,胫骨前肌、踇长伸肌和腓骨肌肌力 2～3/5 级。

临 床 要 点

1. 粉碎性骨折是高速轴向压缩暴力导致的粉碎性骨折,多见于高处坠落伤和车祸伤。
2. 稳定性粉碎性骨折只累及脊柱的前柱和中柱,合并后柱骨折则导致脊柱不稳定损伤。
3. 椎管损害严重或有神经组织损伤患者需要行手术减压和融合内固定术。

参 考 文 献

1. Roaf R. A study of the mechanics of spinal injuries. J Bone Joint Surg [Br] 1960; 42: 810-823.
2. Denis F. The three-column spine and its significance in the classification of acute thoracolumbar spinal injuries. Spine 1983; 8: 817-831.
3. Hu SS, Capen DA, Rimoldi RL, et al. The effect of surgical decompression on neurologic outcome after lumbar fractures. Clin Orthop 1993; 288: 166-173.
4. Shaffrey CI, Shaffrey ME, Whitehall R, et al. Surgical treatment of thoracolumbar fractures. Neurosurg Clin North Am 1997; 8: 519-540.
5. Benzel EC, Ball PA. Management of low lumbar fractures by dorsal decompression, fusion, and lumbosacral laminar distraction fixation. J Neurosurg 2000; 92: 142-148.
6. Vaccaro AR, Nachwalter RS, Klein GR, et al. The significance of thoracolumbar spinal canal size in spinal cord injury patients. Spine 2001; 26: 371-376.
7. Langrana NA, Harten RD Jr, Lin DC, et al. Acute thoracolumbar burst fractures. A new view of loading mechanisms. Spine 2002; 26: 498-508.
8. Ochia RS, Ching RP. Internal pressure measurements during burst fracture formation in human lumbar vertebrae. Spine 2002; 27: 1160: 1167.

病例 48　男性，35 岁，腰部进行性疼痛伴双下肢近端无力

患者出现腰部进行性疼痛伴双下肢近端无力。疼痛呈隐痛，以腰部明显，双侧臀部和膝关节也有疼痛，较腰部轻。患者否认近期创伤史、发热、寒战、体重改变和大小便功能异常。既往史：慢性肾功能不全，无颈背部手术史。

体格检查
一般状况：独立行走，步态正常，无明显脊柱畸形；四肢：无杵状指和水肿，手指和足趾末端发绀（+），毛细血管充盈差；肌肉骨骼：脊柱无触痛和错位，无肌萎缩和肌痉挛，双侧屈髋肌肌力 4/5 级，轻触觉和针刺觉正常，双踝无阵挛，深反射对称 2+，FABER 试验阴性。皮肤：手指和足趾末端肤色变深。

实验室检查
腰椎侧位 X 线片：如图所示。

问题
产生这些症状的原因是什么？应如何治疗？

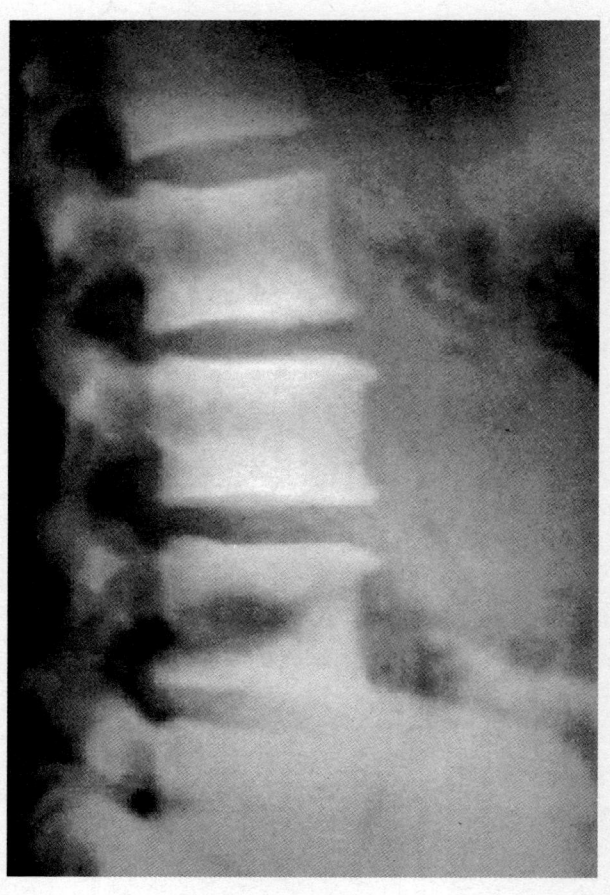

诊断

患者患有肾性骨病继发甲状旁腺功能亢进。适宜的治疗是药物治疗控制钙磷水平并同时使用维生素 D 治疗。如疗效不佳,可考虑行甲状旁腺切除术。

讨论

甲状旁腺素(parathyroid hormone,PTH)具有调节细胞

外钙浓度的作用。甲状旁腺功能亢进引起甲状旁腺素分泌过多,导致血浆钙离子水平升高和血清磷降低。甲状旁腺功能亢进分为三种类型:①原发性甲状旁腺亢进:甲状旁腺内单纯性腺瘤所致的不受调节的甲状旁腺素分泌过多;②继发性甲状旁腺功能亢进:通常是由于慢性肾衰竭所形成的异常刺激物导致甲状旁腺素分泌增加;③多见于慢性继发性甲状旁腺功能亢进患者,甲状旁腺素自主性分泌增加。

肾性骨病患者常伴有继发性甲状旁腺功能亢进症、骨软化症和骨硬化病。研究表明,甲状旁腺素直接作用于骨组织,使其发生合成作用,导致骨硬化病。这些患者最常见的症状就是进行性骨痛,且儿童更为明显,与性别关系不大。典型的骨痛为隐痛,多发生于腰椎、髋关节、膝关节和小腿。病情严重者可导致椎体压缩性骨折和自发性肋骨骨折。儿童患者可出现神经系统发育迟缓伴下肢长骨弓形变化和股骨头骨骺滑脱症。其他症状包括肌力减退、血管钙化和手指或足趾末端缺血性坏死。

X线平片可观察到以下改变:骨膜下侵蚀、骨膜反应、严重的骨质疏松、病理性骨折和儿童骨龄延长。颅骨常成"方颅"状。脊柱受累时可有rugger-jersey征,表现为邻近终板处条带状骨密度增高影。[99]锝-MIBI显像对异常甲状旁腺组织的诊断最具特异性,而其他影像学检查一般无阳性发现。

治疗首先是要控制钙磷水平并同时使用维生素D治疗。大多数患者对该疗法反应良好。如治疗后症状持续存在,可考虑到普通外科或耳鼻喉科行甲状旁腺切除术。

影像学检查支持本例患者肾性骨病继发甲状旁腺功能亢进的诊断。患者首先进行保守治疗,但症状持续无缓解,故行"甲状旁腺切除术"治疗。随访发现患者腰部疼痛明显缓解,双下肢肌力恢复。

临床要点

1. 继发性甲状旁腺功能亢进的特点是靶器官对甲状旁腺素的抵抗。
2. 临床症状包括进行性骨痛和肢体功能障碍。
3. 药物治疗控制钙磷水平并同时使用维生素 D 治疗可有效改善症状，如疗效不佳可考虑行甲状旁腺切除术。

参 考 文 献

1. Wagle VG, Rossi AJ, Roberts MP, et al. Thoracic spinal stenosis associated with renal osteodystrophy. Diagnosis based on magnetic resonance imaging and computed tomography. Spine 1993; 18: 1373-1375.
2. Ito M, Ito M, Hayashi K, et al. Evaluation of spinal bone changes in patients with chronic renal failure by CT and MR imaging with pathologic correlation. Acta Radiol 1994; 35: 291-295.
3. Ambrosoni P, Olaizola I, Heuguerot C, et al. The role of imaging techniques in the study of renal osteodystrophy. Am J Med Sci 2000; 320: 90-95.
4. Gerakis A, Hadjidakis D, Kokkinakis E, et al. Correlation of bone mineral density with the histological findings of renal osteodystrophy in patients on hemodialysis. J Nephrol 2000; 13: 437-443.
5. Leone A, Sundaram M, Cerase A, et al. Destructive spondyloarthropathy of the cervical spine in long-term hemodialyzed patients: A 5-year clinical radiologic prospective study. Skeletal Radiol 2001; 30: 431-441.
6. States LJ. Imaging of metabolic bone disease and marrow disorders in children. Radion Clin North Am 2001; 39: 749-772.

病例 49　女性，45 岁，颈部疼痛、无力和感觉减退

患者主诉 8 个月来颈部疼痛，颈部和双侧上肢进行性无力和感觉减退。患者否认发热、寒战、体重改变和创伤史。既往无颈背部手术史。

体格检查
一般状况：神志清楚，查体合作，独立行走，脊柱未见明显畸形；四肢：未见杵状指、发绀和水肿，毛细血管充盈良好；肌肉骨骼：颈部活动正常，Spurling 征（－），双侧伸肘肌肌力 3/5 级，双上肢内侧轻触觉和针刺觉减退，深肌腱反射对称，2＋。皮肤：未见异常。

实验室检查
侧位颈椎 MRI：如图所示。

问题
引起患者疼痛和无力的原因是什么？应予何种合适的治疗措施？

女性，45岁，颈部疼痛、无力和感觉减退

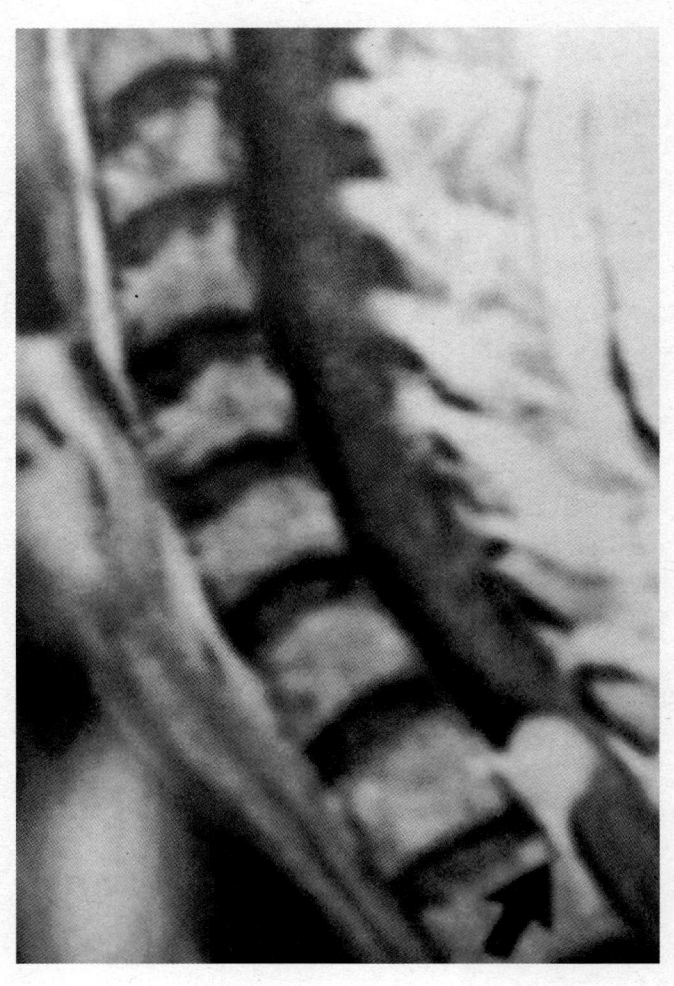

诊断

患者患有脊膜瘤，治疗方法为手术完整切除病灶。

讨论

脊膜瘤是一种相对常见的肿瘤，可发生于颅内或椎管内硬

膜下，约占脊柱肿瘤的25%～50%，主要累及中年女性。脊膜瘤通常为良性，生长缓慢，容易手术切除。脊膜瘤最多见于胸椎，其次为颈椎和腰椎。

脊膜瘤的病因还不清楚。以前曾报道其发生与创伤或某些类型的病毒感染有关，但迄今为止还未得到证实。已有报告证实辐射暴露会导致脊膜瘤。遗传学研究认为第22号染色体长臂缺失可能与其发病有关。

最常见的症状是有局部疼痛、感觉减退和肌力下降，严重者可有剧烈疼痛和Brown-Séquard综合征。约有1/3的患者出现膀胱功能障碍。由于脊膜瘤的早期症状缺乏特异性，好多患者往往在症状出现几个月甚至几年后才就诊，且常被误诊为椎间盘突出症、多发性硬化症或脊髓空洞症。

脊膜瘤患者的实验室检查常无明显异常表现，其影像学检查应包括受累节段的MRI检查。在T1和T2加权像中，脊膜瘤常表现为正常信号，但在钆强化片中，病灶表现为均匀强化信号。可见其周围组织水肿。

脊膜瘤的治疗为手术完全切除肿物。位于椎管内硬膜下的脊膜瘤容易完整切除，但位于颅内者常不能完整切除，需要术后辅以放疗。有报道说术前、术后给予类固醇可以降低术后的复发率和死亡率。

本例患者MRI检查显示硬膜下一个均匀强化、边界清楚的肿物（箭头所示），影像学诊断为脊膜瘤。患者接受手术治疗，行"后路脊膜瘤切除术"。术后随访，患者疼痛缓解明显，但是肌力和感觉还有部分缺失。

临 床 要 点

1. 脊膜瘤主要表现为局限性疼痛和肌力感觉减退。
2. 治疗措施为手术完全切除肿瘤。
3. 肿瘤完整切除后少有复发，转移更为少见。

参 考 文 献

1. Levy WJ, Bay J, Dohn D. Spinal cord meningioma. J Neurosurg 1982; 57: 804-812.
2. Roux FX, Nataf F, Pinaudeau M, et al. Intraspinal meningiomas: Review of 54 cases with discussion of poor prognostic factors and modern therapeutic management. Surg Neurol 1996; 46: 458-464.
3. Solero CL, Fornari M, Giombini S, et al. Spinal meningiomas: Review of 174 operated cases. Neurosurgery 1989; 125: 153-160.
4. Gezen F, Kahraman S, Canakci Z, et al. Review of 36 cases of spinal cord meningioma. Spine 2000; 25: 727-731.
5. Saito T, Arizono T, Maeda T, et al. A novel technique for surgical resection of spinal meningioma. Spine 2001; 26: 1805-1808.
6. Lee YY, Hsu RW, Huang TJ, et al. Metastatic meningioma in the sacrum. A case report. Spine 2002; 27: E100-E103.

病例 50　男孩，3 岁，诉发育迟缓、膝外翻及背部疼痛

患者因下腰背部疼痛就诊。其父母发现患儿发育迟缓、听力下降、反复骨折和出牙延迟，曾诊断过"贫血、全血细胞减少症"。既往多次出现轻微外伤后长骨骨折。患儿无明显创伤史、发热、寒战和体重改变。

体格检查

一般状况：神志清楚，无明显脊柱畸形，膝关节外翻位，体形小于同龄正常儿童；五官：头颅大，前额突出，眼震（＋）；四肢：无杵状指、发绀和水肿，毛细血管充盈良好；肌肉骨骼：轻触觉和针刺觉正常，肌力 5 级，左右对称，双踝无阵挛，Hoffmann 征和 Babinski 征（－），深肌腱反射 2＋，左右对称；腹部：肝脾大；皮肤：全身多处挫伤。

实验室检查

胸腰椎前后位 X 线片：如图；血清钙：6mg/dl（正常值：8～11mg/dl）；甲状旁腺素：700pg/ml（正常值：100～600pg/ml）。

问题

疾病诊断是什么？预后如何？

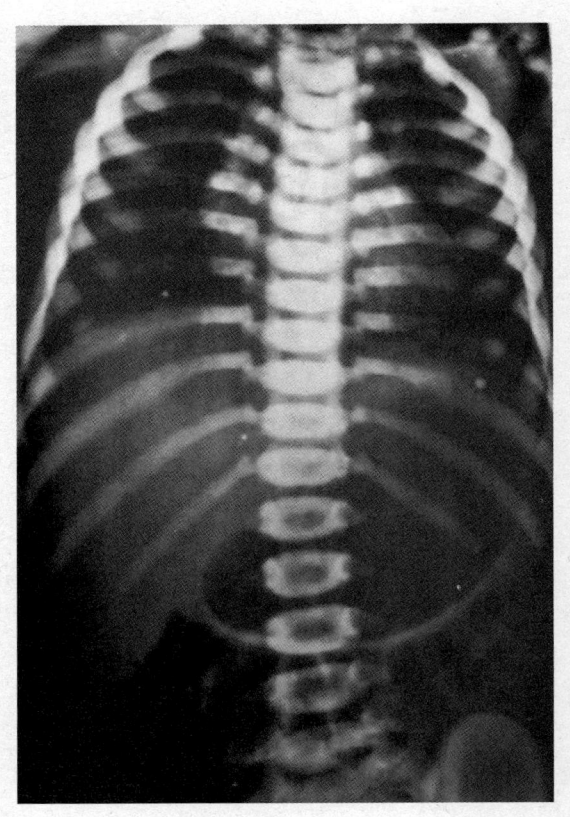

诊断

患者患有婴儿石骨症,预后不佳。

讨论

石骨症是一种相对少见的遗传性疾病,表现为破骨细胞正常的骨吸收功能障碍,这种障碍导致骨量增加,但骨的力学性能下降。胶原纤维不能与骨单位很好地结合和骨重建不良是骨质量减弱的原因。

石骨症主要分为以下三种类型(见表):成人型、婴儿型和中间型。婴儿型通常在1岁之前就能获得诊断。这是最严重的一种类型,常伴有多种临床症状,如颅神经卡压、骨髓衰竭和发育迟缓。成人型可进一步分成两个亚型:Ⅰ型病情较轻,骨折及脊柱受累的风险都很小;Ⅱ型发生骨折的风险较高,常伴有显著的椎体硬化。

患者的症状与疾病类型密切相关。在到脊柱专科进行治疗前,患者往往已经有了明确诊断。除了成人Ⅰ型,其他类型的石骨症都有可能累及脊柱,其相关症状主要为下腰背部局限性疼痛。

脊柱专科的体格检查一般都是正常的,不伴有神经系统症状。虽然石骨症患者可伴有骨骼畸形,但是出现脊柱畸形是相当少见的。

脊柱X线平片检查可见rugger-jersey征,表现为椎体条带状骨质硬化带和半透明的骨质疏松带轮替出现(如图所示),一般不用再行其他影像学检查。婴儿型患者实验室检查可以发现低血钙、甲状旁腺功能亢进、酸性磷酸酶和肌酸激酶浓度增高,而成人Ⅱ型患者常有酸性磷酸酶、肌酸激酶和碱性磷酸酶升高。

脊柱受累的石骨症患者一般予以保守治疗。对大多数成人型患者来说,这种疾病可不予治疗,密切观察即可。如果有下腰背部疼痛,可服用非甾体抗炎药。婴儿型石骨症患者应当服用骨化三醇治疗,后者可以刺激破骨细胞发挥正常功能,同时要限制患儿的钙摄入量。贫血患者使用促红细胞生成素治疗,可纠正贫血。皮质类固醇亦用于治疗贫血和刺激破骨细胞发挥正常功能。贫血及全血细胞减少症的婴儿型患者可考虑行骨髓移植。必要时应到内分泌专家处诊治。

本例患者的平片显示典型的脊柱rugger-jersey征。从脊柱外科角度来说,目前无治疗指征,患者转诊到内分泌科进一步诊治。患儿后来行骨髓移植术,临床症状有一定的缓解。

石骨症分型

成人型（常染色体显性遗传，预后好）

特点：

Ⅰ型	Ⅱ型
无骨髓衰竭	无骨髓衰竭
颅盖明显硬化	颅底硬化
脊柱硬化风险小	脊柱 rugger-jersey 征
骨盆无骨内骨（endobone）	骨盆有骨内骨
干骺端无横行带	干骺端有横行带
骨折风险低	骨折风险高
血清酸性磷酸酶正常	血清酸性磷酸酶明显升高

婴儿型（常染色体隐性遗传，预后差）

特点：

明显的骨髓衰竭	下颌骨骨髓炎
于1岁前确诊	出牙延迟
颅神经卡压	发育迟缓
听力下降	贫血或全血细胞减少
凸眼	反复感染
脑积水	

中间型（常染色体隐性遗传，预后差）

特点：

无骨髓衰竭

诊断年龄不定

临床症状多变

临床要点

1. 石骨症是一种以破骨细胞功能障碍为表现的遗传性疾病。
2. 由于颅神经受累和骨髓功能障碍导致贫血或全血细胞减少,婴儿型石骨症是症状最重,预后最差的一个类型。
3. 脊柱受累可以出现 rugger-jersey 征,表现为椎体条带状骨质硬化带和半透明的骨质疏松带轮替出现,其症状常为局部下腰背部疼痛。
4. 通常予以保守治疗即可。婴儿型患者可考虑行骨髓移植术。

参考文献

1. Bollerslev J, Mosekilde L. Autosomal dominant osteopetrosis. Clin Orthop 1993; 294: 45-51.
2. el-Tawil T, Stoker DJ. Benign osteopetrosis: A review of 42 cases showing two different patterns. Skeletal Radiol 1993; 22: 587-593.
3. Manusov EG, Douville DR, Page LV. Osteopetrosis ("marble bone" disease). Am Fam Physician 1993; 47: 175-180.
4. Felix R, Hofstetter W, Cecchini MG. Recent developments in the understanding of the pathophysiology of osteopetrosis. Eur J Endocrinol 1996; 134: 143-156.
5. Armstrong DG, Newfield JT, Gollespie R. Orthopaedic management of osteopetrosis: Results of a survey and review of the literature. J Pediatr Orthop 1999; 19: 122-132.

病例 51　男性，23 岁，车祸伤后四肢弥漫性麻木感

患者车祸伤后急诊，主诉无法活动双下肢，双上肢活动差，伴四肢弥漫性麻木和刺痛。患者不能确定受伤后有无意识丧失。否认既往颈背部手术史。

体格检查

一般状况：意识清楚，定向力良好，颈部以围领固定，平躺于担架上；五官：右前额 2cm 裂伤，颜面部和鼻无触压痛；胸部：无肋骨触痛，双肺呼吸音清；腹部：腹软无膨隆，未及压痛和包块，听诊无明显肠鸣音；四肢：双侧桡动脉、足背动脉和胫后动脉搏动好，毛细血管充盈良好，无杵状指、发绀和水肿；神经肌肉：第 Ⅱ～Ⅻ 脑神经功能正常，活动不受限并不伴疼痛，四肢皮下未及捻发音，双侧大腿前侧感觉轻度减退，余四肢和躯干轻触觉和针刺觉正常，双侧肱二头肌腱反射 3+，肱三头肌腱反射 0，膝腱反射 1+，跟腱反射 0，双侧肱二头肌力 3/5，肱三头肌力 0/5，屈腕 0/5，伸腕左侧 3/5、右侧 0/5，手内在肌和屈指肌力 0/5，屈髋和屈膝肌力 1/5，双踝背屈和跖屈肌力 0/5，拇长伸肌和拇长屈肌肌力 0/5；肛门括约肌肌张力正常，球海绵体反射减弱。

实验室检查

颈椎矢状位 MRI：如图所示。

问题

引起这些症状的原因是什么？应采取何种治疗措施？

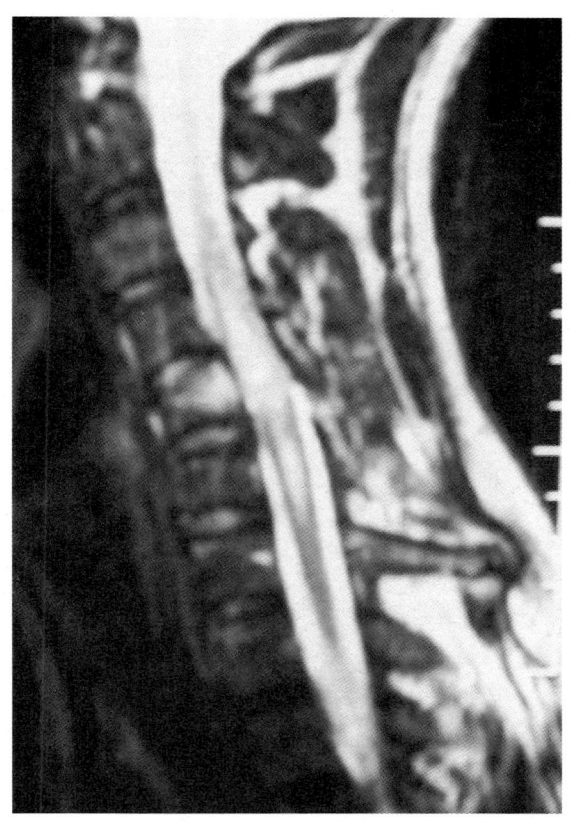

诊断

患者因车祸伤导致 C5 屈曲分离型骨折伴四肢不完全瘫痪。先行 halo 骨牵引，然后行后路 C5～C6 节段性内固定融合。

讨论

下颈椎损伤可造成神经组织的严重损伤。颈椎可以分为两柱：(1) 前柱：包括前纵韧带和后纵韧带之间的所有结构，其作用是抵抗压力；(2) 后柱：包括椎弓根、关节突、椎板、棘突和韧带组织,其作用是抵抗张力。颈椎过度前屈可导致后柱损伤。Allen 等根据损伤机制将下颈椎损伤进行了分型(见表1)。

表1 下颈椎损伤 Allen 分型

损伤程度	损伤描述
	屈曲压缩型(泪滴型骨折)
Ⅰ度	椎体前上缘变钝变圆;后部结构无损伤
Ⅱ度	椎体前缘"鸟嘴"样改变;椎体前方高度减低
Ⅲ度	骨折线从椎体前表面斜行穿过椎体,延伸到下方的软骨下板
Ⅳ度	椎体后下缘向椎管内移位<3mm
Ⅴ度	"泪滴样"骨折;椎体后下缘突入椎管>3mm,后部韧带破裂
	垂直压缩型(粉碎性骨折)
Ⅰ度	通过椎体上方终板或下方终板,不伴移位
Ⅱ度	骨折通过上下方终板,移位极轻微
Ⅲ度	粉碎性骨折,骨折片向四周移位并突入椎管
	分离屈曲型(脱位)
Ⅰ度	后方韧带复合结构断裂,表现为棘突间隙增加,小关节半脱位
Ⅱ度	单侧小关节脱位,移位<50%
Ⅲ度	双侧小关节脱位,移位约50%,小关节处于"明显不稳定位置"
Ⅳ度	双侧小关节脱位,100%移位
	压缩伸展型
Ⅰ度	单侧椎弓骨折
Ⅱ度	双侧椎板骨折不伴其他组织损伤

续表

损伤程度	损伤描述
Ⅲ度	Ⅱ度和Ⅲ度之间（译者注：原文如此，应为Ⅱ度和Ⅳ度之间）
Ⅳ度	Ⅲ度与Ⅴ度之间（译者注：原文如此）
Ⅴ度	双侧椎弓骨折伴全部椎体向前移位，韧带组织损伤出现在骨折椎体的后上缘和前下缘
分离伸展型	
Ⅰ度	前方韧带复合结构断裂或椎体横行骨折，椎间隙增宽，无后方移位
Ⅱ度	后方韧带复合结构断裂，上位椎体移位，突入椎管
侧方屈曲型	
Ⅰ度	单侧不对称性椎体骨折伴同侧椎弓骨折，无移位
Ⅱ度	前后位片见椎弓移位或者对侧韧带断裂及关节突分离

下颈椎损伤导致的脊髓损伤在人群中呈双峰分布。年轻患者通常由高能量损伤引起，如车祸伤或运动伤；而55岁以上的老年人则主要由于跌倒伤等低能量损伤引起。脊柱退变性改变使得老年患者发生脊髓损伤的风险提高，即使损伤比较小。

对怀疑脊髓受伤的患者，在受伤现场就要进行恰当的处理以保护脊髓。通常予以硬颈托保护并使患者平卧于硬板上。要对患者进行全面的神经学检查，包括肌力、感觉和深肌腱反射，还要评估病理征，如阵挛、Hoffmann征、Babinski征。如患者存在骶髓功能，则提示脊髓为不完全损伤。

"脊髓休克"是指损伤后脊髓生理功能在短期内完全丧失的一种现象，一般持续几个小时至几天。骶髓功能恢复，说明脊髓休克期结束，可通过球海绵体反射和肛门反射来证实。定期进行神经系统检查可以反映脊髓功能有无改善或进一步恶化。

现在普遍使用脊髓损伤Frankel分级法或美国脊髓损伤协

会功能障碍分级法对脊髓损伤进行评估，前者将脊髓损伤分为从A～E五级（表2），后者要求检查各肌群肌力和皮区感觉。神经损伤的水平以感觉和运动保持完整的最尾侧水平来确定。肌力至少为3/5级，而其上一节段的肌力为正常（5/5级）的最尾侧节段为运动损伤水平，而针刺觉和轻触觉正常（2/2级）的最尾侧节段为感觉损伤水平。

表2 脊髓损伤 Frankel 分级法

分级	严重程度	临床描述
A	完全损伤	骶神经运动和感觉功能完全丧失
B	不完全损伤	损伤节段以下保留部分骶神经感觉功能，但无运动功能
C	不完全损伤	损伤节段以下保留部分运动功能，但多数关键肌群肌力小于3/5级
D	不完全损伤	损伤节段以下保留较多功能，且多数关键肌群肌力大于3/5级
E	正常	感觉运动功能正常

患者需要进行一系列的创伤标准摄片，包括前后位、中立侧位、开口齿状突位。如果侧位片不能观察到颈胸段，则要拍摄游泳者位或进行CT扫描。CT扫描有助于观察颈椎后部结构以及椎板和小关节突有无损伤。如患者出现神经症状，则需要进一步行MRI检查以观察神经组织有无损伤。此外，还需要仔细检查有无合并伤，特别是对于那些高能量损伤的患者更是如此。如患者有一侧或双侧小关节脱位，复位前必须进行MRI检查。

研究显示早期应用类固醇药物有利于脊髓受伤的患者。如果受伤在3小时内，给予负荷剂量的甲泼尼龙30mg/kg，然后按5.4mg/（kg·h），持续静脉点滴23h。如果受伤时间在3～8h，仍给予上述负荷剂量和维持量滴入，但须持续48h。如果受伤超过8h，则应用类固醇药物对患者病情无明显改善作用。

通过牵引可以恢复患者的颈椎序列，但是否手术治疗则取决于患者的病情。颈椎前柱损伤可以行前路减压、椎间植骨重建和椎体前路板内固定术；后柱损伤需要行后路减压、钢丝捆扎固定或后路板固定术。

颈椎 MRI 检查发现本例患者为 C5 屈曲分离型损伤伴 C5-C6 脊髓挫伤。先行颈椎 halo 骨牵引以减轻软组织肿胀，再行 C5-C6 后路钢丝捆扎、侧块板固定术，然后在脊髓损伤康复中心进行康复锻炼。随访时患者已经可以独立行走，双下肢肌力恢复良好，双上肢三角肌、肱二头肌和伸腕肌肌力 5/5 级，左、右肱三头肌肌力分别为 3+/5 和 4/5 级。患者仍有部分肌痉挛，Hoffmann 征阳性，但是已经可以独立生活。

临 床 要 点

1. 下颈椎损伤可以引起明显的神经损伤，主要多见于年轻患者的高能量损伤和老年患者的低能量损伤。
2. 尽早应用类固醇药物有益于损伤在 8 小时以内的患者。
3. 神经系统检查包括肌力、轻触觉和针刺觉、深肌腱反射和病理反射。注意检查骶神经受累程度，以明确有无完全性脊髓损伤或脊髓休克。

参 考 文 献

1. Allen BL, Ferguson RL, Lehmann TR, et al. A mechanistic classification of closed, indirect fractures and dislocations of the lower cervical spine. Spine 1982; 7: 1-27.
2. Bravo PW, Labarta C, Alcarez MA, et al. An assessment of factors affecting neurological recovery after spinal cord injury with vertebral fracture. Paraplegia 1996; 34: 164-166.
3. Dijkers M. Quality of life after spinal cord injury: A meta-analysis of the effects of disablement components. Spinal Cord 1997; 35: 829-840.
4. Chen D, Apple DF Jr, Hudson LM, et al. Medical complications during acute rehabilitation following spinal cord injury—Current ex-

perience of the Model Systems. Arch Phys Med Rehabil 1999; 80: 1397-1401.
5. Ditunno JF Jr. Predicting recovery after spinal cord injury: A rehabilitation imperative. Arch Phys Med Rehabil 1999; 80: 361-364.
6. Marino RJ, Ditunno JF Jr, Donovan WH. Neurologic recovery after traumatic spinal cord injury: Data from the Model Spinal Cord Injury Systems. Arch Phys Med Rehabil 1999; 80: 1391-1396.
7. Kirshblum SC, O'Connor KC. Levels of spinal cord injury and predictors of neurologic recovery. Phys Med Rehabil Clin North Am 2000; 11: 1-27.
8. Fehlings MG. Summary statement: The use of methylprednisolone in acute spinal cord injury. Spine 2001; 26: S55.

病例 52　女性，38 岁，颈部疼痛伴晨间四肢僵硬

患者诉 1 年来出现颈部疼痛伴晨间四肢僵硬，且逐渐加重，早上症状较重，白天可有减轻。口服非甾体抗炎药后，疼痛有所减轻。患者否认既往颈背部手术史，无发热、寒战、体重改变和外伤。既往史：Raynaud 病、胃食管反流病和甲状腺功能减退症。曾行腕管松解术。

体格检查
一般状况：神志清楚，查体合作，独立行走，脊柱未见明显畸形；四肢：无杵状指和水肿，手指末端可见发绀，毛细血管充盈减慢；神经肌肉：颈椎活动度减少，活动时伴颈部疼痛加重，Hoffmann 征和 Spurling 征（－），双上肢肌力 5/5，左右对称，针刺觉和轻触觉正常，深肌腱反射 2＋，左右对称。皮肤：手指末端皮肤色素减退，弥漫性皮肤紧缩。

实验室检查
侧位颈椎 X 线片：如图。

问题
引起患者颈部疼痛和活动受限的原因是什么？有无手术指征？

女性，38岁，颈部疼痛伴晨间四肢僵硬

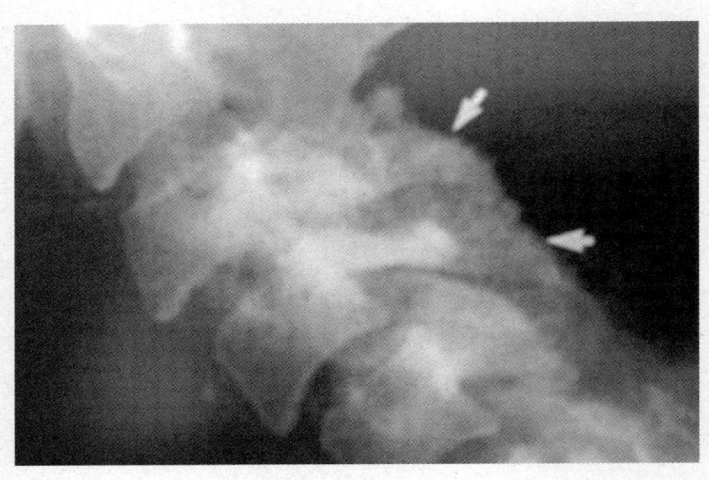

诊断

患者患有硬皮病。可行保守治疗，无手术适应证。

讨论

硬皮病是一种全身性疾病，表现为进行性组织纤维化和微血管破坏，可以累及多个器官系统，从而导致各种临床症状。这种病多见于30～40岁女性。硬皮病是一种进展性疾病，一般在诊断之后的期望寿命为10～15年。

硬皮病最常见的症状是皮肤病变。大多数患者在疾病诊断之前就已存在Raynaud病伴皮肤色素改变和皮肤紧张度改变；胃肠道受累多表现为胃食管反流病；呼吸系统病变包括限制性肺疾患伴慢性咳嗽；心血管系统受累可以导致充血性心力衰竭；神经肌肉受累可以引起弥散性肌痛和关节痛，关节活动范围通常减少；既往腕管综合征也是很常见的病史；肌炎可引起肌肉萎缩和无力；屈曲挛缩也很常见；脊柱受累一般不常见，但要注意硬皮病可以累及各个关节，脊柱受累时的症状类似于其他关节受累，包括活动度减少、局限性疼痛和晨间四肢僵硬活动后减轻等。这些非特异性症状常被误认为是其他风湿病，如强直性脊柱炎。

实验室检查常发现血清肌酸激酶水平升高和红细胞沉降率加快。脊柱和关节平片检查可以发现钙质沉着，但进一步的影像学检查常无特异性发现。

目前对硬皮病尚无确切的治疗方法。治疗重点在于控制受累器官的病情进展。皮肤病变主要应用青霉胺-D、甲氨蝶呤和干扰素治疗。胃肠道疾病主要应用抗酸药和质子泵抑制剂治疗。肌炎可以用类固醇药物和甲氨蝶呤治疗。肌痛和关节痛可用非甾体抗炎药，必要时可短期使用类固醇药物治疗。这种病无手术治疗指征。物理治疗和功能锻炼有助于使关节获得并保持最大活动度。

本例患者主诉颈部疼痛伴晨间四肢僵硬，这些非特异性症状可见于多种风湿病。然而本例患者既往史中有 Raynaund 病、反流性食管炎和腕管综合征，这些均提示硬皮病的可能，且颈椎平片可见椎旁肌钙化。给予非甾体抗炎药治疗后，患者颈部症状缓解。建议其进一步接受物理治疗和功能锻炼，以使颈椎和其他关节获得最大活动度。患者还进一步接受风湿病专家的治疗。在随访中，患者诉疼痛减轻，关节活动度有一定改善。

临 床 要 点

1. 硬皮病是一种全身性疾病，其特点是Ⅰ型和Ⅲ型胶原过度表达，累及多个器官系统。
2. 硬皮病多见于 30～40 岁女性。
3. 脊柱受累较少见，但是受累后症状类似于其他关节受累，表现为活动度减少、晨间四肢僵硬和局限性疼痛。
4. 脊柱和其他关节受累时予以保守治疗，可使用非甾体抗炎药并进行物理治疗和功能锻炼。
5. 硬皮病患者应接受风湿病专家的进一步治疗。

参 考 文 献

1. American Rheumatism Association Diagnostic and Therapeutic Criteria Committee. Preliminary criteria for the classification of systemic sclerosis (scleroderma). Arthritis Rheum 1980; 23: 581-590.
2. Gerbracht DD, Steen VD, Ziegler GL. Evolution of primary Raynaud's phenonmenon (Raynaud's disease) to connective tissue disease. Arthritis Rheum 1985; 28: 87-92.
3. Barnett AJ, Miller MH, Littlejohn GO. A survival study of patients with scleroderma diagnosed over 30 years (1953-1983): the value of a simple cutaneous classification in the early stages of the disease. J Rheumatol 1988; 15: 276-283.
4. Englehart M, Seibold JR. Cyanosis and Raynaud's phenonmenon: the relation to underlying disease and venous abnormalities. Angiology 1990; 41: 432-438.
5. Mayes MD. Scleroderma epidemiology. Rheum Dis Clin North Am 1996; 22: 751-764.
6. Mitchell H, Bolster MB, LeRoy EC. Scleroderma and related conditions. Med Clin North Am 1997; 81: 129-149.

病例 53　女性，42 岁，颈部疼痛伴上肢无力

患者诉 6 周来持续性颈部疼痛，进行性加重，伴上肢无力和感觉异常，以早晨为重，双手亦有无力和疼痛。患者否认大小便功能改变、创伤、发热、寒战和近期体重变化。曾予非甾体抗炎药治疗，疗效甚微。既往无颈背部手术史。

体格检查

一般状况：意识清楚，查体合作，独立行走，脊柱未见明显畸形；四肢：无杵状指、发绀和水肿，毛细血管充盈良好，双侧掌指关节轻度尺侧偏，双侧手指天鹅颈样畸形；神经肌肉：颈椎后伸受限，脊柱中线可及台阶感，无触痛，Hoffmann 征（＋），Lhermette 征（＋），Spurling 征（－），双手握力对称性减退，双侧腕伸肌和手内在肌肌力 3/5 级，轻感觉和针刺觉正常，深肌腱反射 2＋，对称。皮肤：未见异常。

实验室检查

侧位颈椎 X 片：如图 1；血沉：75mm/h（正常值：0～20mm/h）。

问题

引起患者上述症状的原因是什么？有无手术指征？

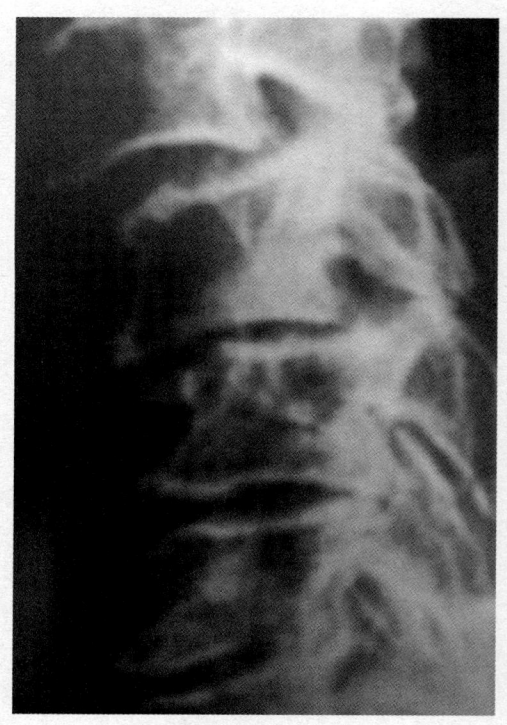

图 1

诊断

患者患有类风湿关节炎枢椎下颈椎半脱位。患者因脊髓受压出现脊髓病症状,所以需要进行手术减压和融合,以避免神经组织的永久性损害。

讨论

类风湿关节炎是一种慢性炎症性疾病,其特点为持续性加重的滑膜炎。遗传和环境因素均与疾病的发生发展有关。女性发病率约为男性的 2.5 倍。类风湿关节炎的诊断基于患者的多种临床表现和影像学检查结果(表 1)。通常,患者的临床症状会持续加重达几个星期,最常累及的部位是跖趾关节,其次

表 1　类风湿关节炎诊断标准*

症状	症状描述
1. 晨僵	关节及其周围僵硬感至少持续 1 小时
2. 至少 3 个部位关节炎	同时出现 3 个或 3 个以上关节部位的关节炎
3. 手关节炎	腕、掌指或近端指间关节炎中,至少有一个关节肿胀
4. 对称性关节炎	两侧同一关节同时受累
5. 类风湿结节	骨突部位、伸肌表面或关节周围有皮下结节
6. 类风湿因子阳性	血清类风湿因子含量异常
7. 影像学改变	手或腕有类风湿性关节炎影像学改变,包括骨质侵蚀或受累关节及其邻近部位有明确的骨质减少

*同时具备上述 7 个症状中的任何 4 个及以上症状,即可诊断为类风湿关节炎,其中症状 1~4 必须持续至少 6 周。

是掌指关节和颈椎。约 25%~80% 的类风湿关节炎患者颈椎受累,其中约有 40%~88% 出现颈部疼痛。神经系统受累只占类风湿关节炎患者的 7%~34%。胸腰椎受累很少见。

类风湿关节炎首先累及滑膜小血管,出现小血管管腔闭塞、内皮细胞肿胀和间隙增加。其病理过程为首先出现炎症反应,导致免疫复合物形成,进而激活补体级联反应和多形核白细胞浸润,最终引起滑膜肥大增厚和成纤维细胞侵入,形成肉芽组织即血管翳,后者可破坏关节周围骨和软骨组织以及肌腱和韧带组织。

颈椎受累患者常出现进展性颈部疼痛,且常与外周关节受累程度相关。类风湿关节炎累及颈椎主要表现在三个方面:寰枢椎不稳定(AAI)、齿状突上移(SMO)和枢椎下关节半脱位。约有 50% 的类风湿关节炎患者发生寰枢椎不稳定,主要由寰枢椎关节、寰齿关节和寰枕关节的侵蚀性滑膜炎引起。齿状突上移见于40%的患者,由寰枕关节和寰枢椎关节的病理改变引起。枢椎下关节半脱位见于10%~20%的患者,由小关节突关节、椎间盘和棘间韧带受累引起。

骨关节和韧带组织的破坏性改变及由此导致的颈椎不稳定可引起多种临床症状。C2神经根受压可引起颜面部和耳部疼痛及枕神经痛。脊髓受压可引起脊髓病症状,包括无力、步态不稳、感觉异常、动作不灵活和大小便功能障碍等,所以必须仔细询问病史并进行详尽的体格检查以发现有无脊髓病症状。Ranawat分型(表2)有助于评估患者术后神经系统的恢复。椎基底动脉供血不足可出现眩晕、失衡和视力改变等症状。枢椎下脊柱受累可使神经根受压并出现相应的上肢症状。个别情况下,可能难以对某些患者的脊柱症状进行评估,因为这些症状也可以是外周关节受累时的共存症状。

表2 神经损害的 Ranawat 分型

程度	描述
Ⅰ	无神经功能障碍
Ⅱ	主观上存在无力、感觉减退和反射亢进
ⅢA	客观上存在无力、长束征,无行走障碍
ⅢB	客观上存在无力、长束征,且伴行走障碍

类风湿关节炎的诊断不能仅依靠某个单一的化验值、影像学诊断或临床表现,而须建立在多个同时出现的符合诊断标准的临床表现上。实验室检查包括类风湿因子、血沉和C反应蛋白。约85%的患者类风湿因子呈阳性表现,血沉和C反应蛋白反映滑膜炎的严重程度,一般都较正常值升高。这三者都可用于监测患者病情的进展,但对类风湿关节炎的诊断不具特异性和充分性。

患者应该行颈椎X线平片检查,包括颈椎前屈和后伸位摄片。从中可以获得多种测量值,这些值可用来评估是否存在颈椎不稳定和脊髓受压(表3),且有助于评估手术治疗的必要性。寰椎齿状突后间距（PADI）反映同节段脊髓占据的有效空间，但由于平片不能显示齿状突后方的血管翳，所以在平片上这个值并不总是很精确，大约有 2/3 的患者其齿状突后方存在至少 3mm 的血管翳。MRI 可以更好地观察脊髓所占据的有效空间，如果 MRI 脊髓有效空间＜13mm，则提示脊髓受压（图 2：另一例上颈椎不稳之影像表现）。CT 检查可以更好地观察类风湿关节炎患者的骨性改变，在某些患者可与脊髓造影术结合来替代 MRI。

表 3　颈椎 X 线平片的检测

测量对象	描述
寰椎齿状突前间距	寰椎前弓后缘与齿状突前缘的距离。成人＞3mm 或儿童＞4mm 为异常。如果＞8、9 或 10mm，通常建议手术治疗
寰椎齿状突后间距	寰椎后弓前缘与齿状突后缘的距离，＜14mm 提示瘫痪风险高
Ranawat 法	枢椎椎弓根中点沿齿状突垂直线与寰椎前后弓连线的距离，＜13mm 提示枢椎上移
McRae 线	枕骨大孔前后缘连线。正常时齿状突尖不超过此线
Chamberlain 线	硬腭后缘与枕骨大孔后缘的连线。齿状突尖超过此线 6mm 提示颅底凹陷
McGreggor 线	硬腭后缘与枕骨最尾侧点的连线。齿状突上移超过此线距离＞4.5mm 提示颅骨凹陷
Redlund-Johnell 值	枢椎下缘中点与 McGregor 线的距离。男性＜34mm，女性＜29mm 提示神经损害风险性增加
延颈髓夹角	延髓和颈髓前缘的夹角，正常值为 135°～175°，＜135°提示颅底凹陷

如果患者没有脊髓病的体征，影像学检查也没有发现颈椎不稳定和脊髓受压，予保守治疗即可。佩戴颈托对某些患者有效，但这并不能预防远期枢椎下关节半脱位。手术治疗指征包括顽固性疼痛、神经组织损害、MRI显示脊髓受压，脊柱不稳定等。

手术方法的选择应根据病变的特异性和患者的具体情况。寰枢椎半脱位伴寰椎齿状突后间隙＜14mm，且经过MRI检查证实，或延颈髓角＜135°，都应手术治疗。术式有后路钢丝捆扎术，包括Gallie法或Brooks法。Gallie法要求使用一块自体骨，贴放于寰椎后弓和枢椎棘突后面，再用钢丝袢捆扎。Brooks法要求使用两块旁正中自体移植骨，再用钢丝通过椎板下捆扎。这两种方法都有可能损伤脊髓，都要求寰椎后弓完整、稳定。但这种术式对维持旋转稳定性的作用有限。另一种术式为经关节突C1-C2螺钉内固定术，这种方法可以提供多向稳定性。术前要进行CT扫描检查，以确定C2椎弓根的解剖位置和椎动脉的走向。如果移位不可复位，则要在减压后行固定术。齿状突上移可以行颈椎牵引治疗以逐步复位。术式有枕

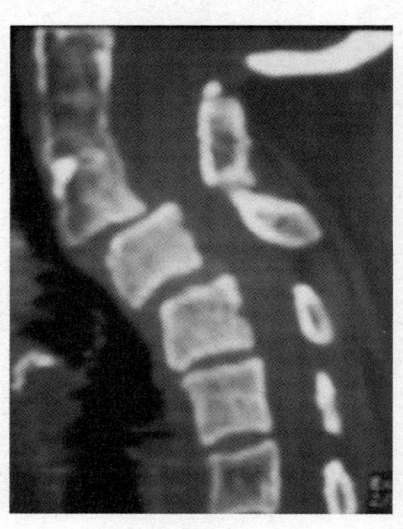

图2

颈融合术，使用后路板固定可提供比钢丝捆扎更好的稳定性（图3）。对枢椎下关节半脱位伴寰椎齿状突后间隙<13mm或颈椎节段性不稳定患者，可行钉板或钉棒内固定融合术。

本例患者颈椎平片发现多节段枢椎下关节半脱位，予手术治疗，行前路减压融合术和后路融合内固定术。随访时，患者诉及颈部疼痛改善明显、上肢肌力增加。患者继续在风湿科接受类风湿关节炎治疗。

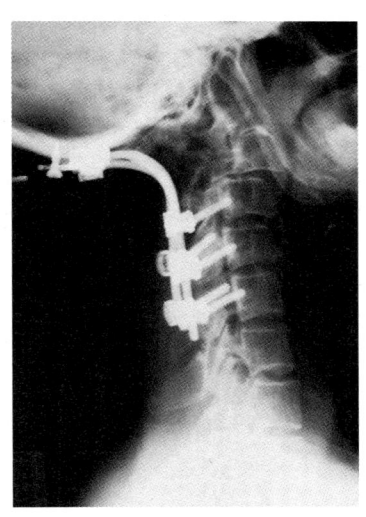

图3

临 床 要 点

1. 类风湿关节炎是一种进展性炎症性疾病，多达80%的患者可累及颈椎。
2. 多达34%的类风湿关节炎患者伴有神经组织损害。
3. 影像学检查应评估脊柱稳定性和脊髓受压。
4. MRI检查可以更好地评估脊髓的有效空间。
5. 手术适应证包括顽固性疼痛、神经组织损害、脊柱不稳定等。

参 考 文 献

1. Brooks AL, Jenkins EB. Atlanto-axial arthrodesis by the wedge compression method. J Bone Joint Surg [Am] 1978; 60: 279-284.
2. Ranawat CS, O'Leary P, Pellicci P, et al. Cervical spine fusion in rheumatoid arthritis. J Bone Joint Surg [Am] 1979; 61: 1003-1010.
3. Arnett FC, Edworthy SM, Bloch DA, et al. The American Rheumatism Association 1987 revised criteria for the classification of rheumatoid arthritis. Arthritis Rheum 1988; 31: 315-324.
4. Dvorak J, Grob D, Baumgartner H, et al. Functional evaluation of the spinal cord by magnetic resonance imaging in patients with rheumatoid arthritis and instability of the upper cervical spine. Spine 1989; 14: 1057-1064.
5. Kawaida H, Sakou T, Morizono Y, et al. Magnetic resonance imaging of upper cervical disorders in rheumatoid arthritis. Spine 1989; 14: 1144-1148.
6. Boden SD. Rheumatoid arthritis of the cervical spine. Surgical decision making based on predictors of paralysis and recovery. Spine 1994; 19: 2275-2280.
7. An HS. Internal fixation of the cervical spine: Current indications and techniques. J Am Acad Orthop Surg 1995; 3: 194-206.
8. Fujiwara K, Yonenoku K, Ochi T. Natural history of upper cervical lesions in rheumatoid arthritis. J Spinal Disord 1997; 10: 275-281.
9. Grob D, Wursch R, Grauer W. Atlantoaxial fusion and retrodental pannus in rheumatoid arthritis. Spine 1997; 22: 1580-1584.

病例 54　女性，45 岁，颈部进展性疼痛伴颈部活动受限

患者 6 个月来颈部疼痛伴有颈椎活动范围减少，其他骨骼肌肉异常明显，包括拇指和拇趾细小、听力下降和毛发脱落。否认创伤、发热、寒战和体重改变，无既往颈背部手术史。

体格检查

一般状况：神志清楚，查体合作，独立行走，脊柱未见明显畸形；五官：听力显著下降，左侧椎旁肌可及痛性肿块；骨骼肌肉：拇指和拇趾细小，轻触觉和针刺觉正常，颈椎活动度显著减少，肌力 5/5，左右对称，深肌腱反射 2+，左右对称，Hoffmann 征（－），踝阵挛（－）；皮肤：未见异常。

实验室检查

侧位颈椎 X 线片：如图所示。

问题

患者颈椎活动度下降的原因是什么？与其他畸形是否有关？

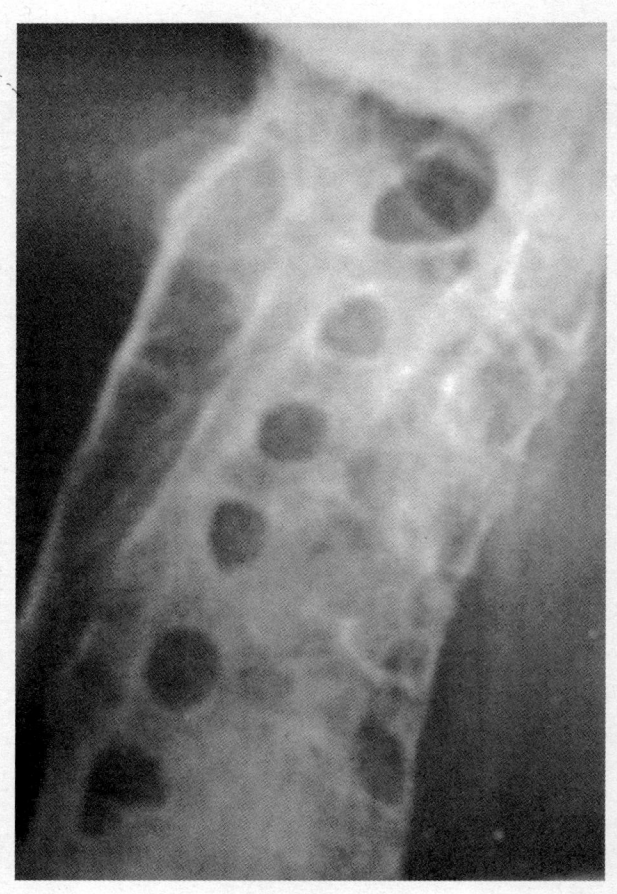

诊断

患者患有遗传性进行性骨化性肌炎。该病常伴有其他畸形。

讨论

进行性骨化性肌炎是一种常染色体显性遗传病,其特点是机体失控性修复,导致软组织内异位骨化。骨化性肌炎可分为局限性和进行性两种。局限性骨化性肌炎属轻型,常由创伤引起,表现为局限性疼痛、触痛和关节活动范围减少,好发于大腿和上臂;进行性骨化性肌炎属重型,为遗传性疾病,表现为触痛性肿块和关节僵硬。肿块通常持续几周后会自行消失,但是关节活动范围仍减少。骨化性肌炎好发于胸锁乳突肌、椎旁肌、肩胛带肌和骨盆环肌。患者常有先天性畸形,如拇指或踇趾细小、无指(趾)、踇趾外翻或蹼状趾。脊柱受累可出现斜颈、脊柱后凸和脊柱活动度减少。某些重症患者可有耳聋、秃顶和智力发育迟缓等表现。

骨化性肌炎患者脊柱平片检查可发现自发性脊柱融合、椎体异常和椎弓根肥厚。四肢检查可见股骨颈变粗、指(趾)骨连结、掌(跖)骨变短。早期病损的 MRI 表现为 T2 加权像均质高信号软组织肿块影,而中晚期病损表现为 T1、T2 加权像不均质肿块影,注意与骨肉瘤鉴别,后者通常需要行病理活检。

手术只用于治疗局限性骨化性肌炎,而不用于治疗进行性骨化性肌炎。药物治疗对控制疼痛作用有限。物理治疗有助于改善病情。类固醇治疗有益于控制急性发作。

本例患者存在与进行性骨化性肌炎一致的先天性骨骼畸形。平片发现颈椎椎旁肌严重骨化,这进一步支持进行性骨化性肌炎的诊断。给予非甾体抗炎药控制疼痛,并建议物理治疗。随访中,患者疼痛有所好转,但是颈部活动仍受限。

临 床 要 点

1. 骨化性肌炎分为局限性骨化性肌炎和进行性骨化性肌炎两种类型。
2. 患者常有先天性畸形或异常,包括耳聋、秃顶和智力发育迟缓等。
3. 患者常主诉痛性肿块和活动受限。
4. 本病一般保守治疗,包括控制疼痛和物理治疗。
5. 进行性骨化性肌炎不予手术治疗。

参 考 文 献

1. Hait G, Boswick JA Jr, Stone NH. Heterotopic bone formation secondary to trauma (myositis ossificans traumatica). J Trauma 1970; 10: 405-411.
2. Connor JM, Smith R. The cervical spine in fibrodysplasia ossificans progressiva. Br J Radiol 1982; 55: 492-496.
3. Lopez Barea F, Rodriguez Peralto JL, Gonzalez Lopez J, et al. Case report: Cervical paravertebral circumscribed myositis ossificans. Skeletal Radiol 1991; 20: 539-542.
4. Nuovo MA, Norman A, Chumas J, et al. Myositis ossificans with apical clinical, radiographic, or pathologic findings: A review of 23 cases. Skeletal radiol 1992; 21: 87-101.
5. Shah PB, Zasloff MA, Drummond D, et al. Spinal deformity in patients who have fibrodysplasia ossificans progressiva. J Bone Joint Surg [Am] 1994; 76: 1442-1450.

病例 55　男孩，4岁，多次骨折伴脊柱畸形

患儿主因轻微外伤后容易引起长骨骨折和脊柱畸形逐渐加重而就诊。其父母述及患儿容易出现瘀伤，比同龄孩子矮小。

体格检查

一般状况：双下肢长骨明显弯曲成弓形，胸椎畸形；五官：蓝色巩膜；四肢：无杵状指、发绀和水肿，毛细血管充盈良好；神经肌肉：轻触觉和针刺觉正常，肌力 5/5，左右对称，深肌腱反射 2+，左右对称，Hoffmann 征阴性，双侧踝阵挛阴性，Babinski 征阴性，无共济失调；皮肤：全身多处瘀斑。

实验室检查

胸腰椎 X 线片：侧位：如图 1；前后位：如图 2。

问题

患者患有什么疾病？应给予什么治疗？

男孩,4岁,多次骨折伴脊柱畸形

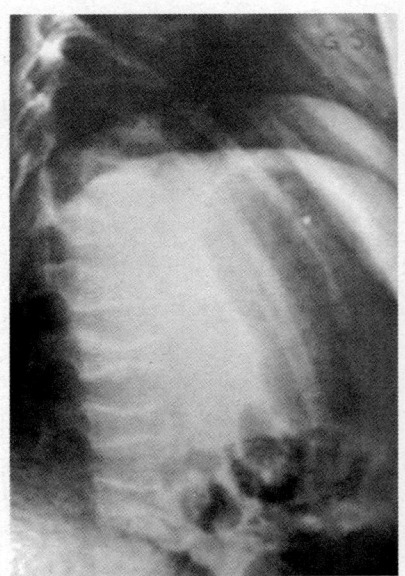

图 1

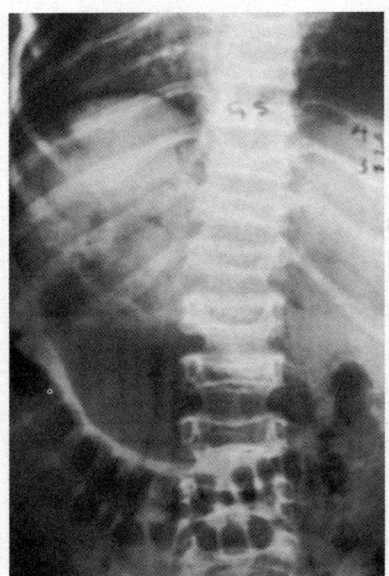

图 2

诊断

患者患有成骨不全,可予药物保守治疗以获得最大成骨量。如果病情进展,脊柱畸形加重,影响心肺功能,则要考虑手术治疗。

讨论

成骨不全是由于Ⅰ型胶原异常生成所引起的一种遗传性骨疾病,现已发现Ⅰ型胶原生成的质和量都存在缺陷。成骨不全的临床特点为骨质脆弱、蓝色巩膜、牙本质形成不全和早期听力丧失。临床上有多种分型方法,其中以 Sillence 分型最常用(见表)。

成骨不全的 Sillence 分型

类型	遗传特性	巩膜颜色	牙本质形成不全	听力丧失	特点
Ⅰ型	常染色体显性遗传	蓝色	A:无 B:有	有	轻中度骨质脆弱 婴儿期骨折 脊柱后凸侧弯 易损伤 身高轻度降低
Ⅱ型	常染色体隐性遗传/基因新突变	蓝色	有	无	围生期死亡率高 100%的患者有宫内骨折 结缔组织薄弱 躯干短小
Ⅲ型	常染色体隐性遗传/基因新突变	正常	有	无	进展性 50%的患者有宫内骨折 50%的患者在新生儿期发生骨折 短肢畸形 肺动脉高压
Ⅳ型	常染色体显性遗传	正常	A:无 B:有	无	婴儿期骨折 无听力丧失

患者既往多次出现轻微受伤后长骨骨折，并容易出现瘀伤。体格检查可发现长骨弓样变形、牙本质形成不全、蓝色巩膜、脊柱后凸或侧凸畸形、身材矮小和头颅畸形（包括前额隆起或枕骨突出）。

根据疾病的严重程度和分型，成骨不全可分别于胎儿期、新生儿期或出生后其他时期获得诊断。大部分患者在到脊柱外科就诊前就已确诊成骨不全。Ⅲ型成骨不全是否累及脊柱还不确定，这些患者常诉有脊柱畸形进行性加重的病史。胸腰椎受累可引起脊柱进行性侧凸并导致疼痛和呼吸功能受损。脊柱侧凸见于40%～80%的患者，而脊柱后凸约见40%的患者。如果上颈椎受累，患者可能会有颅底凹陷症和脊髓病症状。

研究已证实椎体畸形及其与进行性脊柱畸形的关系。椎体畸形可分为双凹形、扁平形、楔形和未分类型。双凹形是由于脆弱的椎体受髓核压迫而形成；扁平形是由于椎体的微小骨折和受到椎间盘压迫而形成；楔形则由于椎体的压缩性骨折而形成；未分类型则由于多种因素复合作用而形成。青春期前存在6个或以上的双凹形椎体与严重脊柱侧弯直接相关。而其他类型的椎体畸形难以可靠地预测脊椎畸形的发展。

成骨不全累及上颈椎时较少发生颅底凹陷症。据报道，Ⅲ型成骨不全患者中多达25%可发生颅底凹陷症，但大多数无症状。所有成骨不全患者都应该注意有无并发颅底凹陷症，可行头颈侧位片检查来明确或除外。颅底凹陷症患者可引起脊髓病症状，包括腱反射亢进、阵挛、肌张力升高、Babinski征和Hoffmann征阳性、共济失调等。

全身成骨不全的治疗旨在增进骨质形成和减少骨折风险。早期肢体支具疗法可以减少骨折发生和降低畸形程度。截骨术和髓内钉固定术常用于矫正长骨畸形，以使畸形最小化或骨折后固定。药物治疗包括钙剂和降钙素。二磷酸盐非常有助于增加骨密度、降低骨折发生率，并提高患者的生活质量。目前尚无支持支具能有效治疗脊柱畸形的报道。

成骨不全相关脊柱畸形的外科治疗在文献中报道很少。是否手术治疗必须根据患者的具体情况来决定。骨密度降低的患者手术治疗难度大且器械固定困难。一般来说，手术治疗只用于心肺功能受损、顽固性疼痛和畸形进行性加重的患者。有些外科医生推荐对侧凸畸形＜50°的年轻患者行脊柱融合术，以防止侧凸加重和出现肺功能损害。有些脊柱畸形患者因为骨质疏松严重而难以进行器械内固定治疗。对那些颅底凹陷症患者，如果有相关症状出现或凹陷加重，也应考虑手术治疗。术式包括后颅窝减压术、后路寰枢椎融合术和枕颈融合寰枢椎复位术。

本例患者有典型的多次骨折史和逐渐加重的脊柱畸形史，其骨折在受到轻微外伤甚至未受伤即可发生，但无脊髓病的症状和体征。所以给予药物治疗以增加骨质形成，向其父母介绍成骨不全的病情进展变化，并建议其必要时接受截骨术或髓内钉内固定术以矫正下肢畸形。

临 床 要 点

1. 成骨不全是一种遗传性骨疾病，其特点为骨密度降低、多发性骨折、脊柱畸形和早期听力丧失。
2. 大部分伴有脊柱畸形的患者在去脊柱外科就诊之前就已诊断为成骨不全。
3. 脊柱受累包括脊柱侧凸、脊柱后凸和颅底凹陷症。
4. 治疗目的为增加骨密度和减少骨折发生。
5. 脊柱手术指征为进行性加重的脊柱畸形导致顽固性疼痛和肺功能受损者，以及颅底凹陷伴有症状者。

参 考 文 献

1. Norimatsu H, Mayuzumi T, Takahashi H. The development of the spinal deformities in osteogenesis imperfecta. Clin Orthop 1982; 162: 20-25.
2. Yong-Hing K, MacEwen GD. Scoliosis associated with osteogenesis imperfecta. J Bone Joint Surg Br 1982; 64: 36-43.
3. Ishikawa S, Jay S, Takahashi H, et al. Vertebral body shape as a

predictor of spinal deformity in osteogenesis imperfecta. J Bone Joint Surg Am 1996; 78: 212-219.
4. Hayes M, Parker G, Ell J, et al. Basilar impression complicating osteogenesis imperfecta type IV: The clinical and neurological findings in four cases. J Neurol Neurosurg Psychiatry 1999; 66: 357-364.
5. Widmann RF, Bitan FD, Laplaza J, et al. Spinal deformity, pulmonary compromise, and quality of life in osteogenesis imperfecta. Spine 1999; 24: 1673-1678.
6. Glorieux FH. The use of bisphosphonates in children with osteogenesis imperfecta. J Pediatr Endocrinol Metab 2001; 14: 1491-1495.
7. Rami PM, McGraw K, Heatwole EV, et al. Percutaneous vertebroplasty in the treatment of vertebral body compression fracture secondary to osteogenesis imperfecta. Skeletal Radiol 2002; 31: 162-165.
8. Zacharin M, Bateman J. Pamidronate treatment of osteogenesis imperfecta—Lack of correlation between clinical severity, age at onset of treatment, predicted collagen mutation and treatment response. J Pediatr Endocrinol Metab 2002; 15: 163-174.

病例 56 女性，34 岁，脊柱融合术后剧烈头痛 1 天

患者脊柱融合术后 1 天，告知医生出现了剧烈头痛和恶心。坐起时头痛加重，平卧时可减轻。患者否认发热、寒战、大小便功能改变和既往头痛史。

体格检查

五官：双侧瞳孔等大正圆，对光反射和调节发射灵敏，未及淋巴结肿大；骨骼肌肉：肌力 5/5 级，左右对称，轻触觉和针刺觉正常，深肌腱反射 2＋，左右对称，双踝无阵挛，Hoffmann 征阴性；皮肤：腰部正中术后伤口，引流管内少量清亮引流液，未见伤口明显感染征象。

实验室检查

CBC：正常；血沉：正常。

问题

患者伤口引流管中的清亮液体是什么？应采取什么治疗措施？

诊断

患者硬脊膜破裂后出现脑脊液漏。应该再次手术修补硬脊膜。

讨论

硬脊膜撕裂伤是脊柱外科手术中最常见的并发症,据报道可发生于多达14%的患者。脊柱翻修术、应用高速磨钻和后纵韧带骨化减压术中发生硬脊膜撕裂伤的风险较高。虽然硬脊膜撕裂伤的死亡率很低,但还是可能会有一些其他严重并发症出现,包括假性脊膜膨出、脑脊液瘘管形成、脑脊膜炎、粘连性蛛网膜炎和剧烈头痛以致影响生活。

大多数硬脊膜破裂有清亮液体流出,所以都能在术中及时发现。术中用不可吸收线紧密缝合切口。使用6-0 Prolene线连续缝合,边距2mm,针距3mm。缝合后在伤口涂抹纤维蛋白胶。纤维蛋白胶是由相同量的凝血酶和冷沉淀物配置而成的溶液。冷却各成分后再混合,然后使用喷雾器喷于伤口之上,以增强修复强度。硬脊膜缝合后,行Valsalva检查,看缝合口有无脑脊液流出。如果有脑脊液漏出,可以进一步采用其他方法封闭漏口,如使用明胶海绵覆盖或使用椎旁肌筋膜补片修补。硬脊膜修补完成后应逐层紧密缝合各层组织,但又要防止缝合过紧导致组织缺血坏死。

如果硬脊膜损伤在术中未被发现或者缝合不够紧密,患者术后就有可能出现体位性头痛,有时可伴有恶心、呕吐、颈背部疼痛或发紧、头晕、复视、畏光、耳鸣和视力模糊等。硬脊膜撕裂后引起脑脊液量减少,从而降低了脑脊液对脑的气垫样支撑作用,而站立位时脑对其支持组织的压力增加,所以可引起各种症状。因为卧位有助于改善症状,所以通常建议患者卧床休息。鉴别诊断包括偏头痛和吗啡镇痛后继发性头痛。

治疗措施有应用大剂量糖皮质激素和静脉注射咖啡因等,而最常用的是"硬膜外血块补丁(少量自体血注入硬膜外)"。据报道,腰椎穿刺后长期头痛患者用血块补丁治疗后的缓解率达到了97%。在无菌条件下，往硬膜外注入10～20ml自体血，这些血凝固后将封闭硬膜伤口。一般要多次重复进行这一操作，直至症状完全缓解。

之前建议患者持续卧床4～7天，以缓解症状和促进伤口愈合。笔者对此进行过一项关于硬脊膜撕裂后治疗措施的研究，发现大多数患者术中及时缝合硬膜并在伤口涂抹纤维蛋白胶即可获得良好疗效，术后无需卧床休息。患者术后即可下床活动，但如出现症状加重，就应及时卧床休息。约75%的患者之后无症状出现；约20%的患者出现以下症状：头痛、恶心、呕吐、耳鸣等，但卧床休息后即可缓解；约5%的患者由于硬脊膜伤口缝线松脱，需要再次手术修补。研究结论是硬脊膜微小撕裂伤修补后患者术后即可下床活动，如果症状加重，就继续卧床休息。硬脊膜修补后患者术后就下床活动可以节省住院费用和因住院过久导致的误工，也可减少并发症发生，如肺炎、深静脉血栓形成和肺栓塞等。如果硬脊膜裂伤很大或伤口复杂，术后则要卧床休息，有些患者还需行硬膜外引流。

本例患者在脊柱融合术中意外硬脊膜损伤，且在术中未能及时发现。结果术后患者出现剧烈的体位性头痛和恶心。患者再次接受手术治疗，缝合硬脊膜伤口并在伤口上涂抹纤维蛋白胶。术中行Valsalva检查，发现伤口闭合好，于是逐层关闭伤口。指导患者如果再次出现头痛或恶心，就及时卧床休息。患者恢复良好，未再出现进一步症状。

临床要点

1. 硬脊膜意外损伤是脊柱外科手术最常见的并发症,常出现体位性头痛。
2. 大多数硬脊膜损伤患者都能在术中及时发现,并在术中缝补硬膜和用纤维蛋白胶封闭伤口。
3. 如果硬脊膜意外损伤未在术中被发现或术中缝补不够紧密,则可在术后用"血块补丁"治疗。
4. 应该告知患者硬脊膜损伤后可能出现的症状,如果出现症状,建议其及时卧床休息。

参考文献

1. Cass W, Edelist G. Postspinal headache. JAMA 1974; 227: 786-787.
2. Graham JJ. Complications of cervical spine surgery. Spine 1989; 14: 1046-1050.
3. Shaffrey CI, Spotnitz WD, Shaffrey ME, et al. Neurosurgical applications of fibrin glue: Augmentation of dural closure in 134 patients. Neurosurg 1990; 26: 207-210.
4. Patel MR, Louie W, Rachlin J. Postoperative cerebrospinal fluid leaks of the lumbosacral spine: Management with percutaneous fibrin glue. AJNR Am JNeuroradiol 1996; 17: 495-500.
5. Schievink WI, Meyer FB, Atkinson JLD, et al. Spontaneous spinal cerbrospinal fluid leaks and intracranial hypotention. J Neurosurg 1996; 84: 598-605.
6. Hodges SD, Humphreys SC, Eck JC, et al. Management of incidental durotomy without mandatory bed rest. Spine 1999; 24: 2062-2064.

病例 57　女性，37 岁，摩托车外伤后颈部疼痛逐渐加重 4 个月

患者 4 个月前乘坐摩托车时发生车祸，被甩出 100 多英尺远，当时未戴头盔，出现头部闭合性损伤。伤后患者出现颈部疼痛，且 4 个月来逐渐加重，头部转动时疼痛加重明显，曾予物理治疗，效果甚微。患者否认四肢麻木和刺痛、无大小便功能障碍、无颈背部手术史。

体格检查

一般状况：意识清晰，定向力好，查体合作，独立行走，脊柱未见明显畸形；四肢：无杵状指、发绀和水肿，毛细血管充盈良好；神经肌肉：无椎旁肌触痛，未及软组织包块，无脊柱中线台阶感，无肌萎缩，颈部肌肉可触及痉挛，上肢肌力 5/5 级，左右对称，Spurling 征、Hoffmann 征和 Lhermitte 征阴性，针刺觉和轻触觉正常，深肌腱反射 2+，左右对称，颈牵拉试验阴性。皮肤：未见异常。

实验室检查

颈椎 X 线片：后伸位（图 1）；前屈位（图 2）。

问题

引起患者颈部疼痛的原因是什么？有无手术指征？

女性，37岁，摩托车外伤后颈部疼痛逐渐加重4个月

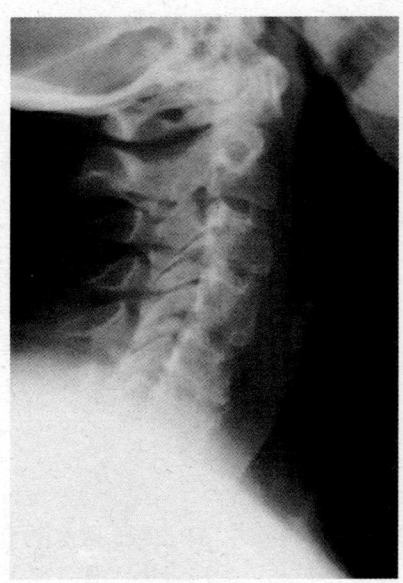

图 1

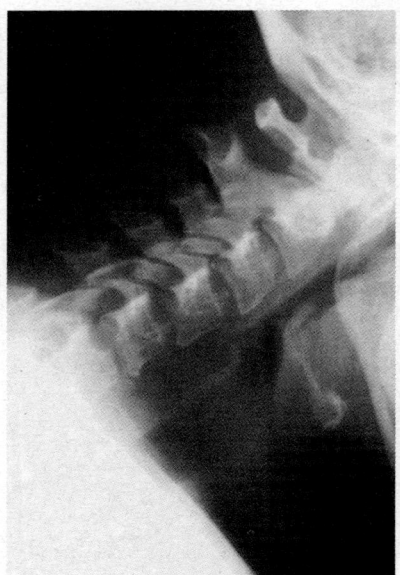

图 2

诊断

患者 C5-6 棘间韧带断裂导致 C5-C6 不稳定。应经后路行 C5-C6 融合术以恢复颈椎稳定性。

讨论

个别情况下，颈椎外伤后引起的颈椎不稳定并不能在伤后马上通过体格检查和影像学检查发现，这种情况尤其多见于多发性外伤、醉酒和受伤时无颈部疼痛或触痛的患者。查看患者颈椎侧位片时应该注意以下各点：急性颈椎后凸畸形或前凸变小、颈椎的连续性改变、椎间隙变宽或变窄、棘突间隙或关节突间隙增宽、椎体异常旋转和咽后壁肿胀等。其他一些评估颈椎不稳定的指征有：压缩性骨折椎体高度丧失 25% 以上、相邻椎体夹角>11°或椎体移位>3.5mm，椎间盘分离>1.7mm。

颈椎可以分为前中后三柱。前柱包括椎体和椎间盘的前半部分以及前纵韧带，其作用分别是抗压和抗张；中柱包括椎体和椎间盘的后半部分以及后纵韧带，其作用分别是抗压和抗张；后柱包括小关节和侧块，其作用为抗压，还有小关节囊、棘间和棘上韧带，其作用是抗张。

如果患者存在上述任何一个指征，则需要行进一步的影像学检查。CT 扫描能更好地发现平片所不能发现的骨性结构异常。如果患者有神经损害症状，则要行神经组织的 MRI 检查。如果发现脊柱不稳定，则要行脊柱应力下前屈后伸位摄片检查（图 1 和图 2）。然而，临床上进行上述检查要求患者清醒、配合且无神经组织损伤。如不能满足这些条件，可以行"牵拉试验"检查，纵向牵拉颈椎。所谓颈椎不稳定是指椎间隙高度增加>1.7mm 或者相邻椎体夹角变化>7.5°。

颈椎外伤后上述的进一步检查并不总是作为急诊常规检查。有些患者急诊检查时并没有发现明显的脊柱不稳定，但是离院后可能出现持续的或逐渐加重的颈部疼痛，伴或不伴神经症状。怀疑颈部韧带裂伤的患者应予颈托固定治疗后，才能从急诊离院，并要求 2 周后复查。

本例患者最新的颈椎侧位片显示 C5-C6 棘突间隙增宽伴 I 度滑脱，C5-C6 成角 11°。患者接受手术治疗，行"后路 C5-C6 器械融合术"，以恢复颈椎稳定性（图3和图4）。4 个月后随访，患者颈部疼痛显著缓解，日常生活不受影响，无神经系统症状。

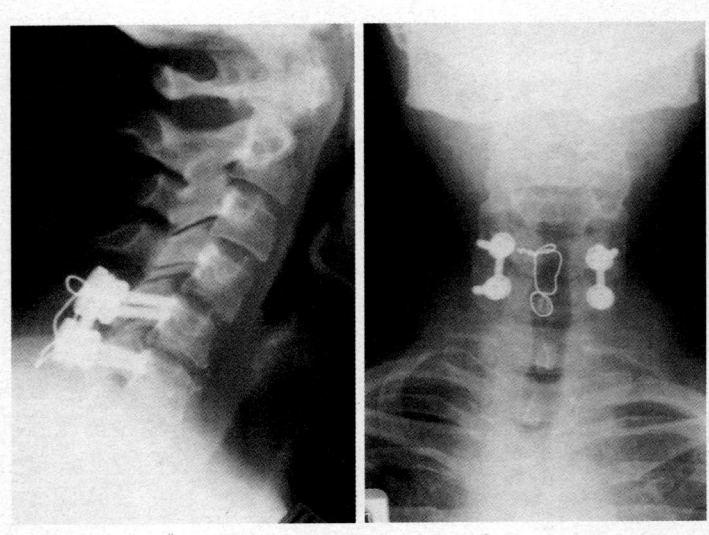

图 3   图 4

临床要点

1. 近期颈椎损伤的患者出现持续的或逐渐加重的颈部疼痛，应检查有无颈椎不稳定。
2. 影像学检查包括颈椎前屈后伸位片和应力位片。
3. CT 扫描能更好地发现平片所不能明确的骨性结构异常。如果患者有神经系统症状，则需进一步行 MRI 检查。

参 考 文 献

1. White AA, Johnson RM, Panjabi MM, et al. Biomechanical analysis of clinical stability in the cervical spine. Clin Orthop 1975; 109: 85-96.
2. Allen BL Jr., Ferguson RL, Lehmann TR, et al. A mechanistic classification of closed, indirect fractures and dislocations of the lower cervical spine. Spine 1982; 7: 1-27.
3. Roberge RJ, Wears RC, Kelly M. Selective application of cervical spine radiography in alert victims of blunt trauma: A prospective study. J Trauma 1988; 28: 784-788.
4. Panjabi MM. The stabilizing system of the spine: Part II. Neutral zone and instability hypothesis. J Spinal Disord 1992; 390-397.
5. Velmahos GC, Theodorou D, Tatevossian R, et al. Radiographic cervical spine evaluation in the alert asymptomatic blunt trauma victim: Much ado about nothing. J Trauma 1996; 40: 768-774.

病例 58　女性，25 岁，主诉头痛、共济失调和步态不稳

患者诉枕骨下疼痛，隐匿性起病，逐渐加重，上肢无力，步态失常。患者自述有头晕的症状，近来出现身体平衡性差和双上肢感觉减退。患者否认颈背部疼痛和放射痛，无近期外伤、发热、寒战、体重明显变化和大小便功能障碍。既往无颈背部手术史和相关疾病。

体格检查
一般状况：脊柱未见明显畸形，独立行走呈共济失调步态；四肢：无杵状指、发绀和水肿，毛细血管充盈良好；神经肌肉：双上肢普遍无力，针刺觉和轻触觉减退，深肌腱反射 2+，左右对称，Spurling 征、Hoffmann 征和 Babinski 征阴性；皮肤：未见异常。

实验室检查
颈椎侧位 MRI：如图。

问题
患者产生这些症状的原因是什么？颈椎 MRI 有何异常发现？

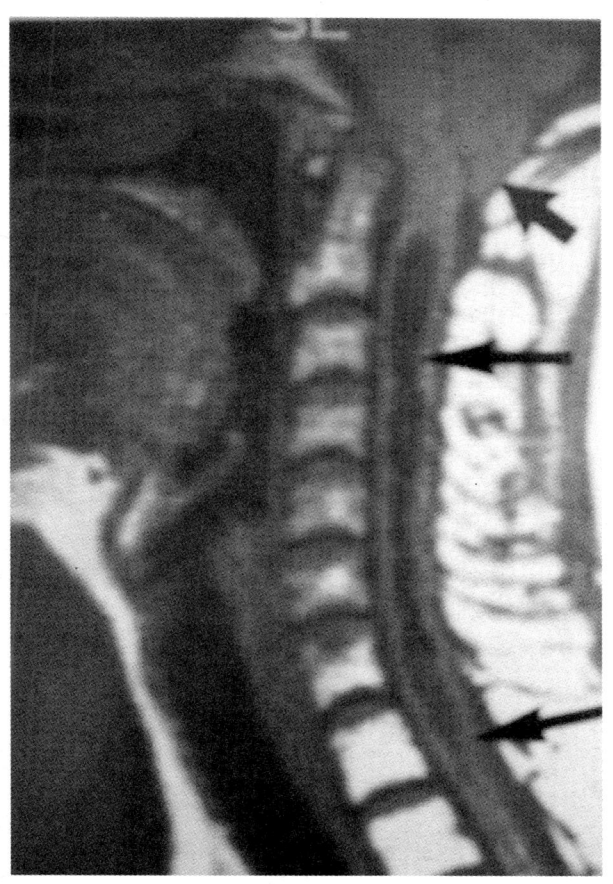

诊断

患者患有 Chiari 畸形 I 型伴脊髓空洞症。颈椎 MRI 显示小脑扁桃体疝伴 C2-T2 节段脊髓空洞。

讨论

Chiari 畸形最早是 1891 年由 Hans von Chiari 报道的,是解剖一例婴儿尸体时发现的小脑畸形。其特点是小脑扁桃体向下疝入颈椎管内。自从Chiari首先报道该疾病之后，相继又发现报道了其他一些类型。Chiari畸形Ⅱ型特点为小脑完全疝入颈椎管伴脊柱裂。Chiari畸形Ⅰ型通常不伴脑的其他先天性异常，但常伴有颅椎异常。

Chiari畸形Ⅰ型的发病原因至今不明。有人认为是起源于中胚层的枕骨原节发育不良，导致后颅窝形成过小。也有人认为遗传因素也具有一定作用，因为他们发现该疾病在单卵双胞胎中有家族聚集性和一致性。还有一些人认为该病是获得性疾病，可发生于腰脊髓腔腹腔分流术或脑室腹腔分流术后。

脑脊液流动受到循环系统和呼吸系统的双重影响。在心收缩期和吸气期，脑脊液由脑基底池移向颈蛛网膜下腔的量增加；在心舒张期和呼气期，脑脊液的流向与之相反。Chiari畸形Ⅰ型患者脑脊液流动与正常时不一致。由于小脑扁桃体疝出枕骨大孔，导致脑脊液流动减少，进而引起小脑扁桃体搏动性下降，这是引起部分Chiari畸形患者出现头痛的原因，而随时间发展，也导致蛛网膜瘢痕组织形成。

Chiari畸形Ⅰ型患者通常在诊断之前存在一个多达数年的无症状期，而有些无症状患者因为受到外伤引起相应症状而提前获得诊断。该疾病的平均诊断年龄是25岁，男女发病率之比为2∶3。患者通常有一个长期头痛、无力感和肌力减退的病史。并发脊髓空洞症的患者可有感觉减退、运动控制不良、步态不稳、大小便功能障碍以及疼痛等表现。小脑扁桃体下疝严重者常有明显症状，但是下疝程度和症状的严重程度无直接关系。Chiari畸形常伴有骨骼畸形，包括颅底凹陷、脊柱侧弯、脊柱后凸、Klippel-Feil综合征和后屈的齿状突。

通常先行平片检查以发现可能伴有的骨骼畸形。MRI检查是诊断Chiari畸形Ⅰ型的金标准。该病在MRI上的表现有小脑扁桃体下移超过枕骨大孔、尖样扁桃体、后颅窝狭小、脊髓空洞症和骨骼畸形。诊断标准是一侧或双侧小脑扁桃体下疝超过枕骨大孔平面5mm及以上。脊髓空洞症多发生于C4-C6节段，但是亦可见于其他部位。

Chiari畸形Ⅰ型合并脊髓空洞症的治疗包括小脑扁桃体减

压术和脊髓空洞分流术。无症状患者先予仔细观察,直至出现症状后,再考虑手术治疗。研究表明早期手术能减少脊柱侧弯的发生率。个别报道说某些患者可以自行缓解。这可能是由原先阻碍脑脊液流动的蛛网膜自发性破裂所致。

本例患者出现了与脊髓空洞症相关的症状,包括共济失调步态、肌力下降和感觉减退。MRI检查发现小脑扁桃体位置低下(见图,小箭头所示)和C2-T2节段脊髓内空洞(大箭头所示),从而证实了Chiari畸形Ⅰ型伴脊髓空洞症的诊断。患者接受手术治疗,行小脑扁桃体减压和脊髓空洞分流术。随访时患者症状缓解明显,独立行走无困难,肌力和感觉几乎完全恢复。

临 床 要 点

1. Chiari畸形Ⅰ型的特点是小脑扁桃体下移超过枕骨大孔。
2. 大部分患者无明显临床症状,应予密切监视,定期进行神经系统检查和影像学检查。无症状患者无需手术治疗。
3. 多数患者伴有脊髓空洞症或骨骼畸形,如脊柱侧弯、颅底凹陷和脊柱后凸。
4. 有症状患者通常长时间存在以下症状,包括长期无力、感觉减退、枕骨下头痛和疼痛。
5. 有症状患者应该接受手术治疗,行小脑扁桃体减压和脊髓空洞分流术。

参 考 文 献

1. Chairi H. Concerning alterations in the cerebellum resulting from cerebellar hydrocephalus. Pediatr Neurosci 1987;13:3-8.
2. Depreitere B, Van Calenbergh F, van Loon J, et al. Posterior fossa decompression in syringomyelia associated with a Chiari malfor-

mation: A retrospective analysis of 22 patients. Clin Neurol Neurosurg 2000; 102: 91-96.
3. Ergun R, Akdemir G, Gezici AR, et al. Surgical management of syringomyelia-Chiari complex. Eur Spine J 2000; 9: 553-558.
4. Haroun RI, Guarnieri M, Meadow JJ, et al. Current opinions for the treatment of syringomyelia and chiari malformations: Survey of the Pediatric Section of the American Association of Neurological Surgeons. Pediatr Neurosurg 2000; 33: 311-317.
5. Meadows J, Kraut M, Guarnieri M, et al. Asymptomatic Chiari Type I malformations identified on magnetic resonance imaging. J Neurosurg 2000; 92: 920-926.
6. Grosso S, Scattolini R, Paolo G, et al. Association of Chiari I malformation, mental retardation, speech delay, and epilepsy: A specific disorder? Neurosurgery 2001; 49: 1099-1104.
7. Klekamp J, Iaconetta G, Samii M. Spontaneous resolution of Chiari I malformation and syringomyelia: Case report and review of the literature. Neurosurgery 2001; 48: 664-667.
8. Eule JM, Erickson MA, O'Brien MF, et al. Chiari I malformation associated with syringomyelia and scoliosis. A 20-year review of surgical and nonsurgical treatment in a pediatric population. Spine 2000; 27: 1451-1455.

病例 59　男性，52 岁，腰椎体肿物

患者 MRI 检查时偶然发现腰椎椎体内有一个 1cm 的肿物。既往腰部无任何不适，无颈背部手术史。否认发热、寒战、体重改变和大小便功能障碍，亦无其他疾病史。

体格检查
一般状况：脊柱未见明显畸形，独立行走不伴异常；肌肉骨骼：双下肢肌力 5/5 级，左右对称，深肌腱反射 2+，左右对称，针刺觉和轻触觉正常，Babinski 征（－），双踝无阵挛；皮肤：未见异常。

实验室检查
腰椎侧位 MRI：如图。

问题
患者腰椎椎体病变的诊断是什么？应予何种治疗措施？

男性，52岁，腰椎体肿物

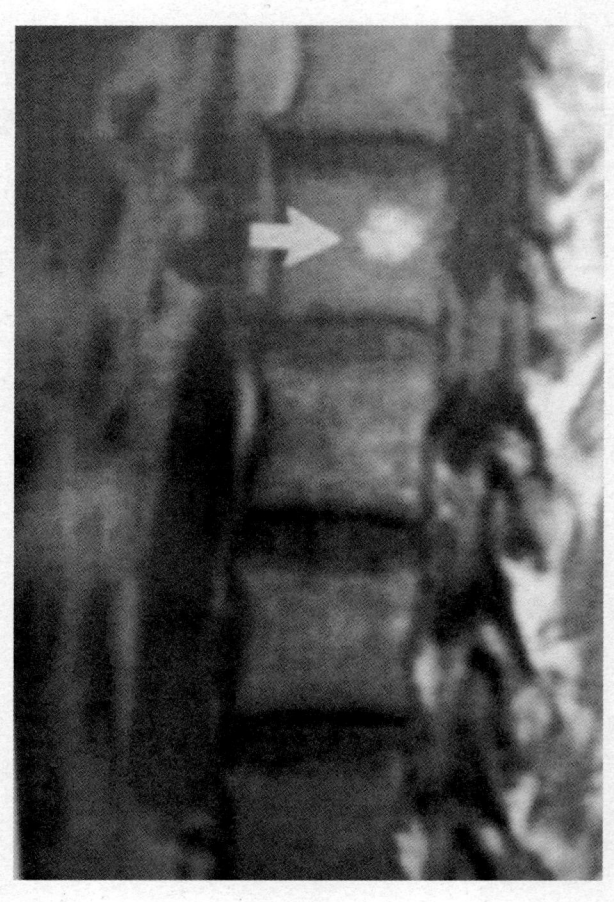

诊断

患者患有腰椎椎体血管瘤，无需任何治疗。

讨论

血管瘤是一种血管异常增生性疾病，可发生于任何血管化组织。血管瘤最易发生于皮肤和皮下组织，而深部组织受累主要见于骨骼肌。骨骼受累时主要发生于颅骨和椎体，约占原发性骨肿瘤的1%。

血管瘤的病因目前还不明确，据认为是血管生成异常的结果。据报道，与血管瘤患者血管生成刺激因子表达过高或血管生成抑制因子水平降低有关，前者包括碱性成纤维细胞生长因子（bFGF）和血管内皮细胞生长因子（VEGF），后者包括γ干扰素、β转化生长因子和β肿瘤坏死因子。

椎体血管瘤通常无临床症状，一般在偶然的情况下发现。本病可发生于任何年龄段，但主要见于50岁左右患者。有一些患者可有临床症状，包括局限性疼痛和胀痛。血管瘤一般为单发，亦可有多发病灶，称之为血管瘤病或多发性血管瘤。少数患者可以出现椎体骨折，重者可继发脊髓受压。另一种少见的并发症是瘤源性骨软化症。

大多数血管瘤患者属无症状性，因偶然发现而就诊。可行平片和MRI检查。平片可见平行的、垂直的呈栅栏样或条绒布样表现的骨小梁，不伴骨皮质受侵。MRI检查可显示T1、T2加权像增强信号影。

除非为了鉴别诊断，血管瘤一般无需实验室检查。如怀疑患者伴有瘤源性骨软化症，应检查患者的血清钙、磷、甲状旁腺素和碱性磷酸酶水平。

大部分血管瘤患者无需治疗，且继续保持无症状。如果伴有明显疼痛，则需密切检查，以除外其他疾病，如转移瘤、骨血管肉瘤等。有症状的血管瘤行放疗或选择性动脉栓塞术疗效显著。对诊断不明者，应行组织活检以明确。

本例患者因无临床症状，故未予任何治疗。向其解释病情并建议其出现症状时及时就诊。

临床要点

1. 血管瘤是血管异常增生所致的一种良性病变。
2. 椎体血管瘤常因体格检查偶然发现,通常无需任何治疗。
3. 血管瘤的临床症状包括疼痛和胀痛,放疗或选择性动脉栓塞术治疗可有效缓解症状。
4. 血管瘤患者出现明显疼痛是异常的,应仔细检查以除外其他疾病。

参 考 文 献

1. Sherman RS, Wilner D. The roentgen diagnosis of hemangioma of bone. AJR 1961; 86: 1146-1159.
2. Bremnes RM, Hauge HN, Sagsveen R. Radiotherapy in the treatment of symptomatic vertebral hemangiomas: Technical case report. Neurosurgery 1996; 39: 1054-1058.
3. Sung MS, Kang HS, Lee HG. Regional bone changes in deep soft tissue hemangiomas: Radiographic and MR features. Skeletal Radiol 1998; 27: 205-210.
4. Wenger DE, Wold LE. Benign vascular lesions of bone: Radiologic and pathologic features. Skeletal Radiol 2000; 29: 63-74.
5. Wild AT, Raab P, Krauspe R. Hemangioma of skeletal muscle. Arch Orthop Trauma Surg 2000; 120: 139-143.

病例 60　男性，44 岁，颈部疼痛伴左上肢麻木

患者诉 3 周来颈部疼痛伴左上肢疼痛和麻木，抬头和侧屈颈部时，疼痛加重。无近期外伤史，否认大小便功能障碍、发热、寒战和体重改变。曾予非甾体抗炎药治疗，疗效不佳。

体格检查

一般状况：意识清晰，查体合作，独立行走；四肢：无杵状指、发绀和水肿，毛细血管充盈良好；肌肉骨骼：脊柱中线无触痛和台阶感，无肌萎缩和肌痉挛，Spurling 征阳性，Hoffmann 征阴性，颈部活动受限，左侧肱三头肌腱反射减退，左侧肘伸肌肌力 4/5 级，针刺觉和轻触觉正常；皮肤：未见异常。

实验室检查

颈椎 MRI：轴位（图 1）；侧位（图 2）。

问题

患者疼痛的原因是什么？应予何种恰当的治疗？

男性,44 岁,颈部疼痛伴左上肢麻木

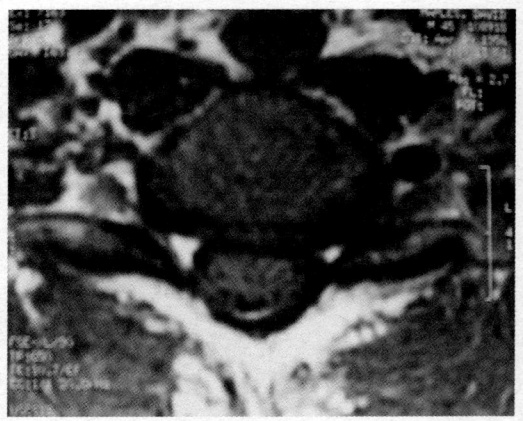

图 1

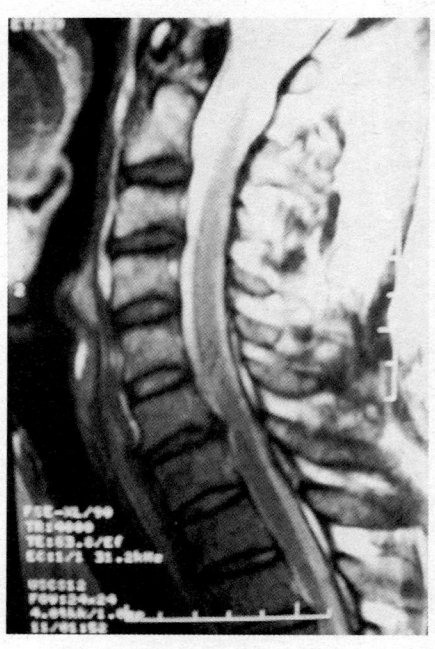

图 2

诊断

患者 C6-C7 椎间盘向左旁正中和左后外侧突出，导致左侧侧隐窝狭窄和 C7 神经根受压。可先予保守治疗，必要时行前路颈椎间盘切除、椎体间融合术。

讨论

颈椎病是指颈椎的慢性退行性变。退变发生于椎间盘、小关节突和椎体。根据累及部位的不同，退变可以导致神经根或脊髓的压迫。当退变发生于中央部位靠近脊髓周围时，称为中央型狭窄，可导致脊髓病；当退变发生于外侧，累及小关节和椎间孔时，称为外侧型狭窄，可导致神经根病。

颈椎退变是自然衰老过程中不可避免的一部分。50 岁以上的人群中，90% 以上都有颈椎退变的影像学表现。正常老化过程中，营养不良、活细胞减少、基质蛋白修饰和基质疲劳失效，这对于椎间盘退变起着重要作用。椎间盘营养受损被认为是引起椎间盘退变的最主要原因。随着椎间盘的老化，由于为椎间盘提供血供的周围动脉减少和终板软骨钙化，椎间盘血供减少。此外，Ⅰ型胶原增加，蛋白多糖、硫酸软骨素和Ⅱ型胶原减少也在椎间盘退变中起一定作用。最终，所有椎间盘都发生退行性改变。椎间盘高度减少时，小关节和钩突关节将承担更大的应力，这将引起关节增生、肥厚，使椎间孔变小，最终导致侧隐窝狭窄。

颈椎退变是一个缓慢的、渐进性过程。患者诉及长期颈部疼痛、颈部活动范围减少、神经根痛或脊髓病症状。外侧型狭窄患者出现神经根痛是因为神经根受压，多见于 50 岁左右患者。最常累及 C5-C6 节段，其次是 C6-C7 节段。患者通常诉及颈部疼痛和上肢疼痛、感觉异常和无力。仰伸和侧屈颈部时，疼痛加重（Spurling 征阳性）。

中央型狭窄患者表现为脊髓病症状，包括麻木、手笨拙、灵巧性降低、四肢无力、宽基共济失调步态和大小便功能障碍。体格检查常可发现 Hoffmann 征或 Lhermitte 征阳性。

患者应首先行颈椎平片检查以评估颈椎顺列、椎间隙高度、椎间孔狭窄、骨赘形成和其他退行性改变。CT扫描能更好地观察骨组织解剖结构和椎间孔狭窄。脊髓造影有助于评估椎管和椎间孔有无狭窄。对于存在神经症状的患者，应行MRI检查。在作出诊断前，影像学检查结果必须与临床发现强相关，因为大多数40岁以上的个体其影像学检查可发现颈椎退变，即使无任何临床症状亦如此。肌电图检查有助于确定病变的位置和排除远端神经组织受压，如腕管综合征。

大多数患者的症状可以自行缓解，而无需治疗。但予以保守治疗可以减缓疼痛。可供选择的治疗方法包括颈椎制动、药物治疗、改变活动方式和物理治疗。过去曾经使用制动治疗，但由于会导致肌肉萎缩和活动受限，所以现在其应用受到限制。短期内可以使用软颈托以使患者更舒适，但同时应进行颈部活动，以保持颈部肌张力正常。药物治疗包括非甾体抗炎药、肌松药和短期内口服类固醇。硬膜外或关节突类固醇封闭治疗对有些患者有效。改变活动方式包括改变体位和工作环境。物理治疗包括颈椎牵引、推拿、等长肌力练习、触痛点封闭治疗和经皮神经电刺激治疗。

手术适应证包括神经损害逐渐加重和顽固性疼痛。手术治疗对神经根痛的疗效优于颈部疼痛。术式有前路和后外侧路之分。前路颈椎间盘切除术对约90%的患者疗效好。影响疗效的因素有多节段病变、吸烟和以颈部疼痛为主。在施行椎间盘切除术的同时，还可行前路椎体融合术，以维持颈椎的稳定性和正常椎间盘高度，并有助于患者尽早恢复日常活动。后外侧入路为椎间孔切开术，疗效与前路类似。

本例患者MRI检查发现C6-C7节段椎间盘突出压迫C7神经根。保守治疗无效，予手术治疗。经前路行C6-C7椎间盘切除、椎体间融合、钢板内固定术（图3和图4）。术后患者神经根症状缓解明显，但仍存留部分颈部疼痛。

男性，44岁，颈部疼痛伴左上肢麻木

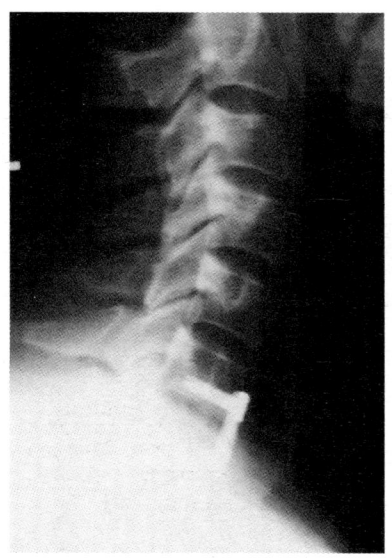

图 3

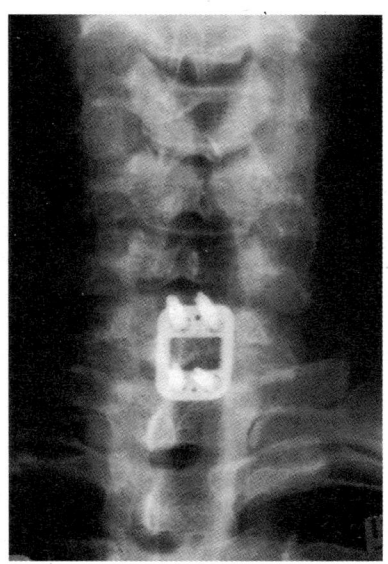

图 4

男性，44岁，颈部疼痛伴左上肢麻木

临 床 要 点

1. 颈椎病是颈椎的慢性退行性病变，多见于 50 多岁的患者。
2. 颈椎病通常隐匿起病。
3. 中央型狭窄可引起脊髓病症状，外侧型狭窄可引起神经根痛。
4. 大多数患者可通过保守治疗获得改善，如改变活动方式、药物治疗和物理治疗。
5. 手术适应证包括进展性神经功能损害和顽固性疼痛。

参 考 文 献

1. Teresi LM, Lufkin RB, Reicher MA, et al. Asymptomatic degenerative disc disease and spondylosis of the cervical spine: MR imaging. Radiology 1987; 164: 83-88.
2. Chesnut RM, Abitbol JJ, Garfin SR. Surgical management of cervical radiculopathy. Indications, techniques, and results. Orthop Clin North Am 1992; 23: 461-474.
3. Rahim KA, Stambough JL. Radiographic evaluation of the degenerative cervical spine. Orthop Clin North Am 1992; 23: 395-403.
4. Ellenberg MR, Honet JC, Treanor WJ. Cervical radiculopathy. Arch Phys Med Rehabil 1994; 75: 342-352.
5. Kumar VG, Rea GL, Mervis, et al. Cervical spondylotic myelopathy: Functional and radiographic long-term outcome after laminectomy and posterior fusion. Neurosurgery 1999; 44: 771-778.

病例 61　女性，70岁，腰椎板切除术后双下肢灼痛

70岁女性患者，主诉术后3周大便次数增加，双下肢灼痛。因"L3-S1椎管重度狭窄"于3周前曾行"L2-S1椎板切除、椎间孔切开术"治疗。烧灼感延伸到臀部，不断加重。疼痛在后伸时加重，休息时可缓解。患者否认近期外伤史、发热、寒战和体重改变。

体格检查
一般状况：意识清楚，查体合作，无防痛步态，脊柱未见明显畸形；四肢：毛细血管充盈良好，无杵状指、发绀和水肿；肌肉骨骼：腰椎活动受限伴活动时疼痛加重，前屈受限于30°，后伸受限于5°，直腿抬高试验阴性，双下肢肌力5/5级，左右对称，双下肢深肌腱反射减退，针刺觉和轻触觉正常；皮肤：无感染之体征。

实验室检查
腰椎前后位：图1；腰椎后伸位：图2；腰椎前屈位：图3。

问题
患者产生新症状的原因是什么？应予以何种治疗？

女性,70岁,腰椎板切除术后双下肢灼痛

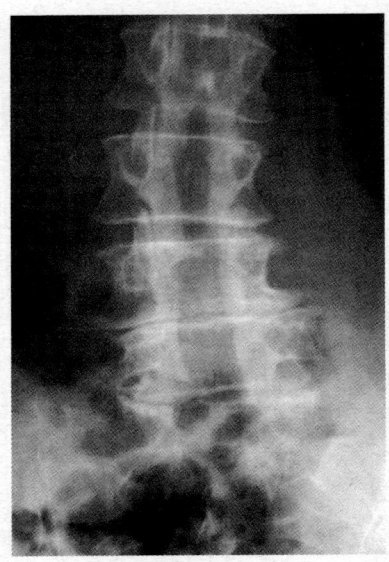

图 1

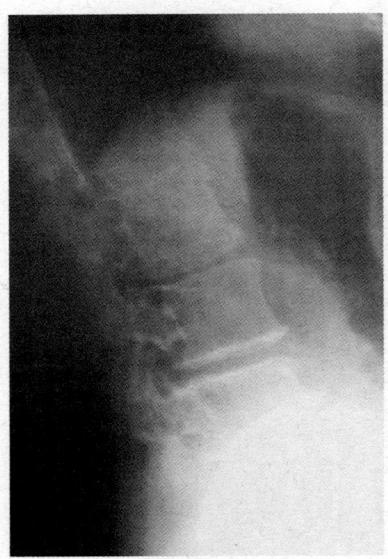

图 2

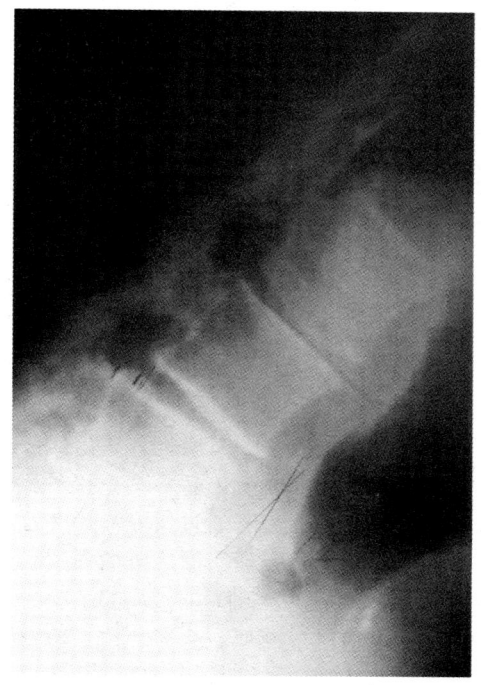

图 3

诊断

患者因腰椎管狭窄行多节段腰椎板切除术,术后出现医源性腰椎崩裂,腰椎不稳定伴滑脱(Ⅰ度),应该再次手术,行脊柱融合术以恢复脊柱稳定性。

讨论

Spondylolisthesis(脊椎滑脱症)来自希腊语的 spondylos(椎体)和 olisthesis(滑动)。通常将脊椎滑脱症分为 6 种类型:(1)发育不良性;(2)峡部性;(3)退变;(4)创伤性;(5)病理性;(6)医源性。根据上位椎体相对于下位椎体向前滑脱的距离,对脊椎滑脱进行分级。将下位椎体前后缘之间平分为四等份：Ⅰ度滑脱指上位椎体前移0%～25%；Ⅱ度前移25%～50%；Ⅲ度前移50%～75%；Ⅳ度前移75%～100%；Ⅴ度为上位椎体后缘完全超出下位椎体前缘。

医源性脊椎滑脱多见于后路减压术后，其发生率据报道约为3.7%～20%。在外科减压术中，大多同时施行腰椎板切除术和小关节突部分切除术。小关节突切得越多，术后脊柱不稳定的可能性越大。生物力学研究已经证明，小关节突切除50%以上即可导致脊柱不稳定。多节段减压术亦增加脊柱不稳定的风险性。

患者通常在椎管狭窄减压术后的头几个月内出现症状，诉逐渐加重的腰部和大腿后面疼痛。术后早期平片检查脊柱顺列一般良好，无明显缺损。有必要行腰椎前屈后伸位片，以明确有无脊柱节段性不稳定（如本例患者，图2和图3）。

大多数医源性脊椎滑脱患者通过保守治疗有效，包括急性期卧床休息。功能锻炼、加强屈腹锻炼可增强腹肌力量和柔韧性，但要避免腰部后伸锻炼，因为椎弓峡部主要为皮质骨，血供少，大多数患者术后椎弓峡部愈合慢。抗炎药物治疗有助于缓解患者神经根疼痛。手术治疗只用于出现神经损害、持续疼痛、药物治疗效果不佳且影响活动以及重度脊椎滑脱者。无论经过何种治疗，脊椎滑脱患者都应避免抬举重物和需要弯腰或扭转腰部的劳作。术后何时恢复体力活动应根据患者的具体情况来决定。

本例患者平片显示L3-L4节段脊椎Ⅰ度滑脱伴不稳定。物理治疗未能缓解症状。行"后路L2-L5节段性器械内固定、脊柱融合术"（图4和5）。由于骨质疏松，术后患者接受经皮电刺激治疗。随访时患者症状明显缓解。

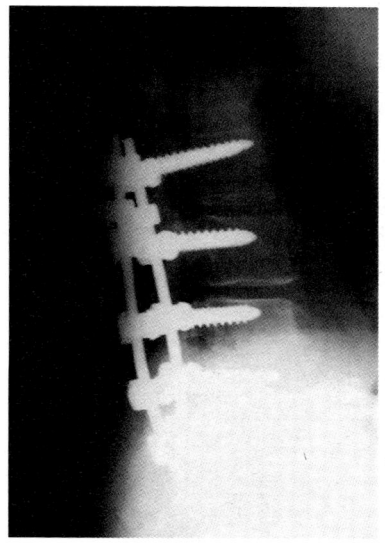

图 4

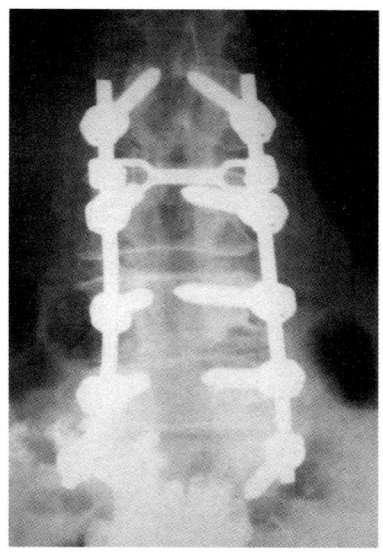

图 5

临 床 要 点

1. 椎管狭窄减压术后医源性脊椎滑脱的发生率最高可达 20%。
2. 患者通常逐渐出现腰腿疼痛。
3. 减压术后早期标准位平片检查常无异常发现,但前屈后伸位片可显示脊柱节段性不稳定。
4. 大多数患者通过保守治疗可获得满意疗效。
5. 如果保守治疗无效,行"器械内固定脊柱融合术"以恢复脊柱稳定性。

参 考 文 献

1. Wiltse LL, Newman PH, Macnab I. Classification of spondylolysis and spondylolisthesis. Clin Orthop 1976; 117: 23-29.
2. Shenkins HA, Hash CJ. Spondylolisthesis after multiple bilateral laminectomies and facetectomies for lumbar spondylosis: follow-up review. J Neurosurg 1979; 50: 45-47.
3. Surin V, Hedelin E, Smith L. Degenerative lumbar spinal stenosis. Acta Orthop Scand 1982; 53: 79-85.
4. Lee CK. Lumbar spinal instability (olisthesis) after extensive posterior spinal decompression. Spine 1983; 8: 429-433.
5. Johnsson KE, Willner S, Johnsson K. Postoperative instability after decompression for lumbar spinal stenosis. Spine 1986; 11: 107-110.
6. Maurer SG, Wright KE, Bendo JA. Iatrogenic spondylolysis leading to contralateral pedicular stress fracture and unstable spondylolisthesis. Spine 2000; 25: 895-898.

病例 62　男孩，12岁，跳水受伤后四肢广泛性无力

12岁男孩跳水时头部撞击水池底部后，出现四肢无力，被送至急诊室。患者不能确定受伤时有无意识丧失。就诊时四肢活动差。既往无颈背部手术史。

体格检查

一般状况：意识清楚，定向力好，担架送入病室；五官：颈托固定颈部；胸部：无肋骨触痛，双肺呼吸音清；腹部：腹软，无膨隆、触痛和肿块，肠鸣音未闻及；四肢：双侧足背动脉、胫后动脉和桡动脉搏动2+，毛细血管充盈良好，无杵状指、发绀和水肿；神经肌肉：第Ⅱ-Ⅻ对脑神经功能正常，颈部活动受限，四肢皮下未及捻发音，四肢针刺觉和轻触觉正常，躯干感觉正常，双侧肱二头肌反射3+，肱三头肌反射0，膝腱反射1+，跟腱反射0，双侧肱二头肌肌力3/5级，肱三头肌、屈腕肌、伸腕肌和手内在肌肌力2/5级，双侧屈髋肌、伸膝肌、踝背伸肌、踝跖屈肌、踇长伸肌和踇长屈肌力1/5级，肛门括约肌张力正常，球海绵体反射弱。

实验室检查

颈椎和腰椎平片：正常，未见骨折和软组织肿胀；颈椎MRI：正常，未见骨折和软组织异常改变。

问题

患者产生这些症状的原因是什么？应予何种治疗？

诊断

患者外伤后导致无影像学检查异常的颈脊髓损伤（spinal cord injury without radiographic abnormality，SCIWORA）。其治疗与其他类型的脊髓损伤一样，但是预后较好。

讨论

SCIWORA 是一种相对少见的颈椎外伤，多见于儿童。该病所有相关的影像学检查都是正常的，无骨折或韧带损伤征象。疑有脊髓损伤的患者都应该在事故现场第一时间按照脊髓损伤的治疗方案来治疗。患者受伤后必须及时佩戴颈托，并卧于硬质担架上。就诊后要进行全面的神经系统检查，包括肌力、触痛觉和深肌腱反射。此外，还要检查病理反射，包括阵挛、Hoffmann 征和 Babinski 征。评估患者骶神经功能，骶髓功能提示脊髓不完全损伤。

脊髓休克是指脊髓损伤后短期内脊髓生理反射完全丧失，这个时期可以持续几个小时到几天。骶神经功能恢复提示脊髓休克结束，可以通过球海绵体反射和肛门反射来评价骶神经功能。治疗期间要定期检查神经功能以明确脊髓功能是改善还是恶化。

研究表明脊髓损伤后尽早使用类固醇治疗有益。如果受伤在 3 小时内，给予负荷剂量的甲泼尼龙 30mg/kg，然后按 5.4mg/（kg·h）持续静脉滴入 23 小时。如果受伤时间在 3~8 小时，仍给予上述负荷剂量和持续量滴入，但须持续 48 小时。如果受伤超过 8 小时，应用类固醇药物对患者病情无明显改善作用。

对患者进行进一步的影像学检查，包括在神经损伤节段进行 CT 扫描检查，以发现有无隐匿性骨折。建议行颈椎前屈后伸位摄片，以发现韧带断裂导致的椎体间异常活动或颈椎不稳定。如果患者因为肌肉痉挛无法行动力位摄片，则要先予制动治疗，直到完成动力位摄片。SCIWORA 的 MRI 检查结果多种多样，从脊髓完全断裂到完全正常都有报道。如果患者有神经症状，则行 MRI 检查以详细评估脊髓和神经组织。

经初步影像学检查和类固醇治疗（如需要）后，患者通常给予制动治疗并避免活动。进一步治疗包括密切监测血压、预防静脉血栓及褥疮。韧带损伤被认为是产生临床症状的潜在原因，而研究表明体外制动 12 周有助于损伤韧带的充分愈合。制动也很有助于降低神经组织损伤加重的风险。

与一般的脊髓损伤不同，SCIWORA 的预后相对较好——特别是对儿童来说。据报道，MRI 检查结果用于预测预后比神经系统检查结果更为准确。脊髓无异常信号影往往预示预后极好。如果脊髓内有微小水肿信号或微小出血灶，也预示患者的功能今后可有明显恢复。如果有明显的髓内出血或脊髓撕裂，则说明神经组织永久性损伤。

本例患者受伤后 1 小时就到达医院急诊，予以类固醇治疗以减轻神经组织肿胀。患者进一步接受制动治疗 12 周，以使韧带组织充分愈合、减少炎症反应和避免神经损伤加重。在制动期间，患者定期接受神经系统查体，发现肌力和反射逐步恢复正常。随访发现患者已完全康复，无任何神经功能异常。

临 床 要 点

1. SCIWORA 相对少见，多见于儿童。
2. 治疗类似于脊髓损伤，包括按照脊髓损伤的治疗方案来预防治疗、定期进行全面的神经系统查体和类固醇治疗。
3. 预后远好于真正的脊髓损伤。
4. 神经系统恢复与 MRI 检查结果密切相关。

参 考 文 献

1. Pang D, Wilberger JE. Spinal cord injury without radiographic abnormalities in children. J Neurosurg 1982；57：114-129.
2. Osenbach RK, Menezes AH. Spinal cord injury without radiographic

abnormality in children. Pediatr Neurosci 1989; 15: 168-175.
3. Pang D, Pollack IF. Spinal cord injury without radiographic abnormality in children. The SCIWORA syndrome. J Trauma 1989; 29: 654-664.
4. Dickman CA, Zabramski JM, Hadley MN, et al. Pediatric spinal cord injury without radiographic abnormality. J Spinal Disord 1991; 4: 296-305.
5. Grabb PA, Pang D. Magnetic resonance imaging in the evaluation of spinal cord injury without radiographic abnormality in children. Neurosurgery 1994; 35: 406-414.
6. Dare AO, Dias MS, Li V. Magnetic resonance imaging correlation in pediatric spinal cord injury without radiographic abnormality. J Neurosurg 2002; 97: 33-39.

病例 63　女性，42 岁，右腿无力伴共济失调步态

患者 6 个月前无明显诱因出现右腿无力和共济失调步态，不伴疼痛和感觉变化，无近期背部和下肢外伤史。否认发热、寒战和体重改变，既往无颈背部手术史。

体格检查
一般状况：意识清楚，定向力好，独立行走无需助行器，但有共济失调步态，脊柱未见明显畸形；肌肉骨骼：颈椎和腰椎主被动活动正常，Spurling 征、Hoffmann 征和 Babinski 征阴性，双上肢肌力 5/5 级，左右对称，左下肢肌力 5/5 级，右下肢肌力 4/5 级，四肢轻触觉和针刺觉正常，脊柱中线无触痛和台阶感，深肌腱反射正常且对称；皮肤：未见异常，干燥。

实验室检查
血沉：正常。Lyme 滴度：阴性。类风湿因子：阴性。血清 B-12：正常。血清叶酸盐：正常。抗核抗体滴度：阴性。脑脊液生化：糖：正常；蛋白：正常；IgG 指数 1.8（升高）；白细胞：10×10^9（轻度升高）。腰椎 MRI：正常；矢状位颈椎 MRI：图 1。

问题
患者出现无力和共济失调步态的原因是什么？需要手术治疗吗？

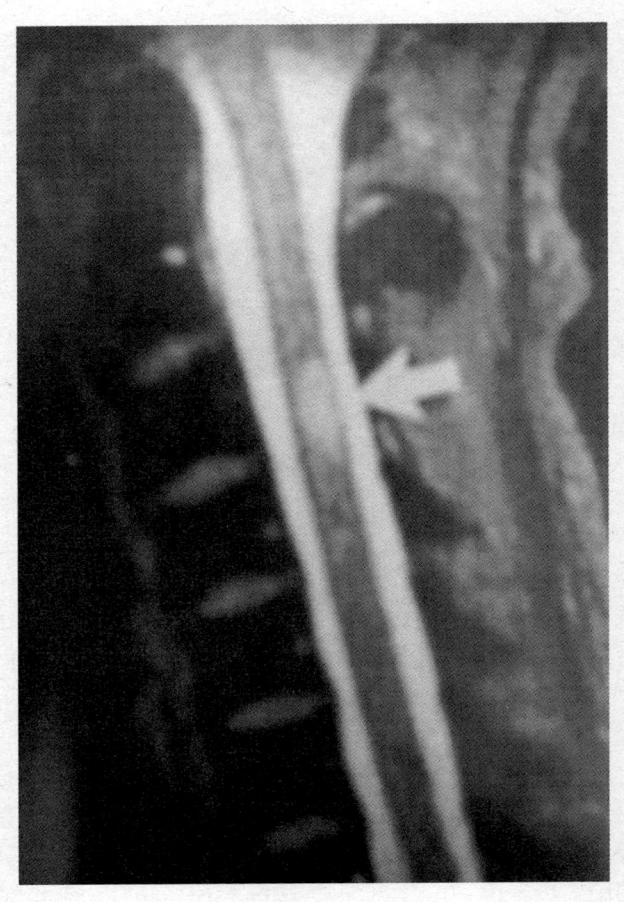

诊断

患者患有多发性硬化症,本例患者不应采取手术治疗。

讨论

多发性硬化症是一种中枢神经系统的炎症性、脱髓鞘性病变,呈进行性加重,最终导致残疾,其特点是巨噬细胞和淋巴细胞浸润脑实质、脑干、脊髓和视神经等。美国每年新发病例

1万例，现有患者约35万。多发性硬化症通常见于18～50岁患者，且女性发病率约为男性的2倍。多发性硬化症是一种进展性疾病，患者常死于与之相关的并发症。

多发性硬化症的确切病因还不清楚，但是目前已经明确了几种致病因子。环境因素（包括病毒、细菌和化学制剂）和遗传易感性都被认为可以导致患者出现免疫功能障碍。在这一过程中，激活T淋巴细胞和B淋巴细胞的多种分子起着重要作用，这些分子包括活化T细胞所必需的B7-1分子、γ干扰素、α肿瘤坏死因子和细胞表面分子CD40及其配子，后者可以升高炎性细胞因子白细胞介素12（IL-12）的水平。

多发性硬化症可分为原发进展型、复发缓解型、复发进展型和继发进展型等四种类型。原发进展型的特点是病情逐渐加重，且无缓解期。患者可能既往有某一肢体局限性无力，然后逐渐进展到完全瘫痪。这一类型尚无多种有效的治疗方法，且常见脊髓受累所致的双下肢无力和大小便功能障碍。复发缓解型的特点是急性发作，间歇出现病情缓解或无症状期。这种类型的患者只在病情活动期出现功能障碍加重。大多数这类患者将发展为继发进展型。复发进展型的特点是患者在缓解期内功能障碍仍持续加重。

由于病损部位和疾病类型的不同，多发性硬化症患者的临床表现不同。患者常有全身疲乏、体质下降和精神迟钝等症状。主要改变表现在肌肉骨骼系统或视觉方面，前者受累可出现共济失调、无力、轻偏瘫和下肢轻瘫等症状。肌无力也可表现为疼痛或肢体无力。症状通常先从某一个肢体开始出现，然后随着病情进展，而逐渐加重和扩散。视神经炎表现为眼眶痛和视野缺失，患者常描述为"补丁"样视野缺失。面瘫和三叉神经痛也很常见，表现为双侧面肌无力或疼痛。尿失禁亦常见，但是尿潴留是最常见的。性功能障碍也常见，包括性欲减退、勃起障碍和性高潮障碍。

要对患者进行全面的体格检查和神经系统检查。应用Kurtz扩充致残量表（expanded disability status scale，EDSS，见表）来对患者的伤残进行评级。该量表有助于评价患者的伤残等级。对患者进行详细的视觉检查,这有可能会发现视神经受累导致的视野暗点或瞳孔传入缺陷。

Kurtz 扩充致残量表(EDSS)

0	神经系统检查正常
1.0	无伤残,某一功能系统轻微阳性表现
1.5	无伤残,一个功能系统以上出现轻微阳性表现
2.0	某一功能系统轻微伤残
2.5	某两个功能系统轻微伤残
3.0	某一功能系统中度伤残或 3~4 个功能系统轻微伤残
3.5	行走功能完全正常,但某一个功能系统中度伤残
4.0	独立行走,无需帮助;虽然某一功能系统伤残严重,但每天卧床时间小于 12 小时;无需帮助和休息可行走 500 米
4.5	独立行走无需帮助;日间无需卧床休息,能工作,活动可有一些受限,可能需要轻微帮助;无需帮助和休息可行走 300 米
5.0	无需帮助或休息可独立行走 200 米,日常活动受影响
5.5	无需帮助或休息可独立行走 100 米,日常活动受影响
6.0	一侧肢体需要间断或持续帮助才能行走 100 米
6.5	两侧肢体需要持续帮助才能行走 20 米
7.0	即使在帮助下行走也难以超过 5 米,轮椅代步,每天不使用轮椅 12 小时以上
7.5	不能行走,轮椅代步,移动时需要他人帮助,可能需要电动轮椅
8.0	大部分时间呆在床上或轮椅上,保留大部分自理功能,上肢活动较好
8.5	大部分时间呆在床上,保留部分自理功能,上肢活动一般
9.0	不能自理,卧床不起,说话和咀嚼困难
9.5	完全不能自理,卧床不起,说话、咀嚼和吞咽困难
10	因多发性硬化症死亡

很多实验室检查项目可以帮助诊断多发性硬化症和排除其他鉴别诊断。脑脊液检查可发现寡克隆区带、葡萄糖水平一般正常、蛋白质和白细胞轻度升高、IgG指数和髓磷脂碱基蛋白升高。其他血生化检查包括B12、血清叶酸盐和抗核抗体滴度。血沉值升高和类风湿因子阳性提示存在其他血管炎性疾病，这些疾病的临床症状可与多发性硬化症类似。此外还要检查Lyme滴度。

患者要进行脑和脊髓的MRI检查。T2加权像中病灶通常呈高信号影，钆增强扫描时强化的病灶影提示病变处于活动期，T1加权像上低信号影提示慢性病程导致的轴突损害。颈脊髓病变的严重程度能较好地预估患者神经系统的损害程度。脊髓的影像学检查非常必要，因为从中可以排除其他可引起脊髓病或神经根病的疾病，如椎管狭窄、脊柱肿瘤和椎间盘突出，这些疾病都可使肢体出现无力和疼痛等与多发性硬化症类似的症状。肌电图检查有助于评估是否存在周围神经卡压症，后者也可以产生无力症状。

目前还没有确切的治疗方案用于治疗多发性硬化症。治疗的目的是阻止病情进展和缓解患者症状。目前有多种药物用于试验性治疗以观疗效。有报道说干扰素 β_{1a}、β_{1b} 和醋酸格拉默联合用药可有效降低多发性硬化症的复发率。巴氯芬、加巴喷丁以及其他一些肌松药可以有效缓解痉挛状态和疼痛性痉挛。金刚烷胺和哌甲酯可用于治疗疲乏不适。患者伤残明显时（EDSS评分>6分）上述治疗效果差。急性加重期时可静脉滴注甲泼尼龙治疗。鼓励患者多进行规律锻炼并避免热水浴和桑拿浴，因为后者可加重症状。抑郁状态也是一个很多见的症状，应建议患者进行心理治疗或药物治疗。

手术通常不用于治疗多发性硬化症，除非患者伴有脊柱病变。多发性硬化症是患者易患脊髓病或神经根病的一个额外原因，此时予以手术治疗能明显缓解症状。手术治疗的其他适应证包括严重痉挛状态、挛缩和神经性疼痛，可以采用肌腱松解术和神经根切断术。

本例患者MRI检查未发现脊髓或神经根受压，但是颈脊髓中有一个病灶符合多发性硬化症的表现，实验室检查结果也支持多发性硬化症的诊断。建议患者到神经科接受进一步治疗。

临床要点

1. 多发性硬化症是 CNS 的一种进展性、炎症性疾病，最终导致残疾。
2. 由于病变累及部位不同，患者的临床表现多种多样，包括视觉改变、认知障碍、共济失调步态和肌无力。
3. 多发性硬化症目前尚无确切治疗方法，但药物治疗能有效延缓病情进展。
4. 多发性硬化症没有确定的手术方式，但肌腱延长成形术和神经根切断术可分别用于肌肉痉挛松解和缓解神经性疼痛。

参 考 文 献

1. Kurtzke JF. Rating neurologic impairment in multiple sclerosis: An expanded disability status scale. Neurology 1983; 33: 1444-1452.
2. Fazekas F, Barkhof F, Filippi M, et al. The contribution of magnetic resonance imaging to the diagnosis of multiple sclerosis. Neurology 1999; 53: 448-456.
3. Bashir K, Cai CY, Moore TA 2nd, et al. Surgery for cervical spinal cord compression in patients with multiple sclerosis. Neurosurgery 2000; 47: 637-642.
4. Hickman SJ, Miller DH. Imaging of the spine in multiple sclerosis. Neuroimaging Clin North Am 2000; 10: 689-704.
5. Lucchinetti C, Bruck W, Parisi J, et al. Heterogeneity in multiple sclerosis lesions: Implications for the pathogenesis of demyelination. Ann Neurol 2000; 47: 707-717.
6. Losseff NA, Wang L, Miller DH, et al. T1 hypointensity of the spinal cord in multiple sclerosis. J Neurol 2001; 248: 517-521.
7. Poser CM, Brinar VV. Diagnostic criteria for multiple sclerosis. Clin Neurol Neurosurg 2001; 103: 1-11.

病例 64　女性，52 岁，腰腿痛逐渐加重

52 岁，女性，3 个月前患者开始出现腰部疼痛伴双下肢疼痛和无力，并逐渐加重。患者既往有多次手术治疗史，包括 4 年前进行的"腰椎融合术"。融合术疗效显著，术后患者疼痛等症状明显缓解。患者否认大小便异常和近期外伤史，无发热、寒战和体重明显变化。

体格检查

一般状况：意识清楚，定向力好，可独立行走，无需助行器，脊柱未见明显畸形；骨骼肌肉：脊柱中线无压痛和台阶感，深肌腱反射正常且对称，Babinski 征阴性，四肢轻触觉和针刺觉正常，双下肢肌力减退；皮肤：未见异常，干燥。

实验室检查

腰椎 X 线片前后位（图 1），侧位（图 2）；腰椎造影侧位片（图 3）；腰椎造影 CT 扫描（图 4）。

问题

患者出现疼痛和无力的原因是什么？应予以什么治疗？

女性，52岁，腰腿痛逐渐加重

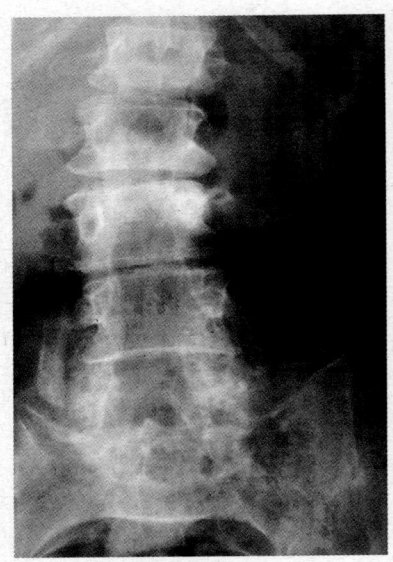

图 1

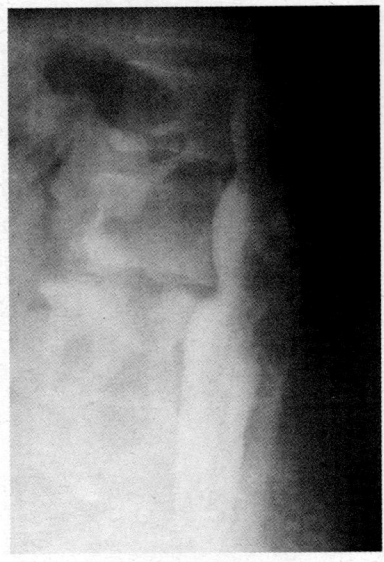

图 2

女性，52岁，腰腿痛逐渐加重

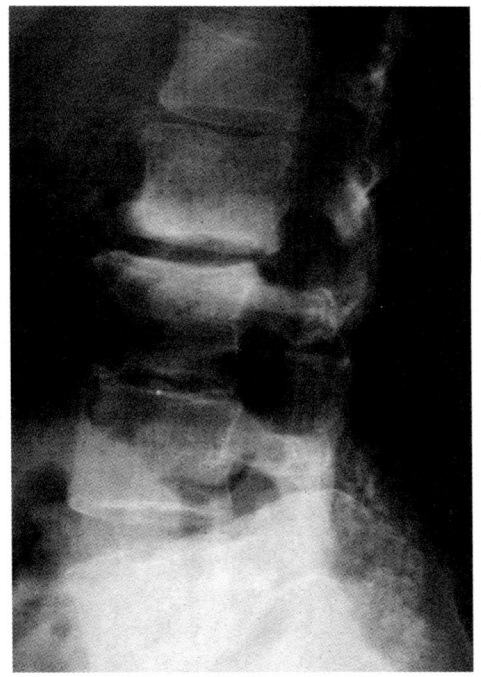

图 3

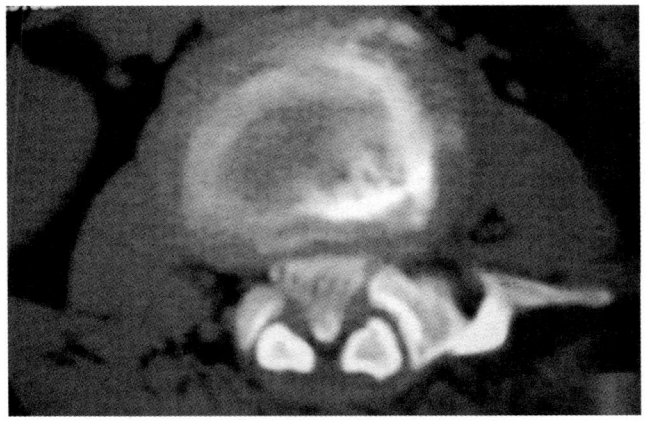

图 4

诊断

患者腰椎融合术后导致相邻节段出现退变。患者接受手术治疗，行相邻节段减压融合术。

讨论

腰椎融合术因其具有高成功率和低并发症的特点而越来越受欢迎。很多有关腰椎融合术的长期随访研究表明腰椎融合术融合率高，术后患者满意程度高，疼痛明显减轻，功能恢复好。据报道，并发症包括感染、螺钉松脱和神经组织损伤。腰椎融合术对融合部位相邻节段有何远期影响也是目前考虑的主要问题之一。对某一节段进行坚强固定融合之后，不可避免地会使相邻节段的生物力学性质发生改变，使得相邻节段承受的应力增大。

脊柱某一节段的运动范围主要取决于两个解剖特点：椎间盘的大小和组成以及小关节的方向。椎间盘由外面的纤维环和中间的髓核组成。纤维环由胶原纤维组成，提供强度和抗张力；髓核由蛋白多糖组成，提供刚度和抗压力。小关节面由透明软骨及其下方的软骨下骨组成，小关节的方向不仅影响相应节段的活动范围，还影响相应节段椎间盘受到的应力。

纵向压力促使椎间盘呈放射样向周围凸出，增大了纤维环的张力，最终导致骨赘形成。Wolff 规则解释了这一点，该规则认为机械应力影响骨和软组织的重建，即新生骨组织以骨赘形式出现的目的是为了增加有效表面积以抵抗增加的应力。研究表明椎间盘退变导致应力重新分布，从而引起小关节和韧带出现继发性退变。

长期临床研究已经获得了融合部位相邻节段发生退变的发生率。Lehmann 等报道腰椎融合术后约有 42% 的患者出现腰椎管狭窄，45% 的患者出现相邻节段不稳定。另有一些报道描述了融合术后相邻节段可能会出现椎间盘突出、椎管狭窄、骨赘形成、小关节增生肥厚、节段性不稳定和退变性腰椎滑脱等改变。Schlegel 等报道了 58 例患者腰椎融合术后相邻节段出现退行性改变。

这些患者的平均术后时间是13.1年，每名患者在术后头2年里都无明显异常症状。他们发现融合术后，融合部位紧邻节段的邻近节段与紧邻节段一样容易出现退行性改变。这提示要么导致退变的应力可分布于多个节段，要么退变是由基于正常生理变化的患者个人易感性所致，而非融合引起。

生物力学研究显示，融合术后相邻节段的活动范围和小关节受到的应力都有了显著增加。此外，活动范围和应力增加的程度与融合节段的数量直接相关。这表明融合节段越长，相邻节段出现退变的可能性也就越大。

相邻节段出现退行性改变是脊柱外科的一大挑战。老年患者和行后路脊柱融合术的患者更容易出现相邻节段的退变。当临床研究试图证实腰椎融合后与相邻节段退变之间的关系时，人们难以区分退变到底是融合引起，还是一个正常的生理过程，因为如果时间足够的话，所有椎间盘最终都将出现退变。70岁以上的老年人中，70%都有影像学检查可见的退行性改变，伴或不伴临床症状者各占一半。

考虑到退变严重的患者行脊柱融合术后邻近节段有可能进一步退变，所以行腰椎融合术治疗的患者颈椎退变的发生率提高了。

腰椎融合术后先有一个无症状期，然后再次出现腰腿痛时，应考虑融合部位相邻节段退行性改变。其诊查常规同融合术前。疾病史中要关注患者的疼痛演变史。患者一般都有如下典型病史：腰椎融合术后疼痛缓解明显，术后有一个较长的无症状期，然后疼痛又逐渐复发。体格检查依照上次术前进行，但要注意任何可能存在的触痛点或螺钉松脱感。此外，还要检查患者腰椎的主被动活动范围、下肢肌力、反射和感觉，并与上次融合术前的检查结果作对比。进行影像学检查以评估融合程度和内固定物稳定程度。前屈后伸位有助于观察有无假关节存在。

如果融合部位相邻节段有明显退变，应先予保守治疗，如镇痛药、物理治疗等。由于手术治疗出现假关节的风险增大，所以尽可能避免手术治疗。如果保守治疗效果差,可以考虑手术治疗,行脊柱融合扩大翻修术。融合节段包括原有的融合节段和新出现的退变节段。术前务必再次阅片,仔细评估融合部位的远近端节段有无退变,包括远离融合部位的节段。

本例患者影像学检查证实融合部位邻近节段存在退变。先予保守治疗,口服非甾体抗炎药和物理治疗,症状无缓解。患者选择手术治疗,行相邻节段减压融合术。术后患者接受经皮电刺激治疗以降低出现假关节的风险。随访时患者诉腰腿痛明显改善。

临床要点

1. 腰椎融合后该节段的运动范围减少,并将应力传导至相邻节段,其结果是增大了相邻节段的运动范围和相应椎间盘的压力。
2. 临床随访研究表明,腰椎融合术后椎间盘突出、椎管狭窄、骨赘形成、小关节增生肥厚、节段性不稳定和退变性腰椎滑脱的发生率均增高。
3. 随着年龄的增长,影像学检查也可常见退行性改变,其中伴或不伴临床症状者各占一半。
4. 所有诊疗决策必须建立在影像学支持的检查结果之上,但又不能仅依靠影像学的阳性发现。
5. 融合部位的相邻节段再行融合术后发生假关节的风险性增大。

参考文献

1. Lipson SJ, Muir H. Experimental intervertebral disc degeneration: Morphologic and proteoglycans changes over time. Arthritis Rheum 1981; 24: 12-21.
2. Lehmann TR, Spratt KF, Tozzi JE, et al. Longterm follow-up of lumbar fusion patients. Spine 1987; 12: 97-104.
3. Nagata H, Schendel MJ, Transfeldt EE, et al. The effects of immo-

bilization of long segments of the spine on the adjacent and distal facet force and lumbosacral motion. Spine 1993; 18: 2471-2479.
4. Dekutoski MB, Schendel MJ, Oglivie JW, et al. Comparison of in vivo and in vitro adjacent segment motion after lumbar fusion. Spine 1994; 19: 1745-1751.
5. Buckwalter JA. Aging and degeneration of the human intervertebral disc. Spine 1995; 20: 1307-1314.
6. Penta M, Sadhu A, Fraser RD. Magnetic resonance imaging assessment of disc degeneration 10 years after anterior lumbar interbody fusion. Spine 1995; 20: 743-747.
7. Weinhoffer SL, Guyer RD, Herbert M, et al. Intradiscal pressure measurements above an instrumented fusion. A cadaveric study. Spine 1995; 20: 526-531.
8. Eck JC, Humphreys SC, Hodges SD. Adjacent-segment degeneration after lumbar fusion: A review of clinical, biomechanical, and radiologic studies. Am J Orthop 1999; 28: 336-340.
9. Eck JC, Humphreys SC, Lim TH, et al. A biomechanical study on the effect of cervical spine fusion on adjacent level intradiscal pressure and segmental motion. Spine 2002; 27 (in press).

病例 65　男性，62 岁，从拖拉机上摔下后颈部疼痛

患者 4 天前从拖拉机上摔下，头部着地，伤后即有颈部疼痛，近 2 天明显加重，屈颈时疼痛加重。患者无四肢麻木和刺痛，无大小便功能障碍，否认既往颈背部手术史。曾予非甾体抗炎药治疗，疗效不佳。

体格检查

一般状况：意识清楚，定向力好，查体合作，独立行走，脊柱未见明显畸形；四肢：毛细血管充盈良好，无杵状指、发绀和水肿。神经肌肉：颈部中段有触痛，椎旁肌有压痛，可及肌肉痉挛，无肌萎缩和软组织肿块，脊柱中线无台阶感，Spurling 征、Lhermitte 征和 Hoffmann 征阴性，颈牵拉试验阴性，未见翼状肩，上肢肌力 5/5 级，左右对称，深肌腱反射 2+，左右对称，四肢轻触觉和针刺觉正常；皮肤：未见异常。

实验室检查

颈椎侧位 X 线片：如图。

问题

引起患者颈部疼痛的原因是什么？是否需要手术治疗？

男性,62岁,从拖拉机上摔下后颈部疼痛 349

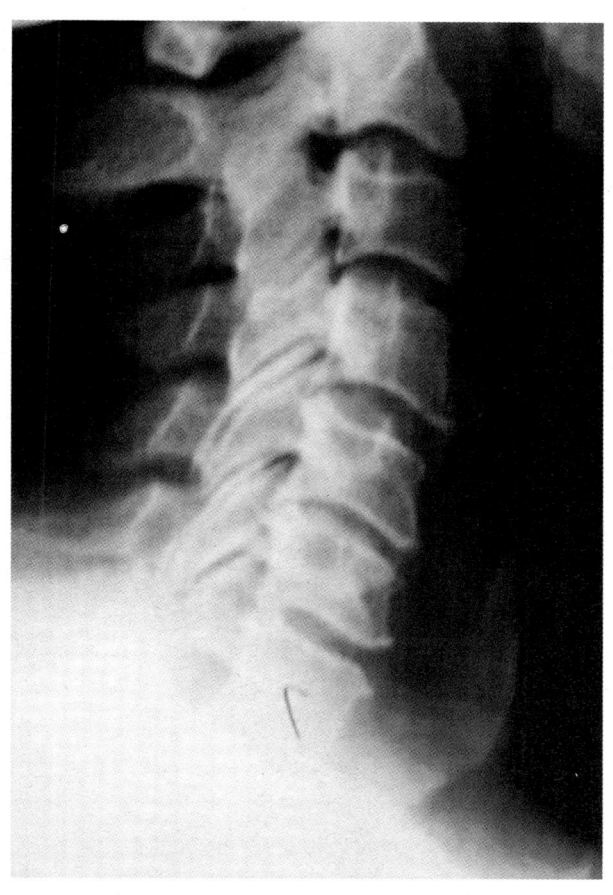

诊断

患者外伤后 C4 前下缘撕脱骨折。因为患者无神经根症状和颈椎不稳定征象,所以可先予保守治疗。

讨论

颈椎损伤在人群中呈双峰分布。前峰代表青少年损伤,患者年龄一般在 15～24,后峰代表中老年损伤,患者年龄一般在50岁以上。年轻患者的颈部损伤通常见于车祸伤，其次是跌落伤、枪弹伤和运动伤，而老年患者的颈部损伤多见于跌落伤或车祸伤。

存在损伤机制的患者更容易损伤到颈脊髓，所以大部分患者在受伤后都前往医院急诊以评估病情和获得进一步治疗。然而有一部分患者因为损伤较轻，而延误就诊。患者就诊时，应详细了解损伤史，进行全面查体和神经系统检查。要从损伤史中详细了解损伤机制、有无意识丧失、有无颅脑或其他系统合并伤以及有无疼痛及其部位。体格检查要注意有无畸形、触痛、肿胀或瘀斑。神经系统检查时，要评价有无肌力变化、感觉异常、病理征和深肌腱反射异常。

先行X线平片检查，看有无颈椎损伤，如骨折和颈椎不稳定。常规影像学检查包括颈椎前后位、侧位和开口齿状突位。侧位片要求包括全部颈椎，直至C7-T1关节，并要在侧位片上检查有无软组织肿胀。正常软组织影在C1节段<10mm，在C3节段约为4～5mm，在C7节段约为15～20mm。如果软组织影大于上述值，则提示存在颈椎损伤。此外，还要在侧位片上检查以下四条线的连续性：(1)颈椎椎体前缘连线；(2)颈椎椎体后缘连线；(3)椎板前缘皮质骨连线；(4)棘突尖连线。上述四条线中任一条线出现连续性中断，均提示颈椎损伤或可能出现的不稳定。如与相邻水平比较，矢状面移位3.5mm或夹角>11°可诊断为颈椎不稳定。

其他体位摄片包括游泳者位（swimmer's view）和斜位。如果平片上不能观察到全部颈椎，就要行CT扫描检查。CT检查也有助于发现多发性损伤和更好地检查在平片中已经发现的骨折。怀疑软组织损伤或神经组织损伤的患者要行MRI检查。

下颈椎骨折通常用Allen分型系统来分型（见下表）。该分型系统有助于描述下颈椎的损伤机制，并制订治疗方案。

下颈椎损伤 Allen 分型

分型	损伤描述
	屈曲压缩型（泪滴型骨折）
Ⅰ度	椎体前上缘变钝变圆；后部结构无损伤
Ⅱ度	椎体前缘"鸟嘴"样改变；椎体前方高度减低
Ⅲ度	骨折线从椎体前表面斜行穿过椎体，延伸到下方的软骨下板
Ⅳ度	椎体后下缘向椎管内移位＜3mm
Ⅴ度	"泪滴样"骨折；椎体后下缘突入椎管＞3mm，后部韧带破裂
	垂直压缩型（粉碎性骨折）
Ⅰ度	通过椎体上方终板或下方终板，不伴移位
Ⅱ度	骨折通过上下方终板，移位极轻微
Ⅲ度	粉碎性骨折，骨折片向四周移位并突入椎管
	分离屈曲型（脱位）
Ⅰ度	后方韧带复合结构断裂，表现为棘突间隙增加，小关节半脱位
Ⅱ度	单侧小关节脱位，移位＜50%
Ⅲ度	双侧小关节脱位，移位约50%，小关节处于"明显不稳定位置"
Ⅳ度	双侧小关节脱位，100%移位
	压缩伸展型
Ⅰ度	单侧椎弓骨折
Ⅱ度	双侧椎板骨折不伴其他组织损伤
Ⅲ度	Ⅱ度和Ⅲ度之间（译者注：原文如此，应为Ⅱ度和Ⅳ度之间）
Ⅳ度	Ⅲ度与Ⅴ度之间

损伤程度	损伤描述
Ⅴ度	双侧椎弓骨折伴全部椎体向前移位，韧带组织损伤出现在骨折椎体的后上缘和前下缘
分离伸展型	
Ⅰ度	前方韧带复合结构断裂或椎体横行骨折，椎间隙增宽，无后方移位
Ⅱ度	后方韧带复合结构断裂，上位椎体移位，突入椎管
侧方屈曲型	
Ⅰ度	单侧不对称性椎体骨折伴同侧椎弓骨折，无移位
Ⅱ度	前后位片椎弓移位或者对侧韧带断裂及关节突分离

本例患者 C4 骨折属于椎体前部楔形压缩骨折，这种骨折引起神经组织损伤的风险很小，但可导致创伤性后凸畸形。大多数此型骨折通过保守治疗效果很好，但如出现夹角变化＞11°或椎体高度丧失 25% 以上，则应考虑手术固定治疗。手术治疗的其他指征还包括三柱损伤、椎管损伤伴移位以及手法复位不成功的移位。

本例患者影像学检查显示 C4 椎体前下缘小片撕脱骨折。行软颈托固定，予镇痛药和肌松药治疗，并予物理治疗。经上述治疗后，患者骨折愈合好，无并发症出现。随访时患者诉症状缓解明显，轻微的举物受限。

临 床 要 点

1. 颈椎损伤最常见的原因是车祸伤和跌落伤。
2. 大多数下颈椎椎体前部楔形压缩骨折通过保守治疗效果好。
3. 如果相邻椎体出现夹角变化＞11°或椎体高度丧失 25% 以上，应该考虑手术固定治疗。
4. 颈椎椎体前部压缩骨折最多见于 C4-C5 和 C5-C6 节段。

参 考 文 献

1. White AA, Southwick WO, Panjabi MM. Clinical instability in the lower cervical spine: A review of past and current concepts. Spine 1976; 1: 15-27.
2. Bohlman HH. Acute fractures and dislocations of the cervical spine: An analysis of three hundred hospitalized patients and review of the literature. J Bone Joint Surg [Am] 1979; 61: 1119-1142.
3. Allen BL Jr., Ferguson RL, Lehmann TR, et al. A mechanistic classification of closed, indirect fractures and dislocations of the lower cervical spine. Spine 1982; 7: 1-27.
4. Hoffman JR, Schriger DL, Mower W, et al. Low-risk criteria for cervical spine radiography in blunt trauma: a prospective study. Ann Emerg Med 1992; 21: 1454-1460.
5. Ryan MD, Henderson JJ. The epidemiology of fractures and fracture-dislocations of the cervical spine. Injury 1992; 23: 38-40.
6. Woodring JH, Lee C. Limitations of cervical radiography in the evaluation of acute cervical trauma. J Trauma 1993; 34: 32-39.

病例 66　女性，32 岁，脊柱畸形合并背痛，长期未予治疗

32 岁女性患者，过去 5 年间出现进行性颈背痛，同时诉双下肢麻木感与针刺感。疼痛持续，不能缓解。患者 13 岁时曾诊断过"脊柱侧凸"，但一直未听从外科医师的建议行矫形手术。否认直肠及膀胱功能改变。否认近期外伤史，否认既往颈背部手术史。

体格检查
一般情况：神志清楚，定向力正常，活动自如，步态正常，右侧肋骨明显隆起伴脊柱冠状面畸形。四肢末端：毛细血管充盈良好，皮肤无苍白、杵状指、发绀及水肿。神经肌肉：无骨盆倾斜，无脊柱肌压痛，无肌肉痉挛，无中线台阶感，针刺觉和轻触觉正常。双侧肌力对称，5/5 级。深反射对称，2+。Hoffman 征阴性，椎间孔压迫试验阴性，无嵌压及不稳定体征，双侧踝阵挛阴性，无翼状肩胛。皮肤：未见异常。

实验室检查
脊柱侧凸 X 线片：前后站立位（图1），站立侧位（图2）。

问题
该患者疼痛和脊柱畸形最合理的治疗方案是什么？

女性，32岁，脊柱畸形合并背痛，长期未予治疗

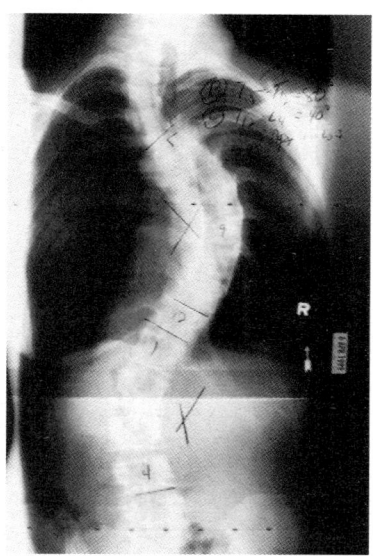

图 1

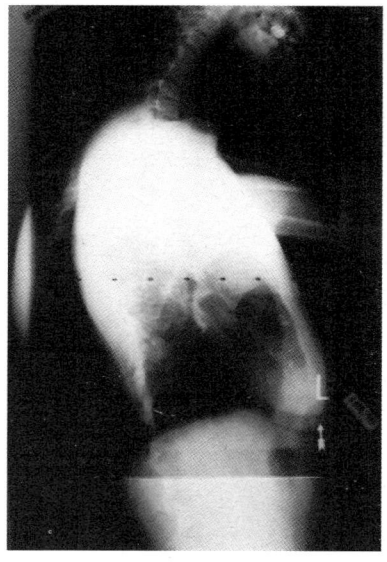

图 2

诊断

此患者患青少年特发性脊柱侧凸（adolescent idiopathic scoliosis，AIS），King Ⅱ 型，T5～T12 曲度 76°，T12～L4 曲度 43°。需行脊柱融合以部分矫正畸形并缓解其疼痛和麻木的症状。

讨论

脊柱侧凸按病因学可分为特发性、先天性、神经肌肉源性以及综合征相关性。特发性脊柱侧凸按照发病年龄又分为：婴儿型、幼年型、青少年型。AIS 一般在 10 岁以后出现，目前认为与青春期快速生长有关。微小的侧凸在男孩和女孩中的发病率相近，但若侧凸大于 30°则在女孩中多见，男、女发病率约为 1∶8。

正如其所命名，AIS 的病因目前尚不清楚，但与曲度进展有关的危险因素已经较为明确，如女性、骨骼存在生长能力、侧凸顶点位于胸腰椎结合部之上。Risser 征常用于预计骨骼生长的潜能，通过测定髂骨顶部隆突骨化的程度来决定。若为 Risser 0 级，说明无骨化，该患者处于青春期前，而且在青春期生长突增之前。髂骨隆突分为四等份，以 Risser 1～4 级代表其骨化达到的层面。Risser 1～2 级发生于青春期生长突增的开始期，Risser 3～4 级发生于更成熟的青春期个体，而他们的生长潜能反而变小。Risser 5 级代表完全骨化，并与髂骨顶部融合。

AIS 患者通常诉及进行性脊柱畸形。若侧凸不严重，多无其他症状，但也可能会出现疼痛或乏力。所有侧凸畸形都应该寻找其可能潜在的病因——尤其是侧凸发展迅速及合并疼痛和/或神经功能障碍的患者。体格检查应注意评估脊柱外形及平衡性、皮肤改变、骨骼异常、主动或被动 ROM、肌肉痉挛及肌张力增高。完整的神经系统查体还应该评价肌力、反射强度、病理反射及感觉缺失。

影像学检查应包括全脊柱前后位平片。如果考虑手术，应拍摄侧屈平片以评价侧凸的柔韧性。若患者合并明显疼痛、神经功能障碍或侧凸进展迅速，还应行 MRI 及骨扫描。如果怀疑先天性畸形，重建 CT 扫描可以较清楚显示骨质结构并有助于制订手术计划。

影像学检查可用于脊柱侧凸的测量及分类。测量包括 Risser 分期及 Cobb 角。前后位平片可用于测量 Cobb 角：首先明确侧凸的上下两端椎骨，然后分别平行于上端椎骨的上平面及下端椎骨的下平面作两条平行线，这两条平行线的延长线所形成的交角即 Cobb 角，Cobb 角可用于定义侧凸的角度。

目前有多种分类系统用于脊柱侧凸的分型。最常用的是 King 分型系统（见下表）。分型系统应考虑到对各种特定类型易于进行标准化描述。

King 分型系统要点

分型	表现
Ⅰ	胸弯和腰弯，其中腰弯角度比胸弯角度大 3°以上，而柔韧性指数为负值（即胸椎侧凸比腰椎更具有柔韧性）
Ⅱ	胸弯和腰弯，其中胸弯角度等于或大于腰弯，柔韧性指数为 0 或正值
Ⅲ	胸弯，腰弯未越过中线
Ⅳ	长胸弯，L4 向侧凸方向倾斜，L5 相对骶骨处于正中
Ⅴ	双胸弯，且 T1 向上胸弯的方向倾斜

多数 AIS 进展缓慢，而且随骨骼生长停止而停止。据报道，小于 30°的侧凸在骨骼发育完成之后停止，将不再发展。然而，50°～70°的侧凸在骨骼停止发育之后，仍极有可能进展，大约每年增长 1°。由于大多数 AIS 为自限性，因此治疗上多采用保守治疗，其目的是在骨骼发育期间，尽可能限制侧凸的进展过程。若侧凸小于 25°，可每 4～12 个月复查一次，而侧凸大于 25°或进入骨骼快速生长期的患者，应每 4～6 个月复查一次。

许多试验研究了脊柱的支具在限制 AIS 侧凸进展方面的作用。结果颇具争议，但大多数认为侧凸 25°～30°的 Risser 3 级以下患者应该采用支具（因为这部分患者骨骼还会持续生长）。大多数研究都证实采用支具的最大好处就是可以使侧凸进展停止。不要认为单纯使用支具可以纠正侧凸，而且支具的效果与患者的依从性直接相关。

手术矫形通常适用于胸弯大于 40°而骨骼未发育成熟或是侧凸大于 50°骨骼发育成熟的患者。手术目的是矫正脊柱的序列、预防侧凸继续发展、缓解疼痛、心肺功能受限等多种症状。AIS 的矫形手术方式有多种，主要根据每个患者的具体情况来选择。经后路钩棒系统目前较为常用，可使用或不使用胸椎椎弓根螺钉。此系统可提供脊柱在矢状面上和前平面的良好顺列。胸椎椎弓根螺钉的应用有一定技术要求，要求术者要有足够的训练及丰富的经验。前后路联合手术方式适用于侧凸大于 75°、侧凸僵硬或有曲轴畸形（crankshaft deformity）的高危因素患者。联合入路手术可改善侧凸的僵硬性并更好地矫正侧凸。曲轴畸形常见于后方已做融合而前方椎体仍继续生长者，这将导致骨骼未发育成熟的患者在矫形术后出现脊柱旋转畸形。前路装置有助于维持矢状面的脊柱顺列。仅有固定装置而未做融合适用于侧凸进展迅速的儿童，因为他们生长潜能极其旺盛。AIS 的外科矫形手术有相当的技术要求，而且有诸多相关风险。推荐通过感觉运动诱发电位定期检查脊髓感觉及运动系统功能。

该患者行右开胸前路 T5～T12 椎间盘切除、T5～T12 椎体间融合、T7、T8 及 T9 cage 植入；经后路 T6～T12 脊柱内固定术（图 3 和图 4 前后位和侧位脊柱侧像；图 5 和图 6 前后位和侧位胸椎像）。术后该患者 T5～T12 右侧凸矫正至 43°，T12～L4 左侧凸矫正至 30°。术后患者疼痛症状改善，麻木也得到缓解，但仍诉背痛。

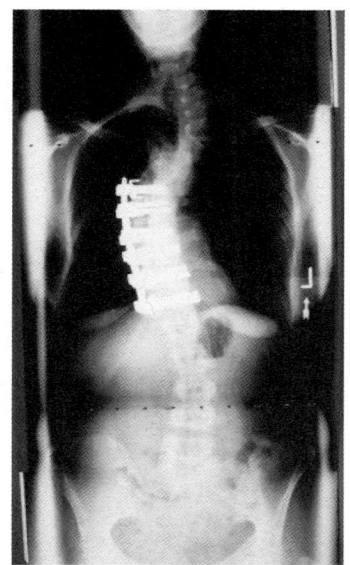

图 3

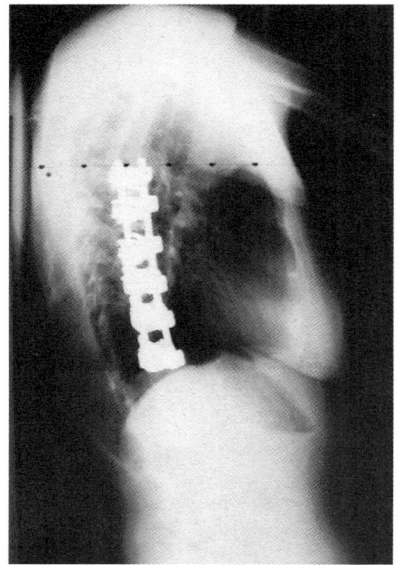

图 4

女性，32岁，脊柱畸形合并背痛，长期未予治疗

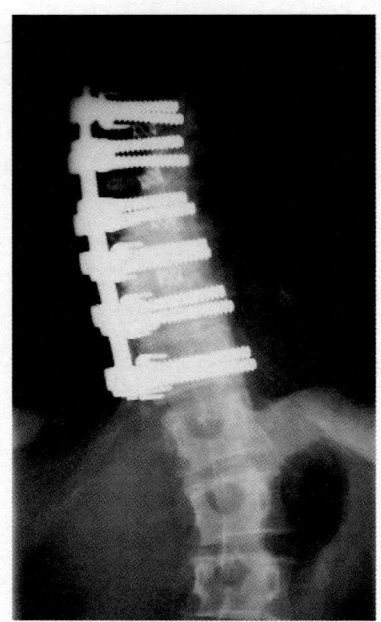

图 5

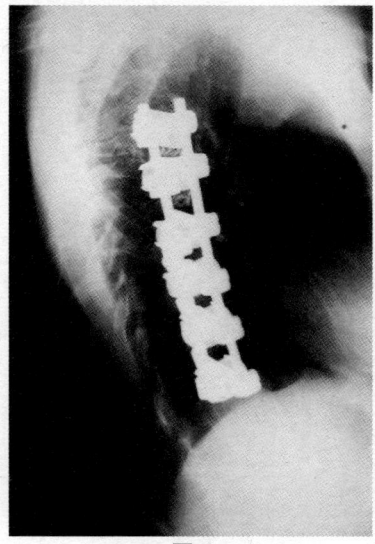

图 6

临床要点

1. AIS 患者主诉通常无疼痛及神经系统症状,仅有轻微乏力。
2. 大多数患者可以密切观察及保守治疗。
3. 支具可有效缓解侧凸的进展并适用于侧凸 25°~30°而骨骼未发育成熟者。
4. 大多数小于 30°的脊柱侧凸在骨骼发育成熟后停止进展。50°~70°的脊柱侧凸在骨骼发育成熟后,仍以每年增长约 1°的速度进展。
5. 手术矫形的目的是减轻脊柱侧凸的程度并预防侧凸继续发展。

参 考 文 献

1. Lonstein JE, Carlson JM. The prediction of curve progression in untreated idiopathic scoliosis. J Bone Joint Surg [Am] 1984; 66: 1061-1071.
2. Weinstein SL. Idiopathic scoliosis: Natural history. Spine 1986; 11: 780-783.
3. Dickson JH, Erwin WD, Rossi D. Harrington instrumentation and arthrodesis for idiopathic scoliosis: A 21-year follow-up. J Bone Joint Surg [Am] 1990; 72: 678-683.
4. Nachemson AL, Peterson LE. Effectiveness of treatment with a brace in girls who have adolescent idiopathic scoliosis: A prospective, controlled study based on data from the Brace Study of the Scoliosis Research Society. J Bone Joint Surg [Am] 1995; 77: 815-822.
5. Lenke LG, Bridwell KH, Blanke K, et al. Radiographic results of arthrodesis with Cotrel-Dubousset instrumentation for the treatment of adolescent idiopathic scoliosis: A 5-to 10-year follow-up study. J Bone Joint Surg [Am] 1998; 80: 807-814.

6. Dickson RA, Weinstein SL. Bracing (and screening): Yes or no? J Bone Joint Surg [Br] 1999; 81: 193-198.
7. Lenke LG, Betz RR, Bridwell KH, et al. Spontaneous lumbar curve coronal correction after selective anterior or posterior thoracic fusion in adolescent idiopathic scoliosis. Spine 1999; 24: 1663-1672.

病例 67 女性，42 岁，左上肢疼痛、水肿和无力

42 岁女性患者，近 2 个月以来诉及左手疼痛、水肿及无力，转诊至脊柱外科。疼痛性质为烧灼样疼痛，上述症状在活动时加重，无右上肢不适。她的全科医生初步诊断为：因退行性改变引起的神经根型颈椎病。否认近期创伤史、颈背部创伤及手术史。否认发热、寒战，否认肠道、膀胱功能改变。

体格检查

一般情况：神志清楚，定向力正常，可独立行走，无防痛步态。四肢：左手及腕部水肿，右上肢及双下肢无水肿，血供好，无杵状指及发绀。神经肌肉查体：无颈神经根支配肌肉的运动改变体征，无颈椎旁肌肉压痛，无肌肉痉挛，无中线台阶感。针刺觉及轻触觉正常，左手痛觉过敏，手内肌肌力 4/5 级。腱反射 2+，两侧对称，Hoffmann 征阴性，Spurling 征阴性。无神经嵌压及不稳定体征，无踝阵挛。皮肤干燥温热。

实验室检查

ESR 正常。白细胞计数正常。颈椎 X 线片正常。

问题

该患者上述症状的原因是什么？这种情况是脊柱退行性改变引起的吗？适宜行手术治疗吗？

诊断

该患者患有复杂性局部疼痛综合征，且与脊椎退行性改变无关。首选保守治疗。这种情况不符合手术适应证。

讨论

复杂性局部疼痛综合征（complex regional pain syndrome，CRPS）并不是真正的脊柱异常，而是一种慢性疼痛，其特点是过度生理性反应。症状一般局限于单一肢体，在最初总被认为是神经根型颈椎病。因为病因和症状不明，CRPS 是个有争议的问题。CRPS 有两型：Ⅰ型为反射性交感神经性萎缩，Ⅱ型为灼痛。该两型很相似，主要区别就是有无诱发事件。Ⅰ型 CRPS 是关节和关节周围软组织对微小创伤和未知事件的过度交感反应。Ⅱ型 CRPS 是神经损伤引起的综合征。

CRPS 在微小创伤后发生率是 2%～17%，神经损伤后发生率高达 35%。患者的发病年龄一般在 30～55 岁，女：男为（3～4）：1。CRPS 可累及上下肢，但上肢发生率是下肢的 2 倍。

CRPS 的发作通常没有明确的病因。60%～65% 的病例有微小创伤，包括骨折、扭伤、烧伤及外科手术。其他可能原因包括外周神经的持续机械激惹、带状疱疹病毒感染和卒中、肿瘤等引起的神经系统紊乱。吸烟与 CRPS 发生率升高相关。

该病患者经常合并自发性疼痛、痛觉过敏（包括程度和阈值）、运动功能改变、多汗、肢体颜色改变和局限性外周水肿。CRPS 是在 1993 年国际疼痛研究协会上确立的。CRPS 诊断标准包括疼痛和血管畸形。虽然上述的其他症状也很常见，但并未列入诊断标准。CRPSⅠ型进一步分为三期（见表）。

I 型 CRPS 分期

分期	时间	症状
急性期	0～3 个月	四肢：暖、红、水肿
		疼痛：有
		关节：僵硬无渗出，无挛缩
		皮肤：感觉过敏，干燥
		X 线：正常
		其他：对冷不耐受，出汗习惯改变
营养失调期	3～6 个月	四肢：凉、发绀、水肿
		疼痛：有
		关节：固定收缩
		皮肤：发亮、感觉过敏、潮湿
		X 线：骨质减少
		其他：滑膜纤维化改变
萎缩期	6～12 个月	四肢：凉、发绀、水肿
		疼痛：有
		皮肤：毛发丢失、指甲皮肤折叠
		关节：固定收缩
		X 线：骨脱矿质表现
		其他：肌肉萎缩

实验室检查仅可用于排除引起患者这些症状的其他原因。影像学检查（包括平片）可以显示软组织水肿、骨质减少及表面的侵蚀。有些研究者建议将骨扫描列入 CRPS 的诊断里，但一直存在争议。骨扫描一般与症状不相关。

首选保守治疗，旨在减轻水肿、关节挛缩及僵硬。多种药物可用于治疗，包括止痛药、抗抑郁药、肾上腺素（静脉注射酚妥拉明）、钙通道阻断剂及糖皮质激素。早期物理治疗及职业治疗对很多 CRPS 患者都有效。治疗应该包括主动和被动运动练习、经皮神经电刺激（TENS）和脱敏技术。关节内糖皮质激素注射也经常使用。保守治疗无效时可选择外科治疗，包括化学性交感神经切除术、手术交感神经切除术、植入式电刺激、交感神经阻滞以及鞘内灌洗。大约80%的CRPS患者在1年内症状显著改善。

对于这名患者，水肿、上肢末端温暖、痛觉过敏，诊断为CRPS。颈椎X线片正常，提示没有显著的退行性改变。予止痛药和物理治疗，后者包括TENS和脱敏技术。随访时，患者自述症状有显著改善。

临 床 要 点

1. 复杂性局部疼痛综合征的特点是对疼痛的异常生理性反应。
2. 多为小创伤或外周神经的局部损伤引起。
3. 大多数可用止痛药、物理治疗和其他药物等保守方法治疗。
4. 80%以上的患者症状在1年内有明显好转。

参 考 文 献

1. Baron R, Maier C. Reflex sympathetic dystrophy: skin blood flow, sympathetic vasoconstrictor reflexes and pain before and after surgical sympathectomy. Pain 1996; 67: 317-326.
2. Kingery WS. A critical review of controlled clinical trials for peripheral neuropathic pain and complex regional pain syndromes. Pain 1997; 73: 123-139.
3. Galer BS, Bruehl S, Harden RN. IASP diagnostic criteria for complex regional pain syndrome: a preliminary empirical validation study. International Association for the Study of Pain. Clin J Pain 1998; 14: 48-54.
4. Stabtin-Hicks M, Baron R, Boas R. Complex regional pain syndromes: Guidelines for therapy. Clin J Pain 1998; 14: 155-166.

5. Baron R. Peripheral neuropathic pain: from mechanisms to symptoms. Clin J Pain 2000; 16: S12-20.
6. Harden RN. A clinical approach to complex regional pain syndrome. Clin J Pain 2000; 16: S26-32.
7. Kemler MA, Barendse GA, van Kleef M. Spinal cord stimulation im patients with chronic reflex sympathetic dystrophy. N Engl J Med 2000; 343: 618-624.
8. Schwartzman RJ. New treatments for reflex sympathetic dystrophy. N Engl J Med 2000; 343: 654-656.

病例 68　女性，66 岁，腰部疼痛伴右足麻木

近 2~3 个月，患者诉严重腰痛、右脚麻木和刺痛。20 世纪 70 年代，患者既往因腰背部间断性疼痛 30 余年行腰椎间盘切除术。患者坐位、站立、行走、前屈腰部、仰卧及做捏鼻鼓气动作时（Valsalva maneuver）疼痛加重，左侧卧位右腿置上时疼痛减轻。患者无大小便功能改变，无发热、寒战和体重减轻。曾予莫比可（美洛昔康）治疗，疼痛无缓解。

体格检查
一般状况：独立行走，躯干前屈，无防痛步态；四肢：毛细血管充盈良好，无杵状指、发绀和水肿。神经肌肉：无骨盆倾斜、椎旁肌触痛、肌肉痉挛和脊柱中线台阶感，四肢轻触觉和针刺觉正常，肌力 5/5 级，左右对称，腰椎活动受限于前屈 50°和后伸 20°，双侧膝反射正常，踝反射消失，不能单独用足跟或脚趾行走，Hoffmann 征、Spurling 征和股神经牵拉试验阴性，双踝无阵挛。

实验室检查
胸腰椎前后位 X 线片：如图 1；L4-L5 轴位 MRI：如图 2；腰椎矢状位 MRI：如图 3。

问题
引起患者疼痛逐渐加重和右足麻木的原因是什么？合适的治疗是什么？

女性,66岁,腰部疼痛伴右足麻木

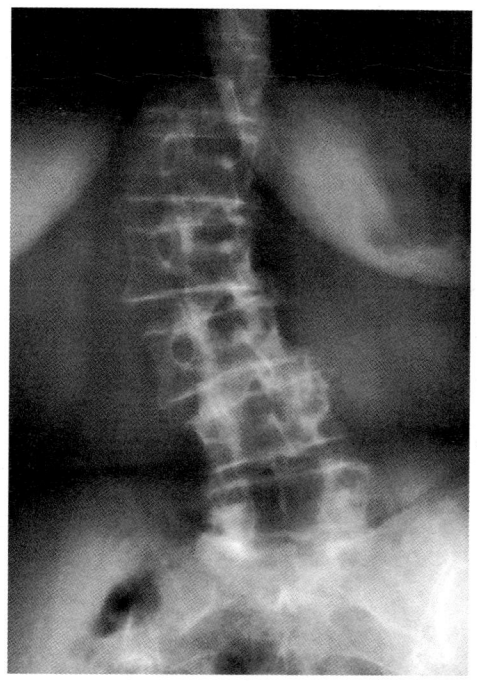

图 1

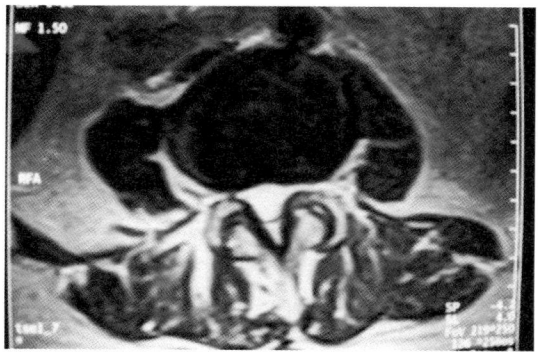

图 2

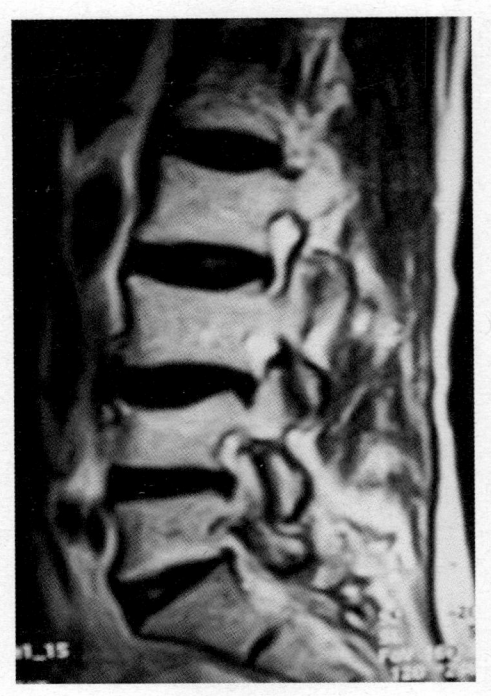

图 3

诊断

患者患有退变性腰椎侧凸伴腰椎管狭窄。可先予保守治疗，如物理治疗和硬膜外类固醇封闭治疗。如果治疗效果不佳，建议行腰椎减压融合术。

讨论

退变性脊柱侧凸是指年龄相关性退变引起的成人脊柱曲度异常。这类患者在儿童期或青少年期无脊柱曲度异常。正常的生理性退变可影响椎间盘、小关节和脊柱支持韧带，并导致脊柱不稳定。而脊柱不稳定进一步发展，可引起脊柱旋转畸形、脊柱侧凸（如图4，另一位患者胸腰椎前后位片）和脊椎滑脱。

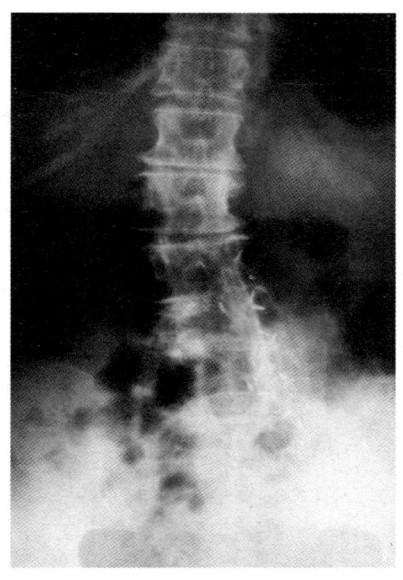

图 4

人群中，不同程度退变性脊柱侧凸的发生率可达 6%，平均发病年龄约为 60 岁。研究表明在不干预的情况下，脊柱侧凸平均每年约增加 3.3°。脊柱侧凸出现时患者一般都不重视而未就诊，直到出现腰腿痛等症状或神经功能损害时才就诊。这些症状是因为脊柱侧凸时伴发的椎管狭窄压迫神经组织而继发的。在作出脊柱侧凸的诊断前，要详细采集患者病史，并进行全面体格检查和神经系统检查，因为临床上还有其他许多疾病与脊柱侧凸有着类似的临床表现。询问患者有无发热、寒战、夜间疼痛和体重减轻，这些都提示可能有原发性或转移性肿瘤。神经功能障碍也可能是颈椎病引起的，因为退变性脊柱侧凸患者相对来说也容易罹患颈椎病。

先进行胸腰椎平片检查，通常可以发现患者有多个节段发生退变。这些退变包括小关节病、椎间盘高度减低、骨赘形成、脊椎滑脱、脊柱侧凸或脊柱旋转畸形。如果患者有神经根症状或脊髓病症状，就要行 MRI 检查，看有无椎管狭窄及其引起的神经损害。有些患者可能需要进行脊髓造影CT扫描检查。如果考虑手术治疗——特别是只行后路手术治疗时,术前检查动力位片有助于评估畸形的可活动性。如果患者的畸形范围大且僵硬,最好是先行前路松解术以增加畸形的活动性,然后再行后路融合术。

退变性脊柱侧凸可先行保守治疗,包括镇痛药、物理治疗和硬膜外类固醇封闭治疗。如果这些治疗无效,可考虑单纯行手术治疗。无脊柱不稳定的患者可以只行减压术。如果侧凸>30°或伴有脊柱不稳定,则要行减压融合术以防术后畸形进一步加重。

本例患者影像学检查发现脊柱明显退变,并存在退变性腰椎侧凸。其神经症状在MRI检查上亦得到了证实,发现L4-L5节段椎管狭窄。患者接受物理治疗和硬膜外类固醇封闭治疗,症状无缓解。于是患者接受手术治疗,行"后路L2-L5椎板切除、T12-S1器械内固定融合术"(如图5)。术后患者症状明显缓解。

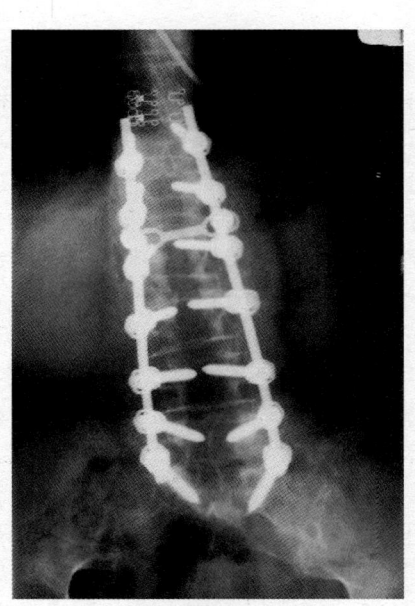

图5

临 床 要 点

1. 退变性脊柱侧凸患者在儿童期或青少年期无脊柱曲度异常。这种曲度异常是由与年龄相关的退变导致的。
2. 退变性脊柱侧凸常伴有椎管狭窄,后者可以产生神经根症状。
3. 如果患者无脊柱不稳定,可以行单纯减压术,而无需行融合术。
4. 如果患者侧凸>30°或伴有脊柱不稳定,则要行减压融合术。

参 考 文 献

1. Swank S. Lonstein JE, Mow JH, et al. Surgical treatment of adult scoliosis: A review of 222 cases. J Bone Joint Surg [Am] 1981; 63: 268-287.
2. Marchesi DG, Aebi M. Pedicle fixation devices in the treatment of adult lumbar scoliosis. Spine 1992; 17: S304-S309.
3. Simmons ED Jr. , Simmons EH. Spinal stenosis with scoliosis. Spine 1992; 17: S117-S120.
4. Grubb SA, Lipscomb HJ, Suh PB. Results of surgical treatment for painful adult scoliosis. Spine 1994; 19: 1619-1627.
5. Perennou D, Marcelli C, Herisson C, et al. Adult lumbar scoliosis: Epidemiologic aspects in a low back pain population. Spine 1994; 19: 123-128.
6. Zurbriggen C, Markwalder TM, Wyss S. Long-term results in patients treated with posterior instrumentation and fusion for degenerative scoliosis of the lumbar spine. Acta Neurochir (Wien) 1999; 141: 21-26.

病例 69　男性，48 岁，手术部位渗出、低热

48 岁男性患者，手术部位渗出和低热 1 周。1 周前行 C4-C7 椎板切除和后外侧融合术。由于引流量多，每日换药 2～3 次。针对椎管狭窄行手术治疗，患者主诉术后症状无改善。

体格检查

一般情况：神志清楚，定向力正常，自主行走。皮肤：颈后手术切口，红肿发紫，血性引流液。

实验室检查

生命体征平稳，体温 96.9°F。伤口培养：金黄色葡萄球菌中度生长，β 杆菌阳性。革兰染色：少量白细胞，少量革兰阳性球菌（成对）。

问题

患者症状的原因是什么？适宜何种治疗？

诊断

患者为术后切口深部感染。根据细菌培养和药物敏感试验结果应用相应的抗菌素，然后行切开引流。

讨论

术后切口感染是脊柱外科手术的并发症之一，并不少见。根据特定的手术方法以及是否应用器械固定，围手术期脊柱手术切口感染率1%～11%。切口感染的后果包括住院时间延长，费用增加，死亡率增加2倍，再住院率增加5倍，进入ICU的可能性增加60%。

很多研究已经确认了手术后发生伤口感染的风险因素。很多因素与并发症直接相关，这些并发症的存在是外科医师或者医院无法控制的，包括糖尿病、类风湿关节炎、糖皮质激素应用、既往感染史、尼古丁滥用和高龄。其他因素可以通过治疗组或者外科医生来影响。

住院时间的长短与术后伤口感染的发生率直接成正比。这可能缘于患者处于有潜在微生物致病菌或感染携带者环境的时间增加了。在免疫受损人群较多的大型三级医疗机构，患者的感染风险最高。

手术相关风险因素包括手术时间长短、手术技术和手术室的手术量。患者的营养状态也对围术期切口感染的风险有一定影响。常用血清白蛋白水平和营养状态评估患者的营养状态。二者水平下降可削弱白细胞的趋化作用和吞噬作用。

人们认为，大多数术后感染缘于手术伤口在手术室时感染或围术期病房其他患者的传染。患者在手术室暴露的皮肤是细菌空气播散的主要来源。据报道，微生物数量与患者人数、患者的活动水平成正比，亦与外科手术小组保持消毒技术的能力有关。

严格遵守技术规范，包括足够的冲洗和清创，拥有经验丰富的手术室工作人员，保证尽可能短的手术时间，可以降低术后伤口感染的发生。另外，预防用抗菌素已经显示可明显降低手术后感染的发生率。从不用抗生素的 9% 到用抗菌素的 1%～2%。头孢菌素最常用，其对革兰阳性菌（如金黄色葡萄球菌）具有优良的抗菌作用。风险较高的患者包括免疫抑制患者或者住院时间延长者，应当用广谱抗生素或两种抗生素。术前 1～2 小时应用抗生素效果最佳。

术后伤口感染的典型主诉为手术部位疼痛，可能放射到肢体，并且有全身不适。常见椎旁肌痉挛，30%～50% 患者低热。典型的深部感染出现于术后 7～14 天。实验室检查包括 ESR 增快，白细胞增多，这些值可能轻度增高，尤其在浅表感染。

所有患者的伤口排出物均应行培养，并开始应用恰当的抗生素。浅表感染患者在门诊应用口服抗菌素一般有效。深部感染不仅需要静脉和口服抗生素，还常需要切开冲洗、清创。

本例患者，伤口培养提示金黄色葡萄球菌感染。行切口引流，并同时静脉用抗生素。伤口愈合，无其他并发症。

临 床 要 点

1. 预防用抗生素能明显降低术后伤口感染的风险。
2. 术后伤口感染风险较大的患者，应用广谱抗生素或多种抗生素。
3. 浅层伤口感染者多于术后 3～4 天出现，典型表现为局部疼痛和渗出。
4. 深部伤口感染发生于术后 7～14 天，主诉严重疼痛、全身不适和低热。

参 考 文 献

1. Mishriki SF, Law DJW, Jeffrey PJ. Factors affecting the incidence of postoperative wound infections. J Hosp Infect 1990; 16: 223-230.
2. Thalgott JS, Cotler HB, Sasso RC, et al. Postoperative infections in

spinal implants: classification, and analysis—A multicenter study. Spine 1991; 16: 981-984.
3. Pittet D, Ducel G. Infectious risk factors related to operating rooms. Infect Control Hosp Epidemiol 1994; 15: 456-462.
4. Abbey DM, Turner DM, Warson JS, et al. Treatment of postoperative wound infections following spinal fusion with instrumentation. J Spinal Disord 1995; 4: 278-283.
5. Jarvis WR. Selected aspects of the socioeconomic impact of nosocomial infections: Morbidity, mortality, cost, and prevention. Infect Control Hosp Epidemiol 1996; 17: 552-557.
6. Klein JD, Garfin SR. Nutritional status in the patient with spinal infection. Orthop Clin North Am 1996; 27: 33-36.
7. Hodge SD, Humphreys SC, Eck JC, et al. Low postoperative infection rates with instrumented lumbar fusion. Southern Med J 1998; 91: 1132-1136.
8. Kirkland KB, Briggs JP, Trivette SL, et al. The impact of surgical-site infections in the 1990s: Attributable mortality, excess length of hospitalization, and extra costs. Infect Control Hosp Epidemiol 1999; 20: 725-730.
9. Weinstein MA, McCabe JP, Cammisa FP Jr. Postoperative spinal wound infection: A review of 2391 consecutive index procedures. J Spinal Disord 2000; 13: 422-426.

病例 70　女性，46 岁，颈部疼痛，上肢麻木，伴大便失禁

46 岁女性患者，诉颈痛。这一症状从大约 10 年前摩托车祸后便出现。受伤当时在司机位置，系安全带，被一辆卡车从侧面撞击，当时失去了意识。急诊 X 线片未发现骨折。随后疼痛略有缓解，但在 6 个月时又逐渐加重。患者还主诉双上臂和手的麻木和刺痛，包括所有手指。伴有周期性的大便失禁。患者排尿正常，无寒战，发热，体重无明显变化。提物时疼痛加重。曾做过颈部的按摩，物理治疗，口服过非甾体抗炎药和肌松剂，但只能暂时地减轻颈部疼痛，否认颈部及背部手术史。

体格检查

一般情况，神志清楚，查体合作，行动自如，无防痛步态。四肢：无杵状指，无皮肤苍白及水肿，毛细血管充盈良好。肌肉骨骼：无椎旁肌紧张，无肌痉挛及萎缩。无中线台阶感，无软组织肿块。颈部运动范围：屈 20°，伸 15°，双侧旋转 30°。肌力：5 级，对称。Spurling 检查：阴性。Lhermitte 征：阴性。腱反射亢进。Hoffmann 征：阳性。针刺觉和轻触觉正常。颈椎牵引试验阳性。无踝阵挛。皮肤：正常。

辅助检查

颈椎动态 X 线片：伸位（图 1），屈位（图 2）。颈椎 CT：矢状面（图 3），轴位（图 4）。

问题

患者为什么会有上述症状？是车祸伤造成的吗？

女性，46岁，颈部疼痛，上肢麻木，伴大便失禁

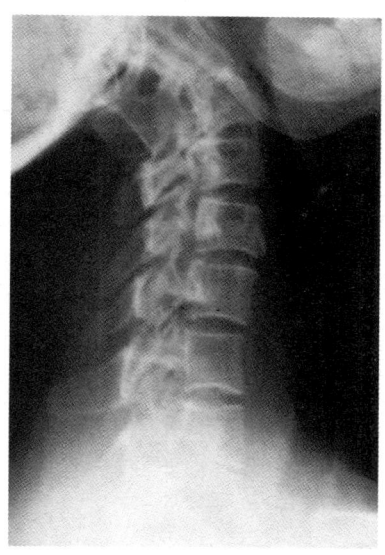

图 1

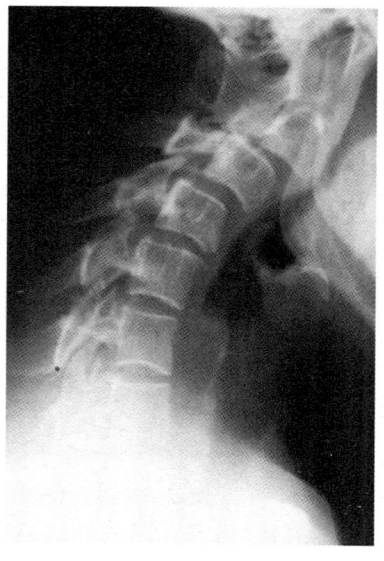

图 2

女性,46岁,颈部疼痛,上肢麻木,伴大便失禁

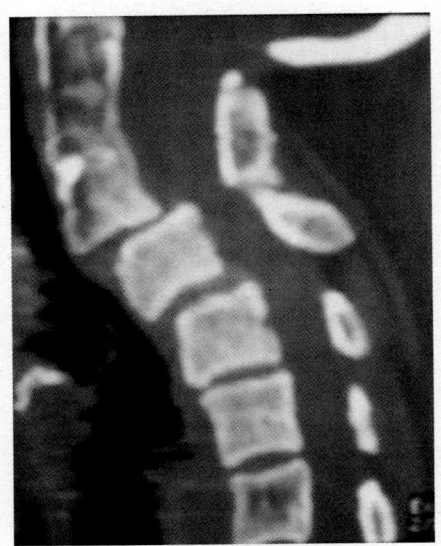

图 3

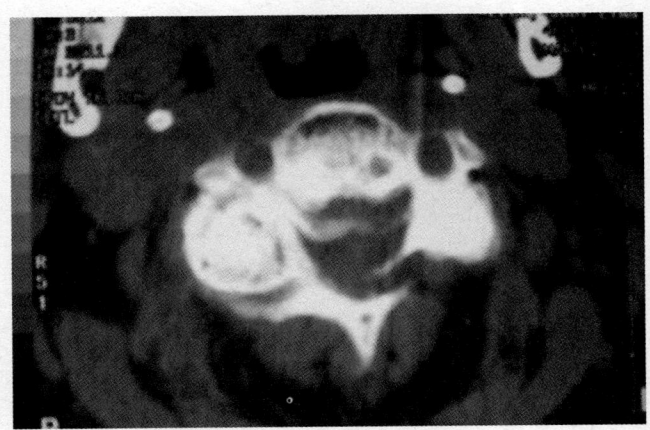

图 4

诊断

多节段颈椎先天畸形,导致颅底凹陷和动力位 X 线片 C2-C3 及 C3-C4 的明显不稳定。与交通事故无关,属先天缺陷。

讨论

颈椎的先天畸形相对少见,而且常在长大后发现。明确这些畸形,在评价不稳定的证据或可能出现的神经功能障碍时至关重要。而且,脊柱先天畸形往往与其他系统的畸形相关。许多脊柱先天畸形是在常规影像学检查时偶然发现的。其他是在一些创伤性事件后导致神经受损才被发现的。

对可疑的先天畸形患者,影像学检查首先应包括前后位、侧位及张口位(齿状突位)。颈椎侧位片的评价应包括颈椎前凸的角度、顺列连续性、椎间隙是否增宽或变窄、棘突及关节突间距是否增大,有无异常旋转、颅底凹陷以及椎体融合。齿状突位用来评估齿状突发育不良和寰枢椎不稳。前后位是用来观察异常旋转、先天性融椎及不稳定的进一步证据,对于骨性畸形病例,CT 可以更好地显示骨结构,有助于手术方案的制订。MRI 可以评估神经结构受累的情况。

颈椎不稳定的指征包括:超过椎体高度 25% 的压缩性骨折,相邻椎体间成角位移 $>11°$,滑移 $>3.5mm$,椎间盘分离 $>1.7mm$。出现上述任一条,即应认真研究其他影像,以明确有无其他不稳定指征。平片不能作出结论时,CT 扫描可以更好地显示骨的解剖。如怀疑脊柱不稳定,就加做颈椎过屈和过伸 X 线片。然而,只有清醒、合作的无神经受损的患者才能做这些 X 线检查。另一选择是做牵引试验,纵向牵引颈椎。只要椎间隙 $>1.7mm$ 或椎间角度改变 $>7.5°$,即可诊断不稳定。

颈椎可用三柱模型来描述。前柱包括抵抗压力的椎体和椎间盘的前部,还包括抵抗张力的前纵韧带,中柱包括抵抗压缩力的椎体和椎间盘的后部,以及抗张力的后纵韧带和纤维环;后柱包括抵抗压缩力的小关节和侧块,以及抗张力的后关节囊、棘上及棘间韧带。

这名患者的过伸位和过屈位 X 线片显示出颈椎不稳定。CT 更好地显现出其颈椎多节段的先天骨质畸形，导致了颈椎不稳定。因为这种不稳定和脊髓病，她接受了颈椎内固定融合术（图 5 和图 6）。术后症状改善，无其他不适。

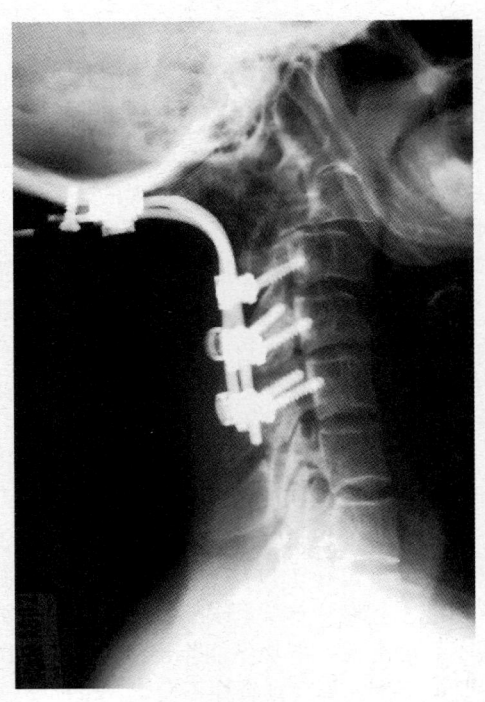

图 5

女性，46岁，颈部疼痛，上肢麻木，伴大便失禁

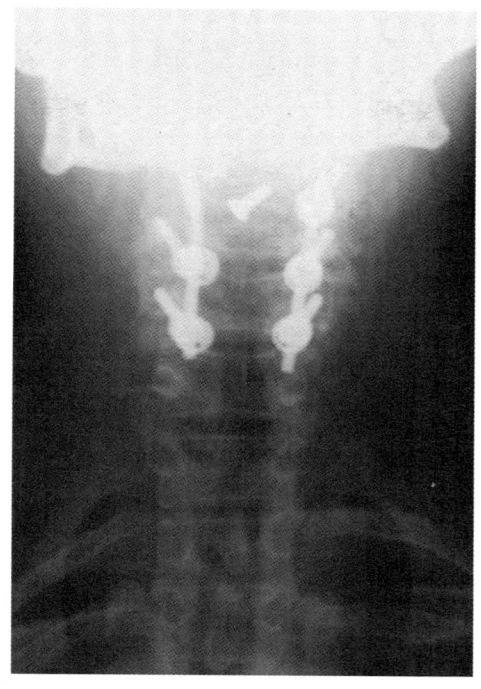

图 6

临 床 要 点

1. 颈椎先天畸形很少见且常无症状，直到成年后很久或在创伤后才被发现。
2. 先天脊柱畸形常与其他系统的畸形一起被发现。
3. 动力位 X 线和 CT 对于确诊这些畸形是必需的，平片不能发现，常显示为正常。
4. 颈椎畸形常导致脊柱不稳定，这就决定了必须通过手术来固定脊柱，以防造成进一步的神经损伤。

参 考 文 献

1. Dolan KD. Developmental abnormalities of the cervical spine below the axis. Radiol Clin North Am 1977; 15: 167-175.
2. Koop SE, Winter RB, Lonstein JE. The surgical treatment of instability of the upper part of the cervical spine in children and adolescents. J Bone Joint Surg [Am] 1984; 66: 403-411.
3. Hensinger RN. Congenital anomalies of the cervical spine. Clin Orthop 1991; 264: 16-38.
4. Ulmer JL, Elster AD, Ginsberg LE, et al. KlippelFeil syndrome: CT and MRI of acquired and congenital abnormalities of cervical spine and cord. J Comput Assist Tomogr 1993; 17: 215-224.
5. Coplet LA, Dormans JP. Cervical spine disorders in infants and children. J Am Acad Orthop Surg 1998; 6: 204-214.
6. Rouveau P, Glorion C, Langlais J, et al. Assessment and neurologic involvement of patients with cervical spine congenital synostosis as in KlippelFeil syndrome: Study of 19 cases. J Pediatr Orthop B 1998; 7: 179-185.
7. Guille JT, Sherk HH. Congenital osseous anomalies of the upper and lower cervical spine in children. J Bone Joint Surg [Am] 2002; 84: 277-288.